U0211083

宋韵文化传世工程

特别推荐

郭航远 著

SONGYUN
YISHI TANXI

宋韵
医事探析

ZHEJIANG UNIVERSITY PRESS

浙江大学出版社

·杭州·

图书在版编目（CIP）数据

宋韵医事探析 / 郭航远著. －－ 杭州：浙江大学出
版社，2023.3
ISBN 978-7-308-22403-1

Ⅰ．①宋… Ⅱ．①郭… Ⅲ．①中国医药学－医学史－
中国－宋代 Ⅳ．①R-092

中国国家版本馆CIP数据核字(2023)第042010号

宋韵医事探析

SONGYUN YISHI TANXI

郭航远　著

责任编辑	余健波
责任校对	黄梦瑶
封面设计	周　灵
出版发行	浙江大学出版社
	（杭州市天目山路148号　　邮政编码　310007）
	（网址：http://www.zjupress.com）
排　　版	杭州林智广告有限公司
印　　刷	杭州高腾印务有限公司
开　　本	880mm×1230mm　1/32
印　　张	9.75
字　　数	302千
版 印 次	2023年3月第1版　2023年3月第1次印刷
书　　号	ISBN 978-7-308-22403-1
定　　价	58.00元

中华文明上下五千年，历经了二十四个朝代更迭、八十三个王朝沦落，出现了无数的文人墨客、英雄侠士。在众多的古代历史人物中，我独崇王阳明"三不朽"的"传奇一生"，还从医生和老师的角度研究过阳明心学，出版了几本专著；在历朝历代中，我并不推崇强汉盛唐，而作为一名地地道道的"宋粉"，独独钟爱这个被世人称为"积贫积弱""弱不禁风"的"韵致大宋"，偏偏向往"有宋一代"的人雅民富、高贵文化和崖山风骨，单单倾心于大宋的文艺气息和时尚范儿，但由于自己这方面的知识积累不多，一直不敢提笔写下一些文字；另外，我还喜欢大清的"一双人"，那就是纳兰容若和仓央嘉措，也出版过《至性仓央·至情纳兰》一书。我想，自己的这三个喜好正应了那句词，"一生一代一双人，争教两处销魂"。

为了弥补对宋人的那一份缺憾，我在六年前就制订了一个计划，希望可以为这个有趣的大宋写一点文字，从医生的角度去看一看宋代的医事和福利保障、想一想宋代的医疗和养生、品一品宋代的中医文化和人文风情。所以，这几年我一直在做一些准备工作，包括收集资料、复习文献和整理总结等。

正如狄更斯在《双城记》中所感叹的那样，"这是一个最好的时代，也是一个最坏的时代"，对于宋代的评价，中西方的声音是截然相反的。几百年来，"繁荣强盛"与"堕落衰亡"，"真有钱""真幸福"与"假富裕""假美满"，一直争议不绝。

国内有许多人感觉两宋史就是一段屈辱史，哀其不幸，怒其不争，是因为宋代多次向游牧政权称臣纳贡，用金钱而不是武力来换取和平，最终两度亡国于异族之手。而国外的汉学家对两宋却是津津乐道、赞不绝口。施寒微说"两宋是王冠上的珍珠"，顾彬说"宋是中国文明闪光的朝代"，施舟人则说"宋是中国春秋战国的扩大版，是中国的最骄傲的时代"。宋代被西方学者称为扩大版的春秋，其理由是宋代思想多元，统治者更包容。中国那么多朝代，为什么宋代的思想家多、文学巨匠多、不朽词作多，这绝不是偶然的。虽然那个时候少了点大汉风骨和大唐气象，甚至缺了点魏晋的隐者气质，更没有春秋战国的百花齐放和百家争鸣，但也出现过文人气和烟火气并重、多教并存、相映生辉的繁荣景象。

随着对大宋了解的深入，很多方面的确让我感到非常困惑：它被认为"积贫积弱"却在强敌环伺之下维持了三百余年，甚至在历史上最强悍的蒙古铁骑面前也有诸多出色的表现；在那个时代产生了历史上最杰出的文学家、艺术家、哲学家和科学家，以至有历史学家将其称为中国的"文艺复兴"时代，但其对中国历史的影响却没有产生类似西方"文艺复兴"的效果；它的开国君主制定了最开明的政策，不杀士大夫及上书言事者，但在这个朝代发生了枉杀岳飞那样令人痛心的冤案；之前这个朝代被认为是中华民族历史上最辉煌的时期，而之后则被认为是最耻辱的朝代，以至许多人认为"靖康之耻"应该对后来的屈辱负责；它是一个让本族人备感羞辱，但却让外族人备感羡慕和赞誉的朝代……

正因为种种的扑朔迷离和"一言难尽"，所以人们对它的评价也是大相径庭：明朝以后的大多数史学家对它持批评态度，但王夫之认为它"郁郁乎文哉"，并且北宋前中期的"治世"都可以和"文景之治""贞观之治"相媲美。邓广铭认为："无论是精神文明还是物质文明，宋代取得的成就都是空前绝后的。"国际上的汉学家对其评价更是超越了对汉唐的评价，称其为"东方的文艺复兴""最伟大的时代""最令人激动的时代"，赞美之词不绝于耳。

　　我想，"宋代之后，再无宋代"的这种说法有两层含义。一是王夫之说："汉、唐之亡，皆自亡也。宋亡，则举黄帝、尧、舜以来道法相传之天下而亡之也。"汉唐之亡是亡国，宋亡则是亡天下，也就是"文明之中断"。也就是说，宋之亡，不仅仅是一个王朝的覆灭，更是一次超越了一般性改朝换代的历史性巨大变故。恰如黄宗羲所言："夫古今之变，至秦而一尽，至元而又一尽，经此二尽之后，古圣王之所恻隐爱人而经营者荡然无具。"二是明代政治家、史学家陈邦瞻认为，中国社会的发展变化可分为三个阶段：从原始社会经夏、商、周三代至战国，是第一个阶段；自两汉到唐、五代，是第二个阶段；从宋代起，则到了第三个阶段。他还认为，明代的国家制度、官僚体制、思想观念、民俗风情，无一不与宋代相似。严复也说："若研究人心政俗之变，则赵宋一代历史，最宜究心。中国所以成为今日现象者，为善为恶，姑不具论，而为宋人之所造就。"因此，近年来有越来越多的学者，从过去言必称"唐宋史"，改称为"宋元明清史"了。

　　大宋之前的盛唐帝国虽然有过开明的"贞观之治"和浮华的"开元盛世"，但在这个看似灿烂华美的外衣之下，无时无处不在闪现着刀光剑影、杀伐纷争和血雨腥风，以及手足相残的卑鄙、杀戮大臣的凶残、"安史之乱"的浩劫、宦官擅权的肮脏、藩镇割据的祸乱和黄巢起义的毁灭。

　　而宋太祖赵匡胤代周自立后，就约法三章，定下了"偃武修文"的国策，以千古帝王罕见的仁者之心立下誓约，闪耀着人性的光辉：太祖勒石，锁置殿中，使嗣君即位，入而跪读，其约有三，一保全柴氏子孙，不得因罪加刑；二不得杀士大夫及上书言事之人；三不加农田之赋。大宋的开国君主警告子孙不得背弃上述誓言，否则将被视为不孝和不祥，遭天谴报应。

　　诺贝尔经济学奖得主、美国经济学家爱德华·普雷斯科特曾经说过："宋代的时候中国很富裕，比世界平均水平富裕一倍。"宋王朝堪称"富宋""隆宋"，经济空前繁荣发达，其财政收入十倍于明、五倍于清、三倍于唐。两宋经济之所以如此发达，是因为朝廷大力发展经济的政策和对江南的开发，而发达的经济又丰富了人们的生活，巩固了两宋三百多年的统治。虽然宋代对后世和周边影响的深度和广度不及唐朝，但民间的富庶与社会经济的繁荣实远超盛唐。所以说，中国封建王朝的顶峰是宋代而不是唐朝。

唐宋两代只隔了五十三年，但给人的感觉如隔数百年之久。那么，唐宋之间的差距到底有多大？我想，是每天十二小时与二十四小时的差距，是昏黑宁静与光明喧闹的差距，是人财物数量上的倍数差异。唐朝将城市分割成一个个格子，叫坊，人都生活在这些格子里。整个长安城只有东、西两个综合市场，城里是没有超市的，所以我们至今还叫"买东西"。而到了宋代，简直就像今天的互联网时代。外卖和共享马车、狗粮和猫粮、酒店和零食店、娱乐和运动、消防和救助、福利院和公共墓葬等等应有尽有，很多商店一天二十四小时营业，相当于现在的连锁便利店。蹴鞠、摔跤、射箭、唱歌、喝酒等娱乐活动的场所更是京城一大特色，而一条御街上的打工者就有数万人之多。

五代十国恰如一段时光隧道，把唐宋这两个王朝隔在两端，恍如隔世，一端开放豪迈，另一端则雍容典雅。可以这样说，唐宋之间半个世纪的断代，如同一场炼狱，改变了整个社会的特性，也使得两宋从废墟中走向领先世界的繁荣。

宋代不仅很富，富得流油，而且是一个有情趣、有情调的朝代，更是一个有思想高度、有精神导向的朝代。黄仁宇在《中国大历史》中如此描绘："前史进入了宋代，就好像从古代进到了现代。"宋代拥有"仁祖之法""虚君共治""台谏制度""公议封驳""科举入仕""鞫谳分司"等政治文明，是中国历史上经济最繁荣、科技最发达、发明创造最多、文化最昌盛、艺术最高深、人民生活最富裕的朝代，也是一个很潮、很现代派的时代。

北宋文人治国，崇文抑武，文化昌盛，思想自由，商品经济和教育科技也是高度繁荣。北宋前期的仁人志士，以范仲淹、欧阳修为代表，推崇儒学、复兴儒学、改革儒学，静以修身、俭以养廉，通过兴办教育、主持科举考试等方式，以身作则、亲自教授，培养了孙复等一大批儒家学者，使新哲学得到了系统化的表达。

虽然南宋在文化艺术方面远不及北宋，但在思想方面则高出不少。因为北宋有文字狱，如苏东坡的乌台诗案，而南宋的学风比较宽松和自由，政治也比较清明和开放，浙东金华、永嘉、永康三学派是讲究事功、经世致用的学派，其思想性要高过北宋的任何思想家。

作为"现代黎明的拂晓"，宋代的文化集开放、包容、儒雅、繁荣为一体。北宋时，儒家学者展开了复兴儒学、抨击佛道的活动，同时又融合佛道思想来解释儒家义理，形成了以理为核心的新儒学体系——"理学"。至南宋，朱熹的理学以儒家学说为中心，吸收了佛道的修为方法和思维逻辑，形成了一个严密、完备和精致的理论体系，其影响至深至巨。

理学从周敦颐和张载开始发端，经过程颐、程颢以及南宋朱熹的完善，终于形成了"程朱理学"。由此，理学将先秦儒家系统化、哲学化，让原本探讨人伦之道的儒家，开始关注并探索宇宙的终极之道。理学家在人格修养上，继承了孔孟等先人对外慎、对内独的"慎独"思想，并且将其发扬光大，是中国哲学史上的一次伟大突破。李约瑟认为，宋明理学是中国古代推动科学进步的关键，是对早期儒学的继承，而非退步和否定。

值得一提的是，仁宗和英宗两代是儒学百家争鸣的时代，齐鲁、浙东、浙西、永嘉、湖学、关中、蜀中等学统四起，形成了儒学复兴的浪潮，对后世有极为重要的意义。他们不仅刊发了《孝经》《列女传》，还刻印了《大学衍义》并赐予群臣，促其研读。仁宗一生爱好学习，崇拜儒家经典，他首次将《论语》《孟子》《大学》《中庸》合在一起让学生进行学习。他性情宽厚、不事奢华，对下属仁爱信任，让百姓休养生息；他无为而治、知人善用，因而在位时期名臣辈出，国家安定太平，经济繁荣兴旺，科学技术和文化得到了很大的发展。英宗在其父亲仁宗的影响下，自幼接触儒学和儒士，从心底里认为儒家是国家长治久安的依靠，并通过册封鸿儒、遍访贤逸、鼓励设置儒学机构等手段，提高了国子监的级别，表明了英宗确实希望通过发展儒学、培养儒士以达到"至治隆平"的目的。

神宗、哲宗、徽宗、钦宗、高宗五朝，是百家争鸣过渡到王安石之王学与"二程"之理学相争的时期。这个时期，虽然王学占统治地位，但王学思想不断被统治者异化。孝宗、光宗、宁宗三朝，是理学的发展壮大时期，出现了张栻和朱熹的理学、吕祖谦的经史派、陈亮和叶适的事功派、陆九渊的心学流派等。

儒学的复兴、理学的产生、古文运动的完成、宋词的兴起、书法和绘画的进步、佛教和道教的发展、书院的形成与发展……宋代文学处在一个承前启后、从"雅"到"俗"的转变时期，在我国文化史上有着重要的特殊地位。

宋代的散文是中国文学史上一个重要的发展阶段。"唐宋古文八大家"中，北宋一代就占了六位（欧阳修、苏洵、苏轼、苏辙、曾巩和王安石），苏门就有三大学士；从古代三次古文运动的演变历程来看，宋代散文属于鼎盛时期，正如明代文学家宋濂所说，"自秦以下，文莫盛于宋"。据不完全统计，两宋散文作家逾万，约为唐及五代的三倍、秦汉时期的十二倍；而散文作品则超出十万，至少是唐及五代的五倍、先秦至隋作品总量的八倍。另外，北宋"苏、黄、米、蔡"四大书家，南宋陆游、范成大、朱熹、张孝祥四大名家，以及徽宗赵佶的"瘦金体"，飘逸的书法为文人提供了抒情和自信的载体。

宋画的意境之美，简洁中透出精深，严谨中体现雅致，是中国艺术史上的高峰。绘画大师范宽、董源、李成并称"北宋三大家"，"智妙入神，才高出类，三家鼎峙，百代标程"，"别出新意，一洗前习，前无古人，后无来者"。而到了南宋，则进入了一个崭新的天地，李唐、刘松年、马远、夏圭被称为"南宋四大家"，他们的作品继承了北宋的特点，又有独特之处，留白侘寂、苍凉极简、佛心禅意，将南宋绘画推至新的高度。艺术史学家高居翰（James Cahill）在《图说中国绘画史》一书中赞叹宋画之美："在他们的作品中，自然与艺术取得了完美的平衡。他们使用奇异的技巧，以达到恰当的绘画效果，但是他们从不纯以奇技感人；一种古典的自制力掌握了整个表现，不容流于滥情。艺术家好像生平第一次接触到了自然，以惊叹而敬畏的心情来回应自然。他们视界之清新，了解之深厚，是后世无可比拟的。"

宋代处于群狼环伺之中，在繁华的背后隐藏着巨大的危机，"恩逮于百官者，惟恐其不足；财取于万民者，不留其有余"，"民穷、兵弱、财匮、士大夫无耻"。国家多难、府库空竭、民力凋敝，最终没有使大宋走出文武失调、和战两难的困境。而这种困顿中的浪漫、缺憾中的赞美、宁静中的忧伤，已经超越了我们眼中的那人、那山、那水，突破了所有有形的东西。一大批戴着官帽的文人，集政治家、哲学家、军事家、文学家于一身，将血腥残酷的宫廷党争变得温和平缓。这些全才型、全能型文人，将宋代的文化推向了一个极致。苏轼就是一个千年难遇的全才，也是一个既可爱又让人心疼的旷世奇才。另外，作为政治家的王安石，是一个援道入儒、为国为民的天之骄子；作为学问家的王安石，又是一个将儒释道三家之义理融合为一的人。

唐诗与宋词都是中国文脉的高峰，但宋词在文学艺术方面的全面发展，则非唐诗之所能及，其影响笼罩以后的整个词坛。晏殊被称为"北宋倚声家之初祖"，《宋史》评价他"文章赡丽，应用不穷。尤工诗，闲雅有情思"。他生于富贵长于富贵，所作之词多吟成于花前月下、舞榭歌台这般温柔乡里，所以词风娴婉、辞藻雅丽。诸如"红笺小字，说尽平生意""不如怜取眼前人""无可奈何花落去，似曾相识燕归来""时光只解催人老"，和婉明丽中夹杂着伤感，风流蕴藉中流露着愁绪。

他的儿子晏几道"工于言情，出元献（晏殊）、文忠（欧阳修）之右……措辞婉妙，则一时独步"。他的词回怀往事，抒写哀愁，多了三分伤感，这也是后人说"淮海（秦观）、小山（几道），古之伤心人也，其淡语皆有味，浅语皆有致，求之两宋，实罕其匹"的原因。

当时词坛的另一个领军人物欧阳修，是一颗百科全书式的文坛巨星，也属于花间词派，拥有辞藻艳丽、色彩华美、疏隽深婉的风格。而柳永在宋词发展史上有着转折性作用，"能以清劲之气，写奇丽之情"，其词曲通俗谐婉，因而"凡有井水饮处，皆能歌柳词"。

张先善作慢词，与柳永齐名，因"云破月来花弄影"、"隔墙送过秋千影"和"无数杨花过无影"而世称"张三影"。之后苏轼的词打破了"词为艳科"的局限，"世事一场大梦，人生几度秋凉"，以豪放著称，后人称"性情之外不知有文字，真有'一洗万古凡马空'气象"，"直觉有仙气缥缈于毫端"。苏门六学士风格各有不同，黄庭坚工于诗，秦观工于词，晁补之工书画，陈师道擅律诗，张耒长于骚词，李廌则专于散文。

随后擅长音乐的周邦彦创立了格律词派，完善了慢词的音律与体制。而"千古第一才女"李清照的词里有一个活脱脱的李易安，后人称其"作长短句，能曲折尽人意，轻巧尖新，姿态百出。闾巷荒淫之语，肆意落笔。自古缙绅之家能文妇女，未见此无顾藉也"。

及至南宋，又出现一位格律大家姜夔，新创了《扬州慢》等十余首词牌，而后世的史达祖、吴文英、蒋捷、王沂孙、周密、张炎等都是姜派词人。

而从科学技术、哲学思想、教育、史学等方面作一个综合比较，宋代无疑都超越了唐及五代，成为中国封建文化发展的鼎盛期。另外，宋代诗人勤奋写作，作品众多，如现存苏轼诗两千七百多首、杨万里四千多首、陆游近万首，远超唐朝李白的近千首、杜甫的一千四百多首，这充分说明宋诗繁荣的盛况。

宋代诗歌的成就虽比不上唐诗，却另有特色。一是喜说理、尚议论，以理趣见长，"以议论为诗"，"开口揽时事，论议争煌煌"；二是常常以冷静的态度去体察客观事物，"以方学为诗"，比较喜欢用典，书卷气较浓，富有理趣禅机，显得委曲精深；三是往往把散文的章法、句法引入诗中，结构手段、叙述方法和语言风格具有散文化倾向，"以文为诗"；四是南宋中后期，江湖诗人登上了文学舞台，造成文化的下移趋势，同时也完成了由北而南和由雅而俗两个重心的转移。

总体来说，汉唐文化距离我们的生活比较遥远，而璀璨的宋韵文化作为一种精英文明和市井文明的交融，更加接近当下的平民生活。经历了唐朝的洒脱和豪迈，宋代士大夫的风流和隐逸显得更加精致，而且很有韵味，甚至可以说达到了一种极致。这种独具风格的宋韵文化，以光灿的精神文明彪炳史册，驰誉寰宇。南宋朱熹曾说："国朝文明之盛，前世莫及。"明代方孝孺称："前宋文章配两周，盛时诗律亦无俦。今人未识昆仑派，却笑黄河是浊流。"清朝蒋士铨谓："唐宋皆伟人，各成一代诗。宋人生唐后，开辟真难为。"

作为当时的世界大国和经济文化高度发展的封建帝国，宋代的成就不仅在当时居于领先地位，而且对人类文明作出了重大贡献，产生了深远的影响。科技上四大发明中的三大发明（印刷术、火药、指南针）产生在宋代；经济上开始了最早的纸币（交子）流通，成立了最早的国家银行（交子务），比欧洲早了七百多年；海上贸易的税收达到了朝廷财政收入的一半，商业的繁华带来了思想的活跃；早在北宋时期，沈括就提出了货币流通速率论，而欧洲直到十七世纪才由英国人洛克提出；沈括记载了摩擦生电现象、冲积成陆观点等，西方直到十九世纪以后才出现这些论述；北宋苏颂等人发明的第一架自动天文钟（水运仪象台），比西方发明的第一架钟机早了七百多年；宋代用焦炭冶炼，是近代工业化最早启动的国家，早于西方五百多年；宋代大规模开展农田水利基本建设，最早开始种植双季稻，也是世界上最早走向商品化的时期，遥遥领先于其他国家；宋代改进了造纸技术，印刷了大量图书，工程之浩大、质量之精美，毫无疑问是世界第一；《洗冤集录》是中国也是世界上第一部法医学著作，比西方同类著作早了三百多年；宋时的五大名窑（汝窑、官窑、钧窑、哥窑、定窑）是当时中国的国家标志，精美的宋瓷价值连城；宋代建立了历史上最多的"国立大学"，以及世界上最早的"私立大学"，成为当时世界上文化普及程度最高、人民文化水准最高的国家；宋词、宋画达到了前所未有、后难企及的高峰，而丰富多彩的娱乐活动和休闲生活使宋代成为一个歌声遍地的国度。

宋代是中国封建社会发展的顶峰，本来可以是世界上第一个类似于近代西方文明的社会，可惜它断送在了野蛮的屠杀之中。从那以后，中国的封建社会就再也没有在世界的舞台上扮演过领先的角色。

汉亡于黄巾，唐亡于黄巢，明亡于李自成，宋则亡于外族。北宋一百六十余年，被金人灭了；南宋一百五十余年，被元人灭了。可以这样说，宋代立国三百余年，两度倾覆，皆缘外患，是唯独没有亡于内乱的王朝。

"华夏民族之文化，历数千载之演进，造极于赵宋之世。后渐衰微，终必复振。"学界普遍认为，宋代是中国历史上的文艺复兴与经济革命的时期，而"终必复振"之时，就是当下中华民族的复兴时期。

英国剑桥大学李约瑟博士在《中国科学技术史》中说："中国的科技发展到宋代，已呈巅峰状态，在许多方面实际上已经超过了十八世纪中叶工业革命前的英国或者欧洲的水平。"美国学者罗兹·墨菲在《亚洲史》中也这样评价："宋代在中国都是个最令人激动的时代，它统辖着一个前所未有的发展、创新和文化繁盛期。从很多方面来看，宋代算得上一个政治清明、繁荣和创新的黄金时代。"

大宋文化不抄袭不模仿，不厚古薄今，充满了那个时代的个性。所以说，宋代是我国封建社会发展的最高阶段，其物质文明和精神文明所达到的高度，在中国整个封建时期，可以说是空前绝后的。

宋韵文化，是指两宋文化中优秀的文明元素、内在的精神信仰和传延至今的文化价值。这个"韵"字，内容丰富、意味深长，包括日常生活领域的物质之韵、生产技术领域的匠心之韵、社会治理领域的秩序之韵、发明创造领域的智慧之韵、学术思想领域的思辨之韵和文学艺术领域的审美之韵。

在这个宋韵文化里，我想有几点应该大书特书。

一是浩然正气的爱国主义和"民族和睦、四海一家"的民族精神。南宋的历史从岳飞开幕，中间有陆游、辛弃疾，最后到文天祥收尾，《满江红》的"怒发冲冠"和《临江仙》的"冬看山林萧疏净"，壮怀激烈、慷慨悲壮，大义担当、敢于牺牲，"宁鸣而死，不默而生"，仁人志士用他们的凛然气节和不屈脊梁撑起了那个时代的家国情怀。

大宋对于世人而言，既有一种禅意，虚空高妙、意境悠远；也有一种生机，活力旺盛、激情四射。禅意来自宋代整体呈现的意境之美，生机则来自宋代宽松发达的市民生活。《细说宋朝》中说："回顾中华民族的伟人行列，宋代以功业而彪炳史册的相当罕见（岳飞战功赫赫，但后人缅怀他，主要还因为他是抗金英雄），相反以人格的力量、道德的光彩令后人高山仰止的却远较其他朝代为多，范仲淹、包拯、司马光、李纲、宗泽、陆秀夫、文天祥……乃至许多以立言而名传后世的理学家、文学家，例如张载、朱熹、陆游、辛弃疾等，也都以他们所立之言体现的理想人格与爱国情操为后世所称道。宋代是士大夫最受重视的朝代，他们的自觉意识空前拔起，理想人格基本铸成。文天祥是宋代这种人格典范的最后代表，这正是他留给后世不朽的精神遗产。"

"辛苦遭逢起一经，干戈寥落四周星。山河破碎风飘絮，身世浮沉雨打萍。惶恐滩头说惶恐，零丁洋里叹零丁。人生自古谁无死？留取丹心照汗青。"陆秀夫跳海前的最后一瞥，儒雅而不失刚毅；文天祥在大都刑场的最后一拜，飘逸而坚如磐石。可以这样说，这种独特的人格魅力、爱国热情、满腔抱负，以及不惧死亡的高尚情操和民族精神，已经构成了中华民族的集体人格。

二是以天下为己任的士大夫精神。"居庙堂之高则忧其民，处江湖之远则忧其君"，"为天地立心，为生民立命，为往圣继绝学，为万世开太平"。宋代的士大夫代表了那个最高尚的政治理想，一大批新儒学、理学和心学先锋主张明理躬行、学以致用，强调义利并举、经世致用，不为自己的小我而担忧，而以天下为己任，这应该是宋韵的精神内核。从王安石的"功名如梦幻，气节之士，岂肯摧气节以就功名"、范仲淹的"先天下之忧而忧，后天下之乐而乐"、胡则的"为官一任，造福一方"，到南宋陆游的"位卑未敢忘忧国"、辛弃疾的"要挽银河仙浪，西北洗胡沙"、文天祥的"臣心一片磁针石，不指南方不肯休"，可以说终宋享国运的三百余年间，士大夫们充满了爱国爱民的思想和理念。清代思想家顾炎武在论宋代风俗时说道："及宋之亡，忠节相望。"清代史学家赵翼也持同样的看法，说："及有事之秋，犹多慷慨报国，绍兴之支撑半壁，德祐之毕命疆场，历代以来，捐躯殉国者，惟宋末独多。"

三是典雅敦厚的全民生活美学。宋代多元包容的创造精神、对外交流的开放精神和社会关切的人文精神，其最终指向一定是"人"

的价值，以及平民化、世俗化的普通百姓。不管是发展海外贸易，还是创新文化艺术和科学技术，最终都是为了百姓的美好生活，都是为了高雅的情趣和多元、自由、丰富、风雅的日常体验。

前面提到的"太祖勒石"，无疑是所有人愿意看到和拥护的施政纲领，但更应该让我们思考和警醒的是一种思想认识，那就是，丰衣足食、安居乐业的前提一定是长治久安，民生的前面一定是国计，民富的前面一定是国强。国虽大，好战必亡；天下虽安，忘战必危。梅毅在《刀锋上的文明》中有这样一段话，值得我们深思："宋代的士大夫，像极了一个酒足饭饱、事业有成而又身体虚弱的中年男人，自恋至极，太关注自身精神局面的至高享受，全然忘记体内的衰落和'高度发展'所引致的迟钝。野心勃勃、充满活力的蛮人如同窥视猎物的群狼，随时会傲然一跃，扑向这些定居的、文明的、软弱的好邻居。野蛮毁灭文明，于蛮人而言，是一种莫大的成长；于文明人而言，却是万劫不复的、可悲的停滞。"

抛开胜与负，抛开软弱无能和强悍无比，有一点我们可以肯定，宋代的艺术登峰造极，宋代的文化炉火纯青、璀璨精致，是真正流传到今天的传统文化。另外，宋代的"外卖员""宠物店""证券交易""猎头""共享经济"都体现了宋人卓越的智慧，而这些进步来源于宋人对生活的真心喜爱和细心观察。这是宋人生活给我们现代生活的一个重要启发。

还有一点我们也可以肯定，如果以市民的生活质量和幸福指数来评价朝代的优劣，这个适合市民生存和生活的宋代，就是一个好时代。我将无我，不负宋韵，至俗至雅的宋文化应该闪耀世界。其实，我写下这些文字，并不想改变什么，只想体验一下大宋的风土人情，只想探析一点心仪的宋韵医事。

在整个准备和动笔过程中，我是带着强烈的好奇心和探究欲去开启这段文字旅程的，工作之余悉心去搜寻宋代的点点滴滴，特别是近二三十年来宋史研究的最新成果和优秀文献，如范文澜的《中国通史》、梅毅的《刀锋上的文明》、李亚平的《帝国政界往事》、洪亮的《放逐与回归》，以及《范仲淹传》《王安石传》《苏东坡传》《陆游传》等。

2021年末放寒假前，我鼓起勇气写下了这本书的书名——《宋韵医事探析》，并历时整整一个月的日日夜夜，终于在2022年开学前完成了初稿，弥补了我对于大宋的一份情感上的亏欠。由于当下是"宋朝热""宋韵热"，各种有关大宋的书籍铺天盖地、扑面而来。为了使这本小册子有"宋韵医事"的辨识度，在余健波编辑老师的指导下，历时一年余，几经修改，终成此书。

　　此书的初稿是在 2021 年寒假期间完成的，那时其实还是在新冠疫情的笼罩之下，生活节奏被常态化的疫情防控彻底打乱。也正是在这样的背景下，我才会有一整块的时间来写点东西。完稿之后，其实我还想再写一点这个"天水一朝"的文化，再次触摸一下那个时代的脉络，感受一下那个王朝的气息，并以此作为前言。因为，医事探析和宋医文化仅仅是大宋文化的一部分，不能囊括整个大宋的精彩，还不能让我一吐为快。

　　宋代以一种超乎寻常的成熟，在诸多领域达到了古代文明的最高峰。有宋一代，在制度建设方面比较成熟，政治运作的文明化、理性化色彩在增长，以文治国，厚待文人，保护进谏，广开言路；在物质文明方面出现了科技、农业、金融、煤炭和城市革命；在精神文明方面出现了哲学、教育、文学、艺术、史学、医学等方面前所未有的高度发展。

　　针对现今的医改和防疫，宋代为我们提供了智慧，也为我们提供了借鉴经验和创新启示。在疾病防治和疫情控制方面，朝廷建立起了较为系统的医学管理和组织体系，成为发展医疗卫生事业、实施疾病救治和宣传弘扬仁政的重要保障，奠定了宋代医疗卫生制度的基础。宋廷高度重视疫病防控工作，采取了包括医疗救治、经济援助、政治优待等一系列综合措施，形成了以朝廷为主导、社会力量为辅助的疫病防治体系。官办药局的建立，较好地起到了"利国、利民、利业"的三重效果，并在继承隋唐太医署医学教育制度的基础上，对医学教育和考试制度进行了改革和创新，对后世乃至当今的中医学教育产生了深远的影响。但是，受封建专制制度的弊端影响，宋代医疗卫生制度也出现了政策连续性差、中央政策落实不到位、机构重复设置、医官冗繁、腐化严重等诸多问题，在一定程度上影响了医疗惠民政策的落实和普及。

著名史学大师陈寅恪特别推崇宋代文明，曾说："天水一朝之文化，竟为我民族遗留之瑰宝。""华夏民族之文化，历数千载之演进，造极于天水一朝。而纵览有宋一朝，其文化之昌明、思想之繁荣、经济之发达，直迈汉唐，而又远超乎后侪。而由宋词及同时代笔记、小说观之，则其社会风习清雅多姿、百姓生活富庶精致，尤其人的精神心灵的从容宽和，则为我国历史所仅见者，令人神往。"王国维也在《宋代之金石学》中提到："天水一朝，人智之活动，与文化之多方面，前之汉唐，后之元明，皆所不逮也。"

今天，"宋韵"已是当下的一个流行语。"韵"作为中国古代的一种审美，来概括精彩的宋代文化是非常恰当的。因为，这原来就是宋人偏爱的一个热词。

"韵，和也。"韵者，美之极。宋韵之韵，总括了艺术作品之风韵、人格气象之神韵、时代精神之气韵。宋韵，两宋文化的精华和硬核之所在，多元包容、百工竞巧、追求卓越、风雅精致，代表了当时物质文明和精神文明的高峰。

关于宋韵文化的内涵和概念界定，目前有的取"韵"字之"意味""风味""趣味"，而偏于物质之感受，诸如焚香、斗茶、插花之类，从生活美学层面去玩赏、品味宋人生活之精致；有的取"韵"字之"情韵""气韵""神韵"，偏于艺术之感受，诸如诗词、书画、琴棋之类，从艺术审美层面去感叹、体会宋人艺文之风雅。

大宋之韵，韵之何在？宋韵今辉，它又如何踏美而来？这些问题值得我们思考和借鉴。

我想，宋韵文化作为一种独特的历史韵味，体现在两宋社会生活的众多方面，如日常生活的物趣之韵、生产技术的匠心之韵、社会治理的秩序之韵、发明创新的智造之韵、学术思想的思辨之韵、文化艺术的审美之韵等。宋韵之精神，体现在饱含家国情怀和传统美德的爱国精神、根植海外贸易和对外交往的开放精神、创新包容和思想解放的创造精神、勇于探索和求真求知的科学精神、民生至上和忧患百姓的人文精神等。

宋韵文化是一团很大的火种，其背后蕴含了丰富的文化力量和精神标识。所以，我们要做一个宋韵的梳理者，秉持理性的烛火，将沉落于往昔世界的影像重投于时间的光影之墙；要做一个宋韵的思考者，博学审问、慎思明辨，探寻其与当下社会的关联；更要做一个宋韵的传播者，让宋韵走出尘封的书海和考古的文献，让来自历史的智慧和过往的经验，充实心灵的世界，并让千年宋韵"飞入寻常百姓家"，照亮今天的生活。

中国传统文化博大而精深，使一代代龙的传人有了高尚的理想、丰富的情感和深厚的文化底蕴，使每个中国人能够知事、敏行、明理、会言。一般来说，其势浩大，所向披靡，我们常常称之为唐风；声韵悠长，余音不绝，我们则称之为宋韵。唐风宋韵，凝发韶华，诗情画意万般优雅，灵魂悸动千古风流，各有其特色和亮点。"唐风"反映了唐朝的强盛繁华、开放包容、昂扬锦绣、美如古画的气象，以及明朗刚健的文化精神；而"宋韵"体现了宋代的文化绚烂、艺术辉煌、理学光芒，以及优雅的审美情趣、风雅精致的品位、灿烂的市民生活、丰富的民俗文化。

在世人的印象里，宋代一直被冠以"积贫积弱"的帽子。但清初的王夫之认为，宋代其实是"弱而不贫"，仁宗只是"过于弛而积弱也，实不在贫也"，而神宗则犯了"以贫为虑，而不知患不在贫"的错误。

而我认为，总体来说，宋代不贫也不弱。在宋人的观念中，要想致富，就要经商。那个时候，"农不若工，工不若贾"的思想非常流行。除了全民皆商，宋人还不拘传统，极富创新精神和工匠精神，如科技的发展、理学的诞生、古文运动的兴起等等，都是开创性的，也是原创性的。

有意思的是，以时代论，中国整个古代帝制史，自秦至宋近一千二百年，自宋至清又延续了近千年。如果把中国两千多年的封建帝制对折一下，大宋正好处在中间的节点上。很多历史学家相信，处在这个分水岭和转折点上，发生了一场"唐宋变革"，中国历史由此华丽转身，从"中世纪的黄昏"转入了"近代的拂晓"。日本史学家内藤湖南在十九世纪末最早提出这一观点："唐代是中世纪的结束，宋代则是近代的开始。"法国学者、国际宋史研究的开创者埃狄纳·巴拉兹则明确指出："中国封建社会的特征，到宋代已发育成熟；而近代中国的新因素，到宋代已显著呈现。"另一位法国学者埃狄纳则称宋代为"现代的拂晓时辰"。

"上一个千年的中国，是世界超级大国，也是世界上最强大的国家。"所以我们可以这样说，宋代其实已经提前进入了近现代社会的"早春"时节，而宋韵文化汲取了唐朝文化的精华，在宽松政治氛围和良好社会风气的酝酿中逐步成长，发展迅速，硕果累累，照耀未来。

宋代确实是中国文明的巅峰，这个文明其实涉及社会生活的方方面面。但是很多人持反对态度，认为宋代并不是一个大一统的王朝，其周边强国林立、狼烟四起，甚至自己也被外族灭了两次。我想，这并不能够否认宋代的成就，以及其在中华文明史上的地位。因为在那样一个弱肉强食、欺凌吞并的时代，高级文明的成就往往会被文明程度较低的国家毁灭，文明是否发达并不直接决定一个国家的和平生存和延续发展。在古代世界里，军事力量才是第一位的，而不是文化的特色和文明的巅峰。

其实，宋代的军事力量并没有弱到不堪一击的地步。大宋拥有当时世界上非常先进的军事制度——募兵制,其对外战争的胜率高达70%,即使强盛的汉唐也没有这么高的胜率。两宋还拥有一大批名将,包括杨业、杨延昭、岳飞、韩世忠、宗泽、狄青、刘光世、刘锜、王德等。宋军将当时先进的火器应用于战场,如霹雳炮、震天雷、引火毬、铁火炮、火箭、火枪等,楼船巨炮也登上了战争舞台,逐步进入一个冷兵器和火器并用的时代。

宋初,灭南唐、后蜀、吴越、北汉等,其战力堪称彪悍;仁宗年间,文官领军西征、蚕食西夏,种家军、折家军、杨家将等战功彪炳;高宗年间,大将尽出,率背嵬军、八字军一路向北,箭阵无敌,斧劈重甲,刀砍马足,大胜金兵于郾城,雄气干云;二十年后,虞允文在采石矶用兵,杀得完颜亮仓皇而逃,使金军败退北方,尽显大宋男儿本色;此后的隆兴北伐、开禧北伐,足以显示南宋的铁血雄风。

然而,大宋打完了辽,还有金;打完了金,又来了横扫欧亚大陆的蒙古帝国。蒙古的铁骑只用一年的时间就征服了中亚霸主西辽,荡平了花剌子模帝国;只用不足五年的时间,驯服了斡罗斯联盟,灭掉了木剌夷国、黑衣大食。然而,蒙古军团南下攻宋,宋却顽强坚持了五十年之久。

南宋心有余、力亦足,但为什么会落得个"弱宋"、弱不禁风的下场,给风华绝代的辉煌蒙上一层厚厚的阴霾?为什么农耕文明最终不敌草原群狼?我想,只是因为一味地奉行了韬光养晦、力求议和的国策;只是没有坚强的后盾,出现了太多的反面人物,如张邦昌、秦桧、高俅、蔡京、童贯、杨戬等;只是做到了"彬",文质兼美,而没有真正将另一个"斌"字理解透彻,因为只有文武兼备,方可富民强政,方可长治久安;只是惩贪不严、贪污腐败成风、冗官冗兵冗费、效率低下,而不能将财富优势转化为国力优势,做到国富、兵强和民安。正是这些"只是",大宋这个亚健康的虚胖病人,呼吸不匀,脚步沉重,外交、军事孱弱,繁荣如同泡影,颓势不可挽回，两次亡国，史无前例。

两宋的大荣大辱，就像史学家所云："唐代踔厉向外，宋代则沉潜向内；唐代能征服人，宋代则被征服于人。"一个国家空有经济文化繁荣是不够的，因为美好的事物如果没有强大的武力来保护，终会落个被饿狼抢夺的下场。人如此，物如此，国也如此。

强大是一环扣一环的，既是一种对世界的接纳，也是一种对自己的证明。只有军事、政治、经济、文化全方位的强大，才是真正的强大。"木桶原理"中最短的那一块木板——军事，制约着大宋这个王朝发展的上限。所以，宋代一败于辽国，再败于西夏，三败于金国，最终亡于元，大宋衰亡的原因就隐藏在虚幻的美景背后。

另外，北宋王朝真是生不逢时、运气不好。建国伊始，就面临着较为恶劣的地缘政治环境：北方失去了燕云地区，长城防御体系被打破；西北又失去对河西走廊的控制权；北有与其平起平坐的强大辽王朝；西北有军事骚扰不休的西夏；南部还有交趾经常蚕食边土。再加上北宋的自然灾害多于前朝，其中太平兴国七年（982 年）的灾害最多，达二十八次。这是因为，此时正处在自然对人类进行报复性反馈的高峰期，是前人和宋人对自然进行无序开发的结果。

无燕云，则北虏在华北华中如履平地；无河套，则北虏在边境重镇来去自如。地利不足、军事屡弱，再加上昙花一现的庆历新政、烟云过眼的熙宁变法，导致宋有割地赔款、称臣纳贡、澶渊之盟和靖康之耻。每年向辽国贡奉绢二十万匹、银十万两，"大宋"变成了"大怂""大送"。北宋徽、钦二宗，在金国受尽屈辱；南宋理宗的头盖骨甚至被做成了饮酒器，直到明朝朱元璋称帝后才得以下葬。

文艺复兴，却又积弱；生活优雅，却又颓废。无疑，宋是强盛的；也无疑，宋是羸弱的。一面辉煌灿烂，另一面懦弱衰败，成了大宋迥然不同的一体两面。凡事过犹不及，汉唐以武人强而亡，宋明以武人弱而亡，文武之道一张一弛，不可或缺。大宋亡国给现代的启示是，拿钱买来的和平不叫和平，叫耻辱！

　　宋代在经济上，无疑是中华文明最发达的历史时期，经济总量占到当时东亚地区的80%，即便是唐朝也无法与之相比较。航海业、造船业成绩突出，海外贸易也很发达，和南太平洋、中东、非洲、欧洲五十多个国家通商。后期，宋代对南方大规模的开发，促成了经济中心的南移。可以这样说，宋代是中国封建历史上最不缺钱的王朝。民营资本和商业在唐朝还没有真正兴起，而在宋代已经很成熟了。纸币的研发和诞生使得宋代民众的娱乐、购物与当下没有太多的区别。虽然这种开放性的经济制度和经济体系诞生于唐朝这个巨人的肩膀上，但比唐朝走得更远、看得更高。

　　提到两宋的科学技术，人们还常常会想到沈括和他的《梦溪笔谈》。李约瑟博士把沈括誉为"中国整部科学史中最卓越的人物"，而《梦溪笔谈》则是"中国科学史上的坐标"。在其他方面，宋代也有颇多成就，如医学从此前的三科分为九科，出现了世界上最早的法医学著作《洗冤集录》；杨忠辅创制的《统天历》比西方《格里历》的颁行早了近四百年。

　　另外，四大发明当中的三大发明，以及建筑学、天文学和哲学都诞生或成熟于宋代，代数、算数、物理、化学和生物等很多科学也都萌芽于那个朝代。中国历史上对数学和天文学的贡献虽不多，却有一半以上的成就是在宋代产生的。苏颂和韩公廉创造了"水运仪象台"，还编写了著名的《新仪象法要》，直接影响了一百年后欧洲的天文学；而《数书九章》几乎是中国唯一一部影响世界的数学著作。难怪李约瑟在其著作《中国科学技术史》的导论中提到："每当人们在中国的文献中查找一种具体的科技史料时，往往会发现它的焦点在宋代，不管在应用科学方面或者纯粹科学方面都是如此。"

　　"继汉唐盛世之后，到了宋代，中华文明的科学技术成就，一直领先世界，那时涌现出一大批博学善文、百科全书式的学者，是他们把中国古代科学带到了灿烂辉煌的顶峰，令后世的中国人感到无比自豪。那些勇于探索的人们，仿佛是一颗颗璀璨的明星，密布在中华文明浩瀚的科学长空，直到今天，依然闪烁着中华民族智慧的光芒。"

"酒垆博簺杂歌呼，夜夜长如正月半""山外青山楼外楼，西湖歌舞几时休？暖风熏得游人醉，直把杭州作汴州。"宋人之所以有这么高的生活质量追求，自然与其较高的生产力和高度的文明发展密不可分。

国民之魂，文以化之；国家之神，文以铸之。可以这样说，赵宋王朝的文治臻于极致，涌现出了一大批优秀人才，其中文人居多。宋太祖一朝，先后九位宰相全为文官，其中科举出身的就占了六人。两宋主要大臣中的七百二十四位枢密使和枢密副使，文臣占了六百五十九人。显然，这得益于宋代的政治文明：明君在位、国泰民安，主张任官以才、"怀民以仁"，恪守"祖宗之法"、仁义治国，实行和平发展和自由开放的政策，保护人权，具备了现代文明的许多特征；积极发展工商业，大力推动对外开放，加速城市化进程，使宋代的商品经济出现了空前的繁荣，成为当时世界上的第一大国，处于现代工业文明的前夜；自由开放的政策带来了多元化的社会，激发了中国人伟大的创造精神和积极进取的人生态度，从而在思想、文化、科技、宗教、教育等各个方面，取得了空前伟大的成就，达到了前所未有、后难比及的高度；宋人生活自由、富裕，讲礼仪，有尊严，保持着活泼率直的天性和正义感。

宋代没有宦官专权和军阀割据，兵变民变的频次在历朝历代中算是少的，且规模也不大。北宋的人口最多时达到了一亿两千万，远超过盛唐时期的八千万。赵匡胤更是要求其子孙永远不得杀害文人和谏言者，也不得侮辱文官，还设有专门的谏院和谏官，"与士大夫共治天下"。这给了士大夫们一个宽松的生存环境，使人人"无以触讳为惧"。正如王夫之在《宋论》中所称赞的那样："终宋之世，文臣无欧刀之辟。"北宋史学家刘敞认为，皇帝的这些认识已经达到了"三王所不及，五帝所难行"的程度，甚至有大臣告诫高宗："天下者，中国之天下，祖宗之天下，群臣、万姓、三军之天下，非陛下之天下。"

太祖曾问赵普："天下何者最大？"普曰："惟道理最大。"如果凡事必问道理、先问道理，国家怎么会治理不好呢？元代的许有壬说："宋养士三百年，得人之盛，轶汉唐而过之远矣。""道理最大""任宰相当用读书人"，这些理念使宋廷赢得了广泛而持久的人心拥戴。宋代在优礼士大夫方面，远远超过汉唐，元明清更不足以与之相比。顾炎武在《日知录》中说，宋代的知识分子满含忠义之气，以名节为高，以廉耻相尚，"靖康之变，志士投袂，起而勤王，临难不屈，所在有之。及宋之亡，忠节相望，班班可书"。

宋代实行了三百多年自由、开放的政策，创造了一个民主、包容的社会，从而大大激发了中国人的创造精神和进取精神，使中国人敢想敢说，并敢于打破陈旧的思维方式和传统的心智模式。在政治、经济、思想、文化、教育、科技、生活方式等方面，都创造了许多新的东西，使中国的文明出现了跨越式的进步。

另外，文人在宋代的地位得到了空前提升，重文轻武的社会风气在宋代达到了极盛，"好铁不打钉，好男不当兵""满朝朱紫贵，尽是读书人""万般皆下品，唯有读书高"等俗谚都出自宋代。所以说，读书人最高傲的朝代就在大宋，他们一生只跪天地、父母，见到皇帝只要作揖就可以了。

四朝元老、政治家赵普，三朝元老韩琦，以及寇准、吕端、包拯、文天祥、吕公著、文彦博等名臣贤臣；理学大师、古代哲学思想家"二程"、朱熹，以及提倡"出淤泥而不染"的学者周敦颐等；婉约派词人柳永、著名女词人李清照、领军文人辛弃疾，以及晏殊和晏几道父子词人；发明活字印刷术的毕昇，主持"庆历新政"的文学家和政治家范仲淹，文学家和自然科学家沈括，科学家苏颂，一代宗师、政治家欧阳修，政治家和文学家王安石，史学家司马光，学者曾巩、苏轼、陆游、张载；还有议论先驱梅尧臣、行为疯狂的米芾和书法家黄庭坚等等。他们一个个是那么的光芒四射，其名如雷贯耳。

宋代的文学空前繁荣，文化和思想也独树一帜。中国传统儒家体系在宋代迎来了一次彻底的革新，成为春秋战国以后唯一的哲学巅峰。

宋代堪称中国的"文艺复兴"时期。这个时期的文学不但囊括了宋代的词、诗、散文、话本小说、戏曲剧本等，还发展了游记、科学说明文、笔记体小说等。其中，词的创作成就最高，诗、散文次之，话本小说又次之。

宋代的作家普遍比较高产。陆游自谓"六十年间万首诗"，杨万里也写过两万多首，但只留存了一小部分。宋代的诗人估计有九千多人，创作了十六万首诗。其范围之广、内容之丰富、视野之广阔、意涵之深邃，使得前代望尘莫及。

宋词的兴盛是宋代文化繁荣的又一表现，是我国古代文学史上一个光彩夺目的篇章。作为一种新兴的文学体裁，宋词短小精悍、便于传阅，百姓喜欢、雅俗共赏，即兴哼唱、传播广泛，它的娱乐性、群众性和传播力都是诗无法比拟的。宋词以姹紫嫣红、千姿百态的神韵，与唐诗争奇，与元曲斗艳，历来与唐诗并称双绝。

词始于唐，定型于五代，盛于宋。皇帝个个爱词，大臣则个个是词人。宋代词人众多，词作的数量也非常多，《全宋词》就收录了近一千四百位词人的两万余首作品。宋词主要有三个派别：以温庭筠为代表的花间派，以柳永和李清照为代表的婉约派，以及以苏轼和辛弃疾为代表的豪放派。题材新颖、手法独特、风格俊逸的宋词，配合着文化娱乐的流行，共同勾勒了宋代都市文化的生动画面。

北宋的官学建立起了独立的学科分类，出现了"学校之设遍天下""讲学之风亦大盛"的文化奇观。那个时代，特别注重专才的培养，并且逐步打破了教育的门第界限，部分学科开始招收庶人子弟入学。这是中国教育史上的一大进步。同时，宋代的私学进一步发展，一些著名儒生设立精舍、书院，开门授徒，为北宋人才的培养和文化的繁荣作出了重要贡献。而书院教育的发展是宋代私学兴盛的主要表现，如著名的白鹿洞书院、岳麓书院、应天书院、嵩阳书院、石鼓书院、茅山书院等。南宋时期，各地的书院多达三百余所。由此，州县官学与书院相辅相成，使宋代的文化教育达到一个前所未有的巅峰。

书画艺术的活跃，上至皇帝下及百姓的热衷，为文化的繁荣增添了绚丽的色彩。书法艺术在宋代成为众多文人士大夫的精神支撑和生活的一部分，其中怡情养性、随意挥洒的行书尤为盛行；设立翰林图画院、奖励画艺、优待画家，宋代的这一政令将张择端那张举世闻名的《清明上河图》在世人面前缓缓铺开，并将王希孟的《千里江山图》谱写成了一幅美妙的江南水墨。

宋代统治者"大重儒者"，科举取士的人数不仅远多于唐朝，更令元明清三代望尘莫及。那个时候，士大夫享有较高的待遇，"国朝遇士大夫甚厚，皆前代所无"。"偃武修文"的政策以及开明开放的文化政策，使宋代人才辈出，群英荟萃，底蕴深厚，学风鼎盛，发展空前，为宋文化的繁荣打下了坚实的基础，也为都市文化注入了活跃的气息。

宋代，是一个令人魂牵梦萦的朝代。它的繁华和雅致让我们向往，它的璀璨和辉煌让我们痴迷，它的安定和享受让我们宁静。生活在这样的时代，必定是美好的、知足的。遗憾的是，这个刚刚萌芽的繁荣，最终被北方凛冽的寒风吹得无影无踪。

宋之韵，有金戈铁马，也有文采风流；宋之美，不是一种高高在上的美，而是一种自上而下的美，一种接地气的人间烟火之美。

宋代的美，不止于极简，还在于平淡，"平和淡洁，韵高致静"。精雕细琢，复归于朴；繁华落尽，才见真淳。要知道，天下百姓并不追求荣华富贵，只求一日三餐、平平安安；只求幼有所育、老有所养；只求学有所教、劳有所得；只求病有所医、弱有所扶；只求住有所居、安康顺达；只求年轻有为、有所成就。而宋代，正是这样一个风流风雅的时代，它给予了普通老百姓心中所希冀的美好生活。

幸而有宋。因为无论历经多少劳顿，宋人总能找到生活的真实含义，活出本真，超越本我。宋代的平淡，正如苏轼那样，历经波折，还能坐看云起、闲看花开。

宋代，是中国历史上最具人文精神、最有教养、最有思想的朝代，也是最精致、最富丽、最诗情画意的朝代。冷兵器时代，落后战胜先进、野蛮征服文明，这是很正常的事件。而宋之亡于元，并非一次简单的朝代更迭，而是政治、经济、文化、民生等多个方面出现停滞、中断甚至倒退。

如果说唐朝是一轮辉煌的太阳，那么宋代则是一捧温婉的月亮。我安静地走着，抬起头，遥望如水的月亮。人在月下，月在天空，那月光滋润着夜色，柔美、优雅。所以说，宋人多柔情，他们常常沉迷于精神世界，多愁善感，"多情自古伤离别，更那堪冷落清秋节""无情不似多情苦，一寸还成千万缕。天涯地角有穷时，只有相思无尽处"。

宋代是一场梦，一场奢华瑰丽的梦。在汉学家费正清的眼中，宋代"最具有人文气息和生活情趣"，而在我的心里，这个百花齐放的朝代，有太多的东西可以说。大宋，真的是我的至爱，恰如我的初恋。

如果能够穿越时空，我最想回到大宋。因为，那是一个令人向往、充满诗意和韵味的朝代。三百年的古风遗韵，雅致而中正、本色而自然，在平凡中见颜色、见才华、见创建；而千年的宋韵文化，在于它的豪放，在于它的柔美，在于它的繁华，更在于它的绵远悠长、耐人寻味。可以这样说，宋代的美学，简单素朴、文雅幽静，抛却繁复、不事雕琢，随性而行、返璞归真，曾经领先了世界一千年。

法国著名汉学家贾克·谢和耐（Jacques Gernet）在《南宋社会生活史》一书中指出："在蒙人入侵前夕，中国文明在许多方面正达灿烂的巅峰"，"十三世纪的中国，其现代化的程度是令人吃惊的。在人民日常生活方面，以及艺术、娱乐、制度、工艺技术各方面，中国是当时世界首屈一指的国家，其自豪足以认为世界其他各地皆为化外之邦"。

宋人自己对本朝超迈唐朝的财政能力和国家治理效果也颇为自得，称宋太宗朝岁入缗钱已"两倍于唐室矣"，两税收入"租增唐七倍"，加上夏税，"无虑十倍"，又称北宋财用"十倍于汉，五倍于唐"。正因为有如此繁华，所以马可·波罗写的那本游记，以及游记中所描述的那个神秘的东方国度，让欧洲人羡慕了几百年。有历史学家甚至断言："在宋代尤其是在十三世纪，已经透出了中国的近代曙光。"这个"近世说"表明，宋代是中国"近代化"的开端，也是中华文明复兴的拂晓。

北宋理学家、教育家程颐非常精辟地总结了"本朝超越古今"的五件事：一是"百年无内乱"，也就是一百多年里没有发生过大规模的造反；二是"四圣百年"，开国之后的四位皇帝都比较开明；

1

三是"受命之日，市不易肆"，改朝换代的时候兵不血刃，没有惊扰民间；四是"百年未尝诛杀大臣"，一百多年里没有诛杀过一位大臣；五是"至诚以待夷狄"，对周边蛮族采取怀柔政策。这五件事情或有夸张的地方，但离事实不远，特别是第一条和第四条最为难得。

宋代"生于忧患，长于忧患"，在走向平民化、世俗化、人文化的过程中，士人民众"志于道，据于德，依于仁，游于艺"，迸发出了坚忍顽强的生命力。同时，宋人在不懈地追求美好生活的过程中，创造出了丰厚的物质文化财富与感人至深的精神遗产。

宋人既有小资情调又有小资生活，过着"宋瓷一样精致的生活"。现代生活中的很多商业形式都能在宋代找到其雏形，如商业街、二十四小时通宵营业的商店等。当时国都开封的商行就有三百多个，行业所涉及的领域很广，各司其职，共同竞争、共同发展，如服装一条街——潘楼东街、茶坊一条街——茶汤巷、医药一条街——马行北街，以及专门贩卖飞禽走兽的潘楼南街等。除此之外，连锁经营店也层出不穷，主要涉及饮食行业领域，如郑家油饼店、丁家素茶店、曹家从食等。

北宋时期，对外贸易的繁荣程度远远超过了之前的各个朝代。而在南宋时期，其海外贸易的发达程度还要高出许多。高宗在位之时，市舶年收入就高达二百万贯，是北宋时期的三倍。

在宋代，人民安居乐业，百姓兴高采烈，甚至可以这样说，中国古代没有一个朝代可以和宋代比民富、比民乐。瓦舍丰富多彩的娱乐项目让人应接不暇，甚至可以在深夜看完节目后，再到酒楼饱餐一顿，真是"人生如此，夫复何求"。

《东京梦华录》中说："太平日久，人物繁阜……时节相次，各有观赏。灯宵月夕，雪际花时，乞巧登高，教池游苑。举目则青楼画阁，秀户珠帘。雕车竞驻于天街，宝马争驰于御路，金翠耀目，罗绮飘香……"富裕奢华的宋代，由于商品经济的快速发展，出现了大量的中产阶级，"京城资产百万者至多，十万而上，比比皆是"。在这种小康社会的背景下，市民普遍过着幸福闲暇的生活：抚琴、调香、观画、弈棋、烹茶、饮酒、赋诗、填词、赏花……而这份"雅"恰是宋人的日常。

不仅如此，宋代也是最早出现城市化进程的朝代，百姓的生活很有现代气息，悠闲而潇洒。他们懂得生活的真正含义，而那个时候的生活可以很简素、很单纯，也可以很丰富，是真正"慢生活"的老祖宗。

余秋雨先生在《中国文脉》一书中曾说过，古代史中宋代的文化教养最高。如果说唐代是中国文化的高扬期，那么宋代就是中国文化的精粹期，前者是瀑布，后者则是瀑布下面的湖。学者葛兆光也说过，"唐文化是古典文化的巅峰，而宋文化则是近代文化的滥觞"。单就《太平御览》和《资治通鉴》这两部巨著，便对当时和后世的史学发展产生了极大的影响。

程朱理学的诞生，是继汉朝之后儒学的又一次兴盛。日本学者薮内清说："北宋是中国历史上具有划时代意义的时代。在这个时代，儒学方面兴起了后来被称作宋学或朱子学的新儒学；文化方面，在古文复兴的同时，口语文学也兴盛起来；印刷术得到了空前的发展，而且发行的书籍不仅仅是儒家经典，还有历史书、诗文集等。在这里值得特别一提的是科学书籍的出版发行。可以说，自古以来没有像北宋皇帝那样重视医学的。……总之，在这个文化发达的历史潮流中，有许多惊人的成就。甚至有人认为，北宋时代可以和欧洲的文艺复兴时期以至近代相比。"

大宋有"三杰"，那就是变法宰相、文学家王安石，守旧宰相、史学家司马光，以及政不得志的诗词大家苏轼。宋亡之时也有"三杰"，那就是平章山下一孤魂的张世杰，负帝蹈海报君恩的陆秀夫和留取丹心照汗青的文天祥。所以说，大宋是一个文明的王朝，是一个避战的王朝，但绝不是一个懦弱不堪的王朝。史学家王曾瑜先生曾说："国运难以逆转的危急时刻，却仍有大批志士仁人，他们不惜'慷慨轻身'，以'百炼丹心涅不缁''英雄未肯死前休'的气概，百折不挠，为挽救民族的危亡，作殊死苦斗。"

两宋文化包罗万象，良莠相间，虽没有秦汉的霸气，也缺乏隋唐的豪气，但前承汉唐、后启明清，是中国文化史的一个高峰，也是世界文明史的一座丰碑。也可以这样说，宋韵文化是世界性的文化元素，不仅在中国独树一帜，而且在全世界都有其独特性、唯一性和重要性。而宋代中医学作为中华文化和宋韵文化的重要组成部分，具有十分重要的地位。

"自古以来，惟宋代最重医学。"这种说法主要表现在以下五个方面：一是分科更细；二是发现的药物更广泛；三是从医人员更多；四是医学教育更普及；五是医生的文化水平较高。

北宋初期，国家刚刚建立，很多制度都延续前朝。那时的朝廷医官机构不负责民间的医事，因此造成了医疗效率的低下，并让巫医趁机在民间兴起，导致不少百姓枉死。随着宋代科举选拔的兴盛，统治者开始重视医学的发展和医疗福利制度的健全，而医院的正规化、医生的专业化，使医学开始变得多元化，甚至被当成一种国策进行推广。

中医经过秦汉以前夏、商、周三代的渐萌、诞生和嬗递，又度过了春秋战国时期，终于在百家争鸣的王朝体制和儒道互补的社会背景下成熟发展。中医在秦汉早期成就了自己的范式，以后又经历了宋元、晚明和清初三次历史高峰，逐渐沿着自身的传统特点和发展趋势，在人类文明的广泛交流和融合中，最终统一成为中华文明中最耀眼的大系，傲然屹立于世界，并一直影响着世界医学的发展。

中医的第一次高峰奠基于春秋战国，成熟于秦汉；第二次高峰是宋元时期学术规范及学派生成的阶段；第三次高峰是从格致为学到中西汇通的阶段。近代中医学的这三次高峰，波澜壮阔，薪火相传，一脉相承。我们应该坚信，中医药和中华民族文化一样，绵延数千年，有着顽强的生命力，必将随着时代的前进而不断发展。

先秦至北宋，中医学北盛南弱；而南宋以后，则出现了北弱南盛的现象。其中，东汉末年南方略占优势，而在三国、两晋和南北朝时期，医家的分布呈南北均衡，并开始有从北向南转移之趋势。上古时期的医家多为传说中的人物，有伏羲氏、神农氏、黄帝、岐高等，都是以黄河流域帝和臣的形象出现。由此可以看出，先秦时期秦汉的医学人物主要分布在北方，而南方几乎是一片空白。

东汉至北宋的医学人物分布也呈现北强南弱的态势。北方主要集中在河北、河南、山东、陕西、山西五省，其中河南一直占有重要的位置，而南方的医学人物主要集中在江苏、浙江和四川南部。但有一现象较为突出，即三国、两晋和南北朝时期，江苏名医的人数达八人，这是其他北方各省所没有的情况，只有河南在北宋时曾超过江苏，有十二位名医。

到了隋唐时期，江苏医学的卓越地位逐渐丧失；到了宋代，浙江的医家人数超过了四川和江苏，仅次于河南、山东，排在第三位。而在南宋以后，我国中医人物分布呈北弱南强的局面，北方以河南、河北、山东为重点，南方则集中在江苏、浙江、江西三省。其中，在南宋和金朝的对峙时期，尽管南方总人数远远超过北方，但金朝统治下的河北仍然是当时医学的繁荣地区，医学人才的数量遥遥领先。

纵观历史，医学的极盛时期莫过于宋代。不管是对医学价值认同的转变、对医学人文和公共卫生的重视、医疗技术的多元实施和推广，还是医家地位的提升，在这一时期都达到了顶峰，取得了一个"里程碑"式的进步。

宋代之前，由于科技水平的限制，以及当时对"人体结构"的不了解，人们一旦出现病症就感到十分恐惧、害怕，认为是"邪祟"所致。所以，当时的人一旦生病，更多的是去寻找"巫医"来治病，通过"祭祀、焚香、祈祷、驱邪"等封建迷信来驱赶"邪祟"，以达到祛病救人的目的。可想而知，其治疗效果是很差的。那个时期，中医学没有"高大上"的地位，"巫医"更没有"白衣天使"的美誉，"巫医乐师百工之人，君子不齿"。

到了宋代，这一局面才发生了改变。"有宋一代于医学最为留意"，当朝统治者注重中医学，大力普及养生保健知识，明令禁止"巫医"治病，并大力提高"医生"的社会地位，"不为良相，当为良医"，使中医学在宋代取得了较为全面的发展，迎来了一个"欣欣向荣"的蓬勃发展期。

宋代医学的发展离不开社会工商业的兴旺、帝王的喜好、官员与文人的宣传等重要因素。当然，还有许多更深层次的背景，包括思想解放、人口南移、学派争鸣和航海技术的进步，尤其是理学对医学发展的推动作用。

宋代历朝皇帝对医学之重视，是史无前例的。在北宋的九位皇帝中，除英宗赵曙、钦宗赵桓外，有七人重视中医学、熟悉和爱好医学、推崇和实践医学，其中以太宗、仁宗、徽宗最为突出。太祖赵匡胤曾亲自为其弟治病；太宗赵光义亲阅方书、整理方集；真宗赵恒亲自为太尉王钦若、大臣杜镐等医治；仁宗赵祯亲研方剂"三圣汤"；徽宗赵佶更是亲撰医书《圣济总录》。他们将医学作为仁政爱民的手段，身体力行，推行医疗改革，形成了独特的医学风潮和中医文化。

宋代的文人官员阶层对医学、医生的态度也有了很大的转变，并且出现了如欧阳修、王安石、司马光、苏轼、沈括、王衮、郎简、文彦博、掌禹锡等一大批有医学素养的朝廷官员。另外，理学家张载、程颢、程颐、朱熹等人对太极、理气学说进行了全面梳理，对后世日趋完善的中医运气学说作了许多铺垫。另外,文人们通过文字对医学进行了大肆宣传,如沈括在《梦溪笔谈》中对医药作了精辟论述,并将他所著的《良方》《灵苑方》与苏轼的《苏学士方》合刊为《苏沈良方》,一直流传至今。

套版彩印是世界上最早的彩色印刷术,它是在雕版印刷术的基础上发展起来的一种复杂的、高精度的印刷技术。根据记载,北宋时期出现了青、蓝、红三色的铜版印刷。雕版印刷术的高度发展和活字印刷术的发明,使大量医药书籍得到刊印、推广,为医药文化的广泛传播奠定了基础,并使得健康卫生常识的国民教育成为可能。战争与疫情,对当时的医学提出了更高的要求,而其结果就是医学教育积极推进,医学分工越来越细,医药知识普及推广,疾病诊疗水平提高,以及临床各科进步和提升,使医学活动在疾病预防和消除灾疫中发挥出更大的作用。

宋代设立了医学机构,使得医学独立成科;"儒之门户分于宋",儒家文化推动了医学的发展,文人知医、文仕通医,儒医的大量涌现提高了宋代医学队伍的整体水平。另外,医学教育也逐渐正规化、多元化、合理化和专业化,能够讲授医书的人组成教师团队,在京城传授医学知识;医疗机构设置已经相当齐全,医疗救济措施已较前朝先进,"御药院"、"翰林医官院"和"太医局"也逐渐完善;改进医政体制,设立"太平惠民和剂局";朝廷征集、整理、编修医学书籍并创建"校正医书局""尚药局",保存和传播中医文献,功在千秋。由于医生的地位不断提升,宋代儒生开始将从医视为另一种人生理想。由此,儒医不仅是一个悬壶济世的好职业,声望显著,还是一条加官晋爵的好途径,光宗耀祖。

医学在宋代首先是一种国家行为,进而不断发展成为相对普遍的社会整体行为。在这个过程中,朝廷有力的政策与经济支持、国家医事制度的变革与完善、医学教育制度的改革与深化、印刷术的应用与医学书籍的大众化、理学的出现及儒医的形成、医学知识传播方式的多样化等，都起到了有力的支持与促进作用。所有这些对发展我国的医学事业、深化医药卫生体制改革等都有着多方面的启示与借鉴作用。

宋代是中医学承前启后的重要历史阶段。这一时期，基础理论研究与临床医学实践取得了重大的突破性进展与创新，学术流派初步形成，伤寒学开始兴盛，辨证论治异军突起，为明清医学的发展和兴盛奠定了基础。

第一章　宋画中的医事记忆

　　纵观中国历史，宋代处于封建社会的中枢位置而承上启下，也属于一个重要的转折时期而继往开来。无论文化、政治、社会制度，还是哲学、思想和科技，之前经过历代演化，至宋一代已经到了发展完善阶段。历时三百余年风花雪月的大宋，虽战乱不断、家国沉浮，却是历史上经济最繁荣、科技最发达、文化最昌盛、艺术最高深、人民最富裕的朝代。而且，宋代对美的感受和追求是全员参与的，上至帝王将相，下至贩夫走卒。

　　宋代的绘画亦是如此。它继承了自两汉以来历代画家的成就，从理论体系到绘画技巧，都自成独特的体系，是一种集体高潮。宋代画家以自然为师，穷尽其理，严谨求实，凝笃精神，常常是物我两忘、自由无羁。强烈的时代气息、独特的审美体系与高超的画法技巧，催生了一大批天才的宋代画家与柔雅的宋代绘画，表征着宋人生命意识的觉醒，以及对自由、和平和宁静的价值追求。

　　宋代绘画的兴盛主要表现在以下几个方面：一是职业画家活跃，其作品有明显的商品化性质；二是设立翰林画院，宫廷绘画兴盛，体制逐渐完善，规模不断扩大；三是宋代文士把绘画看成文化修养和风雅生活的重要组成部分，出现了众多文人收藏家、鉴赏家和画家；四是绘画题材风格多样化，分科更为细致，并出现了丰富的绘画论著，如郭熙的《林泉高致》、邓椿的《画继》和韩拙的《山水纯全集》等。

　　宋画的自然之美，不似唐时"满城尽带黄金甲"的绚烂繁华，而以简单、含蓄、谦卑和轻柔的态度，带着几分灵秀与俊逸，带着几分清雅与隽永，还有一点点的诗情和禅意。宋画轻叩生命的价值和人性的美丽，张扬自然的朴素和生活的简约，以至于中外艺术史家皆以其为中国古典绘画中难以超越的巅峰。宋画的意境之美，美在超然、神妙和文心，美得不可方物，让人心颤神醉。

　　徽宗时，画学正式纳入科考，形成了中国宫廷绘画最兴盛的时期。宋画是一种极致，是一个时代的象征，更是一个文明的映象：风格多样、题材广泛，以及水墨的淡淡忧愁、着色的迷幻清丽、山林的云水松涛、花间的鸟鸣虫唱，全在这宋画中散发出无穷的魅力。有一首《宋画口诀》道出了那个时代的著名画家和他们的作品：

> 宋代风俗苏汉臣，清明上河张择端。
>
> 白描五马李公麟，写意减笔人梁楷。
>
> 林泉高致论郭熙，米氏山水两父子。
>
> 千里江山王希孟，小景惠崇赵令穰。
>
> 早期山水一文武，秀气李成范宽老。
>
> 南宋李唐刘松年，马远夏圭称四家。
>
> 马夏山水大剪裁，半边一角融诗情。
>
> 花鸟崔白与赵佶，宗教高益武宗元。

《画鉴》云："董源得山水之神气，李成得体貌，范宽得骨法，故三家照耀古今，为百代师法。"《东京梦华录》中记载，"宋家生药铺，本铺中两壁，皆李成所画山水"。那个时候，李成常去宋家药铺喝酒，在酒醉之时，他就绘画于纸上、绢上和墙壁上。这些画相当于广告，为宋家药铺招来了不少生意。另外，汴京的熟食店、茶肆也张挂名画，插四时鲜花。画家中不仅有达官贵人，也有词坛大家，更有高僧名道，甚至巾帼不让须眉，连为盗者（萧照）也是画家……

可以这样说，宋画在宽容的社会环境中得到了蓬勃发展，是一座巍巍丰碑。而后来的收藏家也十分偏爱宋画，所以宋画存世的数量并不少，至少有上千幅。民间绘画、宫廷绘画、士大夫绘画各自形成了精致高雅的美学趣味，彼此又互相影响、吸收、渗透，构成宋代绘画丰富多彩的面貌，而中医药在此时也基本上完成了自身体系的建构。那些隐含世间万象的宋代绘画作品，反映了丰富、生动的社会生活，也包含许多关乎医事活动的场景。

医事画是弥足珍贵的历史文物，是医学史实的重要组成部分，也是医学发展的真实写照。我们解读这类宋代医事画作品，既能在一定程度上窥见宋代医学的发展情况，又能更好地欣赏和理解这些画作的丰富内涵。

宋画中散见的医生、病人、药铺、采药人及卖药人，以及李唐的《灸艾图》、李嵩的《货郎图》、张择端的《清明上河图》、无名氏的《眼药酸图》等，可以让我们窥见古代中国的医患关系、诊疗活动及药铺状况。宋画中涉及医药题材的画作，也自有奇趣，画面生动丰满、形象逼真，为后人提供了难得的形象资料，从一个侧面反映了我国宋代中医药的发展概况。

另外，有画家曾说中国画是"祛病增寿的良药"。以画医病，现在听起来有点奇怪，但在古代确有其事。据记载，隋炀帝病魔缠身之时，百药无效。后来，民间名医莫君锡应召进宫治病。他在诊断病情后，送来了两幅画让其观赏。隋炀帝令人挂于卧室壁上。其中一幅《京都无处不染雪》，气势磅礴，只见雪落乾坤、漫天皆白。隋炀帝看得入迷，顿时觉得心脾凉透，积热很快消退。另一幅《梅熟季节满园春》，可见满枝熟透的梅子，隋炀帝看后顿时满口生津、垂涎欲滴，口干舌燥的症状逐渐消失。于是他每日反复细细观赏，犹如进入画中，忘却了病痛。就这样，半月之后，隋炀帝的病竟慢慢地好起来了。

北宋也有类似的记载。有一次秦观得了胃肠道疾病卧于家中，曾多方寻医问药，都没有明显好转。友人高符仲非常担心，便携王维的《辋川图》前来探望。高符仲对秦观说，王维的画非常精美，给你带来一幅，希望可以帮你治好肠疾。秦观看了这幅画，山谷幽深，云水飞动，意出尘外，格生笔端，顿时觉得心情爽快，恍若与王维同入辋川漫游。不数日，病痊愈。后来，秦观就在王维的画上写了跋，记下了此景此情。

第一节　宋画中的医事与人文

唐朝绘画中的人物多是贵族和宗教这些"高大上"的形象，而宋代绘画中的人物则更多来自底层，趋向于世俗化、平民化。宋代画家之所以对底层市井人物倾注更多的关注，源于那个时代对人自身价值的重视以及人文关怀的整体提升。《村医图》就是一幅最能体现宋代画家人文关怀的作品。

《村医图》又名《灸艾图》，为南宋李唐所创的一幅风俗人物画，描述走方郎中为村民治病的情形，是中国最早以医事为题材的绘画之一。

民间医生的称谓多样，有"走方医生（郎中）""铃医""江湖郎中"

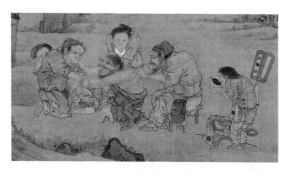

李唐《村医图》局部

等之称。他们读书不多，用药大多参照民间偏方，且多为谋生计；行医具有很大的流动性，常是走街串巷，足迹遍布乡村的各个角落。手摇串铃、背个布袋、叫喊"包治百病"是其典型的形象特征。

　　这幅《村医图》生动地还原了一场惊心动魄的"外科手术"。画中有病人、老妇人、少妇、少年、医者和学徒六个人，他们的表情被刻画得惟妙惟肖。一个郎中坐在方凳上，腰系药囊，挽起双袖，弓着腰，手中握着一把小小的手术刀，专心致志地为背疽病人切开引流。他先用点燃的艾炷去烫病人背上的毒疮，因此画中有零星红点。等病处麻木之后，他又立即用手术刀剜去腐肉。画面中央那个病人眉头紧锁，双目圆睁，肌肉紧绷，髭须根根竖立，不堪忍受疼痛而张嘴喊叫，表情痛苦不堪；病人对面一位老妇人将其一条胳膊紧紧地钳制住，还配合郎中按住病人的手脚，使其不能动弹；她身后一个只露出半个脑袋的少年，抓住病人的另一只胳膊，踩在病人的一条腿上，面露同情之色；边上的那位少妇使劲地按住病人的臂膀，且用眼斜睨着郎中；画面右侧的学徒药童手持一贴展开的膏药，朝膏药哈着热气，恭敬地站在一旁，随时听候差遣。现在推测，这种膏药贴在术后的伤口上，可以促进愈合。

　　画面中，远处是典型的乡村风貌。土坡上草叶点点，疏密有致，另有一棵参天大树，枝繁叶茂。画中的郎中随身携带的工具包破旧不堪，衣服上也满是补丁。由此可以推断，这位走街串巷的游医并不富裕。

　　整个画面都有一种紧张的气氛。病人表情异常痛苦，郎中治疗宁静专注，抓按病人的老妇人配合用力，少妇和少年或恐惧或担心，拿膏药的童子认真配合。细观这幅《村医图》，常常使人陷入一种矛盾的情绪之中。一方面，生动传神和夸张的人物表情、漫画式的表现手法引人发笑；另一方面，却在"乐"中可感知到一份心酸与艰难。不难看出，画者对当时底层劳动人民寄予了很大的同情，同时也倾注了对医疗普及的美好期盼。这也是人文关怀的具体体现，无论是医者还是画家，均闪耀着人性的光辉。

从人物的形态及显露的神情中不难看出，画面左侧的人物均出自同一个家庭。画中的病人为爷爷，对面的老妇是他的老伴，边上的少妇为老人的儿媳，而另一个相貌白皙的小儿则为老人的孙子。爷爷、奶奶、儿媳、孙子，以及在外劳作而不在画面中的儿子，好一个美满的家庭！同时，画面的最左侧依稀可见一栋民宅，右侧为小桥流水，幽静、便利，营造了一个理想的居住环境和美满的家庭组合，以及一家人齐心协力共同抵御疾病的氛围。这也是画家晚年对故乡和家庭的怀念、对过往的惦记。李唐的一生颠沛流离，从北宋逃难，到南宋卖画，过着背井离乡、艰难困苦的日子。通过《村医图》，我们可以揣摩出作者对家庭美满的期望，以及经历了重重磨难之后对理想生活的渴望。

《村医图》中有写实的部分：画中的穷苦游医，在宋代乡村十分常见，并且宋代的艾灸疗法也发展极盛，画作真实反映了当时的医学状况。另一方面，这幅画也透出了浓厚的理想主义色彩：在荒僻乡下，一个基层村医做了一场手法先进的"外科手术"。

千古传承唯中医，千古医事唯"精诚"。《村医图》不仅具有很高的艺术欣赏价值，也是弥足珍贵的中医学史料。画中村医徒弟脚边的"虎撑"又名串铃，是古代医生招徕病人的工具；膏药幌子也是行脚医生常用的器具；村医衣衫褴褛，在裤子左腿膝盖部位还有个破洞，不难看出村医生活的穷苦。然而，即便经济尚不富裕，这位村医仍然双目炯炯有神、精神饱满，"扬仁义之德，怀济世之志"，显示出医者悬壶济世、救死扶伤的仁者之心。

正如韩愈所说："灸师施艾炷，酷若猎火围。"全图的艺术表现手法纤巧清秀、细致入微，描绘用笔细劲精致，毛发晕染一丝不苟，人物造型特征准确，生动而真实地描绘了走乡郎中为农家治病的世俗场景。同时，这也显示了作者对生活的深入观察和丰富体验，表现了作者对当时底层劳动人民的同情。即使时隔千年去欣赏这幅画，观者也能有身临其境之感。

其实，这幅小品画的背后，有其一个朝代的人文影子。宋初，太祖确立了"兴文教，抑武事"的基本国策；太宗强调"文德致治"，重视儒家思想的教化作用；真宗率先对孔子进行祭奠，以阐明"尊孔崇儒"的人文教育思想；孝宗在《三教论》里明确提出"以佛修心，以道养生，以儒治世"的教化思想，促进了三教的相互吸收，取长补短，以推动整个社会人文教化的不断前进和发展。

另外，宋代文化在社会人文教化中，出现了多元"兼容并存"的状况，主要有"二程"洛学、王安石新学、苏氏易学、朱熹理学、陆九渊心学等。各个学派之间学统四起、宽容并存，表现出兼容和包容的价值取向。在"尊孔崇儒，三教并存"思想的影响下，宋代各学派都将佛、道的教化思想为我所用，出入佛老，援佛道入儒，兼收并用，重建新儒学的教化理论体系，对社会人文教化产生了很大的影响。

宋代"二程"提出："仁之道，要之只消道一公字。"认为"公只是仁之理，不可将公便唤做仁"。北宋哲学家张载也说，"以爱己之心爱人，则尽仁"。泛爱即博爱，其道德取向是不私己，即不仅爱人，还要爱物。宋代张炳认为，博施济众和公正平等是医者应崇尚、追求的人格理想和人格目标。宋代张杲强调"为医者，须绝骛利名之心，专博施救援之志"。北宋庞安时对"踵门求诊者，为辟邸舍居之，亲视馈粥药物，必愈而后遣。……活人无数，病家持金帛来谢，不尽取也"。

"医乃仁术"，北宋医家唐慎微一生为人治病，也是"不以贵贱，有召必往"。《小儿卫生总微论方》中说："疾小不可言大，事易不可云难，贫富用心皆一，贵贱使药无别。""凡为医之道，必先正己，然后正物。正己者，谓能明理以尽数也；正物者，谓能用药以对病也。如此，然后事必济而功必著矣。若不能正己，岂能正物？不能正物，岂能愈疾？"

《村医图》对生命本身的关怀细致入微。画家在将看病这个话题诉诸丹青的时候，也给我们带来一些重要启示，那就是社会需要健全的医疗制度和完善的医疗体系。

"郁郁乎文"的时代氛围与人文思想的启导，使得文人士大夫思想活跃，作品也更具生活气息。宋代的山水画作品流派纷呈，更富有人文内涵，由"法度森严"逐渐向"文人审美"的方向发展。宋人的小品画中也有很多人文元素，向我们展示了人与自然和谐、艺术与生活交融的人文精神。在宋代，儒家思想占统治地位，其中"格物穷理"的风尚，促使花鸟画、山水画和人物画的发展达到了历史的巅峰。花鸟画家在深入观察自然的同时，从未放弃过对理想美的追求，对生命的理解、关怀和讴歌，对自由的憧憬，对一尘不染的自然无我之境的向往，对自然美的喜爱与追求，以及对自然界每一个生命的敬畏，而这些远远超过了他们对色彩的关注。艺术创作根植于生活，体现了世俗生活的乐趣，而在画家的眼里，生活是艺术，艺术也是生活。艺术与生活的完美交融，我们从中可以看出，那个时代的人们注重世俗生活，更注重以人为本，以追求人性化的表达。

文人画，也称"士大夫写意画""士夫画"，多取材于山水、花鸟，以抒发个人的"性灵"，具备"人品、学问、才情和思想"四个要素。中国的文人画，萌芽于唐，兴盛于宋元。然而，在宋代，文人画只是文人雅士们的心灵事业，借绘画以抒发胸中之逸气，并不求工整与形似，"妙而不必求工"，也不讲目的与价值。也就是说，文人画只是随兴所至，表之笔情墨趣，写写文人墨客的心府灵境，抒发文心、诗情和画意。诚如吴镇所云："墨戏之作，盖士大夫词翰之余，适一时之兴趣。"由此可知，文人画家如苏轼、米芾、文同、黄庭坚、李公麟等，常常以空灵虚静之心，深解大自然的无言之美，透视生命之根源，在万象自在的脉络中，生者自乐其生，化者自安其化。"带有文学性质，含有文人趣味"，文人画的作者在意的是画里画外的那股妙趣，以及那种"妙不可言"的境地和"耐人寻味"的气息。

宋代文人画家作为一个独特的群体，不同于传统的职业画家，并不以绘画作为谋生手段。他们绘画就是为了抒发自己的情感，就如同他们写文章抒发自己的内在情感和志向抱负一样。

"画者，文之极也。"文人绘画是文章的极点。当文章不足以表达自己的内心情感时，文人就会通过绘画来体现自己的内心世界，以表达自己独特的生命意识，展现自己高洁的君子人格和丰富独特的生命体验。

唐人热烈，宋人内敛，从唐到宋，中国转了一个一百八十度的大弯。绘画也是如此。唐人喜欢画骏马、苍鹰和牡丹，它们驰骋草原，搏击长空，盛放大地，热烈、奔放、大气、慷慨和雄健，具有强劲的感官冲击力和至强至烈的色彩感染力；而宋代的文人画家却偏爱"国画四君子"梅兰竹菊，

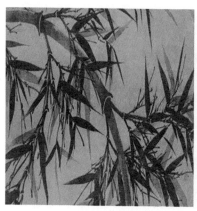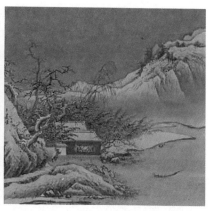

文同的《墨竹图》（左）与夏圭的《雪堂客话图》局部

它们独处山中，低调含蓄，幽冷寂寞，高洁、优雅、清秀、孤傲和芬芳，具有清高拔俗的情趣和不畏严寒、经霜傲雪的独特个性。

在宋代，涌现出了一大批以梅兰竹菊为创作对象的画家和文人，包括以画竹闻名于世的文同，以画墨梅著称的杨无咎，画兰花出众的郑思肖和画菊非凡的朱绍宗、赵昌，也出现了很多以梅兰竹菊为描绘对象的绘画作品。他们通过对梅兰竹菊的描绘，来抒发自己对现实生活的不满，表现自己的孤傲高洁和高尚气节，并寄托自己的理想抱负。据记载，文同在公干之余，很少参加那些俗吏的官场应酬，通常都是对竹默坐，神思冥冥。

宋代画家还常常将荒寒之境视为绘画作品所追求的最高境界，以体现萧条淡泊、虚静无为、不以物喜、不以己悲的老庄精神。因为，荒寒之境是一种凄凉、孤冷的境界，是一个没有被尘世污染的洁净世界、一个远离世俗和纷争的安静世界，更是一种天人合一、和谐统一的境界。

"凄凄岁暮，翳翳日短，朔风摧木，霜霰结庭。乱云低薄，水声冰下咽；风雪夜归，沙路雪中平。"这就是荒寒之景。

"删繁就简，无边落木，窠巢点点愁；败鳞残甲，万里奔走，沙草瑟瑟哭。飒意萧萧，吟寒者，定是悲壮填膺士；故垒萧萧，高台处，偶有喟叹怀古人。"这就是荒寒之意。

北宋韩拙在他的论著《山水纯全集》中，认为雪的情态"有风雪、有江雪、有夜雪、有春雪、有暮雪、有欲雪、有雪霁"。而雪景最为接近此景此意，是荒寒中的寂美。因为，雪景有僻静和荒寒的特质，人们可以在这片虚无中，探求天理，感悟人生。

《宣和画谱》中记载，李成所画的山林薮泽"平远险易，萦带曲折"，具有一种萧条淡泊的境界，"飞流危栈，断桥绝涧，水石风雨，晦明、烟云、雪雾之状，一皆吐其胸中而写之笔下"。他的《寒林平野图》所展现的就是寒冬萧条的平野之境：天空雾霭蒙蒙，长松亭立，古树枯枝交错，疏影盘结，远山绵延，河流蜿蜒，流向远方，这些景物都使得一种荒凉之意从心底油然而生。

文人士大夫寄情自然山水，追求笔墨趣味，得之于象外，成竹于胸中，成为文人画与其他画种的重要区别之一。文人画"助人伦，成教化"，其对生命意义和价值的领悟，对人生美好理想的向往，记录了文人的心灵世界和人生体验，展示了文人独特的精神世界。

宋代绘画，在这种"写实"与"写意"的碰撞和交融中，呈现出了别具一格的魅力，并在今天依然影响着中国乃至世界的艺术发展。

第二节　宋画中的采药人与中草药

宋代的端午节从五月初一开始，到五月初五结束，也被称作"天中节"，即太阳最高、阳气最旺之时。在南宋的杭州，五月则被称为"恶月"，是阴阳相争，鬼怪、瘟疫和疾病肆虐之时。人们在整个五月的午间，要不间断地烧香，还要相互赠送团扇。上到宫廷，下至百姓，都是如此。

辟邪是端午习俗中最核心的内容，而医药是去除邪气、保证健康最重要的途径。因此，端午节也成为采药的节日。宋人相信，只有在五月初五午时所采的药草或制作的药品才具有治病辟邪的功效。

端午画扇上常见的时令花草，包括蜀葵、石榴花、萱花、栀子花、菖蒲、艾草。此外，并不常见的还有夜合花、罂粟花、林檎、枇杷等。这些应景花卉常常是作为母子猫、母子犬等小动物嬉戏的衬景。"婴戏"是宋代团扇画的重要主题，如《浴婴图》表现的是端午节祛除百病的兰汤沐浴。

9

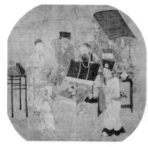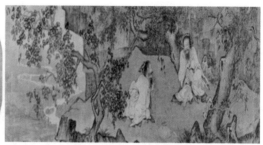

《观画图》（左）与李唐的《采薇图》局部

而"婴戏画"中最常见的就是描绘儿童在庭园中嬉戏的图像，蜀葵则是其最常见的配景。

《观画图》团扇采取了画中画的方式，所描绘的是一幕以医药为核心的场景。一个卖药的道士支起一个草药摊，上面有各种药草、虎头骨、猴头骨和吕洞宾、神农的小雕像。他正向围观的人展示一幅药王孙思邈的骑虎画像，而旁边站着的是另一位头戴眼睛标识、手拿图案灵符的医生。

实际上，动物头骨在古代就是一种有效的辟邪药材。宋画中有头骨图像的绘画，除了李嵩的《货郎图》，还有《采药女仙图》《松荫问道图》《麻姑采药图》团扇。这些头骨均悬挂在道教仙人所背的采药箱下方，与灵芝、芭蕉扇、葫芦和其他药草挂在一起。

《采薇图》又称《伯夷叔齐采薇图》，描绘的是周灭殷商之后，伯夷、叔齐"义不食周粟"，避至首阳山采薇充饥，最后饿死的故事。历经北宋灭亡的画家李唐，在南宋复兴之际作《采薇图》，自有其褒贬深意，即有谴责投降变节而呼吁保持气节之意味。画面定格在两人采薇结束、席地交谈之时，"二子席地对坐相话言，其殷殷凄凄之状，若有声出绢素"。正面为伯夷，面含忧愤，神色坚毅，目光逼人，眉宇间透出一股凛然正气；侧坐的叔齐，一手扶地，重心前倾，正与伯夷静心交谈、交换思想。"不降其志，不辱其身"，虽然生活艰苦困顿，但伯夷、叔齐依然坚强乐观。画中伯夷、叔齐所采之"薇"，除了作为一种可以充饥的植物外，还是一味中药材。它的全草可入药，其性味苦寒，有凉血清热之功效，用以主治温病、久热、阴虚发烧等病症。因此说，李唐在"无意间"为我们描绘了两

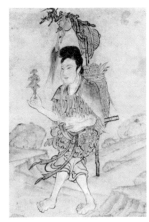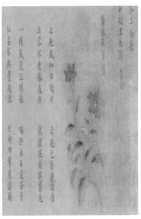

《神农采药图》（左）和杨婕妤的《百花图卷》局部

位山间"采药人"的形象。

"云开太华插遥空，我是山中采药翁。""脚踩云烟背负囊，不分寒暑采药忙。为救黎民沉疴疾，攀峰越险若寻常。"背个竹篓，拿把锄头、镰刀，带上绳索、干粮，穿梭于深山老林之间，攀登于断崖绝壁之上，"悬崖峭壁，如履平地；深山峡谷，纵身飞跃，如猿猴般身手，似蜘蛛般攀爬"，便是采药人的生活。宋代对药材非常重视，百姓自发采药的积极性比较高，采药的人也很多，正如赵师秀的诗云："野花春后发，山鸟涧中飞。或有相逢者，多因采药归。"

其实，宋画中的"采药人"并不多见。采药图的出现，一定是基于深厚的传统文化和广泛的现实文化，通释化道，上升为一种带有慈悲、隐逸、济世、成仙的美好意愿，既具有超越现实、超脱俗世的超逸情怀，又满含着自度度人的慈悲胸怀。

南宋宫廷画家马远曾绘有《云山采药图》，以唐人贾岛"松下问童子，言师采药去，只在此山中，云深不知处"的诗意入画。可惜的是，此画已经失传。

另有一幅宋代的《神农采药图》，是1974年在山西应县木塔中发现的，描绘了采药人自山中归来的情景。从风格上来看，这幅无款作品应该是民间画工所创作，承继着唐朝的绘画遗风，兼具金朝民间绘画的质朴和粗犷。

该画的画面古朴，山石等背景构图简略，突出对采药人形象装束、采药用具等的细致描摹。采药人形象高大、束发高髻、面相丰满、长脸高鼻，目视前方且双眼有神。他肩披兽皮、赤裸臂膊、腰裹叶裳、袒露上腹，胯左侧悬有几卷书，右侧挂着葫芦，下身着过膝短裤，赤足健步行走在山路之上。采药人右手执灵芝，左手携药锄，背负满是药草的药篓和盘根木杖，杖首悬挂竹笠、拂尘及葫芦等物。

这幅画在技法语言的运用上，那粗犷中兼具灵动的线条很好地勾勒出人物的神情形象，而赭色的主色调以及与淡墨之间的呼应，更赋予了画面一种古朴而厚实的历史感，使整个画面带有一种古雅的神韵。整幅画刻画细致，将采药人旷达自在、往来山林的风采表现得淋漓尽致。尤其是手执灵芝之举，可谓神来之笔，传达出采药人风尘仆仆、历尽艰辛后满载而归的欣喜之情。

这朵山野采药人辛苦采摘来的灵芝，后来入于南宋女画家杨婕妤的祝寿献礼《百花图卷》之中。此图画法简练、设色妍丽，绘有十五种奇花异卉，其中就包括这味名贵中药材灵芝。《神农本草经》曾将其列为上品药物，具有"滋补、增益、祛邪"等功效，而道家、儒家则将其视为祥瑞之物，故又称"瑞芝"。

至于这幅《神农采茶图》中的人物，也有一种观点认为是麻姑。而麻姑采药也是一种常见的采药图题材，如宋代佚名的《麻姑采药图》。而从

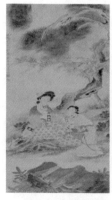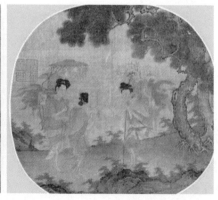

《麻姑采药图》（左）与孙钰的《仙女采药图》

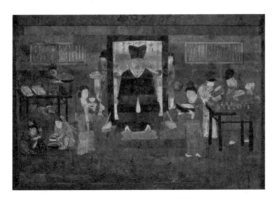

宋代古墓壁画《奉药图》

人物的妆饰、身姿与神态来看,《麻姑采药图》与这幅《神农采药图》颇为相似。从这幅画作中腰圆式纨扇的形制来推测,应该是南宋时期的作品;而就技法来看,更像是宫廷绘画那种精细的圆熟风格,线条柔润而细腻,画面中无论是人物还是背景的描绘都带有一种典雅的神韵。麻姑献寿在传统文化中带有一种长寿的寓意,故这幅作品尽管名为采药图,但其内在的寓意包含一种百病不侵的长寿意味。同时期的还有孙钰的《仙女采药图》,画面中三位衣袂飘飘的仙女顾盼生姿,使整个画面充满着一种动感。而画面的构图与《麻姑采药图》极为相似,所以这幅作品的主旨也一定含有得道长寿的意蕴。

在宋代,不少医药学家已经注意到图画对于编写中药学著作的辅助功能。北宋科学家苏颂在编著《本草图经》时,就收集了当时全国各地大量的草药图,以图画辅本草,弥补了文字记载的不足。可惜的是,这一中药学巨著在苏颂身故后不久就散佚不传了。到了南宋,写生画家、医药爱好者王介有感于药物"产类万殊,风土异化",真伪一时很难辨析,而医者又无法"足历而目周之",遂利用丹青设色的彩绘药图来反映翔实的中草药形态,编成五彩图绘《履巉岩本草》三卷。该书共有药图二百零六幅,一药一图、先图后文,今存二百零二幅,是现存最早的地方彩绘本草图。

在一幅宋代古墓壁画中,记录了中药材清洗晾晒和加工炮制的情形。在这幅《奉药图》中,除了墓主人之外,另有身形较小的九人分列于墓主人的两侧。左侧前排有一个盘腿而坐的年轻男性，双手执杵，于臼中捣药。与捣药人相对的年轻男性蹲在地上，双手握着小箩，箩下有个稍大的药盘，似在把捣碎的草药过筛。左前排第三人为站着的年轻女性，她双手捧着带底座的浅色瓷碗，碗中可能是已经煎好的汤药。后排靠近方桌有一位站着的男性，双手端着深色大盘，似正等待对面屏风后走出之人。桌上放有笔架、药葫芦和两本厚厚的书，估计是药书。

图的右侧后方有一个方桌，桌上放满了药葫芦和药罐子。桌后有两人，其中一人身体略向前倾，右手拿一个写着"白术"的药包，左手中也有一个写有"大黄"的药包，眼睛盯着边上之人手中的药书。而那个手捧药书之人身穿白色长袍，药书为北宋的《太平圣惠方》，这与南宋所尊崇的《太平惠民和剂局方》并不是同一本书。另外，南宋初开始避钦宗赵桓的名讳，所有医药书的"丸"字都改成"圆"，但画中的"朱砂丸"仍用"丸"字，推测原画时间当为北宋。而且，北宋时期多用煮散，南宋则多用饮片，而壁画中并没有南宋制药时常用的铡刀。由此可见，壁画中所展现的应是北宋中药材加工炮制的情景，反映出墓主人的身份可能是药材作坊的主人或医生。

第三节　宋画中的医者和医家幌子

在宋代，"不为良相，当为良医"的思想大行其道。在这种思想的推动下，宋代文人知医、通医蔚然成风。他们既有仁民利国之心，也以治病救人为己任。"儒医"之名由此出现。在宋代有很多重臣、名臣，如掌禹锡、欧阳修、王安石、曾公亮、富弼、韩琦等都整理过古代医籍；许多人还著有医书，如司马光的《医问》、文彦博的《药准》、苏轼的《圣散子方》、沈括的《灵苑方》、陆游的《陆氏续集验方》等，其盛况历代少见。陆游在自己的诗作中说："胸次岂无医国策，囊中幸有活人方。"辛弃疾也有诗云："万金不换囊中术，上医元自能医国。"

在古代，传统中医医家的行为方式和诊疗原则也有不少，如"医不叩门，有请才行"，如果不请自行，便是犯忌。所以古代的医生都在家中静候病人来请，或在专门的施医施药处"坐堂问诊"。而在宋代，既有坐堂郎中，也有游方医生，行医方式也呈多样化。

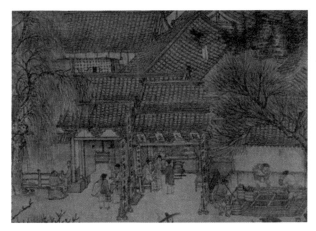

《清明上河图》中的"赵太丞家"医馆

　　《清明上河图》中的"赵太丞家"就相当于今天的中医"赵大夫诊所"。它位于画面最西端,是一间坐北朝南、面积较大的门面房,门楣上有牌匾,上书"赵太丞家"四个大字。门前两侧各竖一块招牌:西侧招牌上写的是"治酒所伤真方集香丸",东侧招牌上则是"大理中丸医肠胃"。而其中的"集香丸""大理中丸"均出自《局方》。旁边另立几块招牌,写有"五劳七伤""理小儿贫不计利"等字样。由此可以看出,赵太丞家擅长中医内科和儿科,而且心怀医者之仁心。

　　《素问》中,五劳是指久视伤血、久卧伤气、久坐伤肉、久立伤骨、久行伤筋;七伤是指大饱伤脾、大怒伤肝、久坐湿地伤肾、形寒饮冷伤肺、形劳意损伤神、风雨寒暑伤形、恐惧不节伤志。时至今日,我们在工作、生活中也都要注意劳逸结合,以免"积劳成疾"。由于画面是面对读者,所以画家细画了诊所内的情景。诊所内坐着一位中年妇女,怀抱一小儿。妇女前面立着一位留着黑胡须的长者即赵太丞,正在低头审视妇女怀中的小儿。

　　中医内科学奠基于春秋战国至秦汉,充实于魏晋至金元,成形于明清,其代表性著作包括《黄帝内经》《伤寒杂病论》《千金要方》《内科摘要》等。宋代的中医内科,也就是"大方脉",主要治疗感冒、咳嗽、哮证等常见病。

　　中医儿科学始于唐代,盛于宋代,当时称为"小方脉"。此时,对于麻、痘、

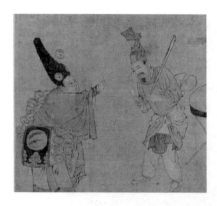

《眼药酸图》局部

惊、疳和五迟、解颅、龟背、腹痛、呕吐、腹泻、惊啼、虫痛等小儿常见病，已经有了明确的认识和翔实的记载，并有了有效的治疗方法。其时还涌现出钱乙、董汲、刘方明等著名儿科医家，其中钱乙被《四库全书》誉为"幼科之圣"。另外，《小儿药证直诀》《董氏斑疹方论》《小儿痘疹方论》《幼幼新书》等儿科专著也相继问世。

"医士"这个称谓首见于北宋，"郎中"的称呼也始于宋代。周密的《武林旧事》中就有杨郎中、徐郎中之说，我国南方各省至今还称医生为郎中；洪迈的《容斋三笔》中说，宋代医官设有"大夫"等官阶，今北方仍称医生为大夫。宋代坐堂医生问诊治病兼制售药的工作模式，奠定了千百年来中医诊病用药的基本格局。此外，一些走方郎中则被视作次一等的医生，叫"铃医"。虽然其中有不少沿街行脚、售卖假药的江湖庸医，但也不乏杏林高手，游走在乡野民间为普通百姓医治伤病。

《眼药酸图》是我国最早的戏剧人物画，描绘了南宋时期滑稽杂剧《眼药酸》中的场景。画面左侧的年轻人头戴高帽，身背许多画有眼睛的药葫芦，胯侧的药囊上也有只大大的眼睛，这显然是一个穷酸秀才沦落为卖眼药的走方郎中。他的右手拿着一物，似在夸说自己的医术高明、药物有效，其人物造型十分夸张滑稽。画面右侧的中年人手指眼睛，仿佛在述说自己的眼病。他腰插破扇，上面写个"诨"字，应该是一个插科打诨、故意装傻卖呆的角色。这幅画富有生活气息，画面写实感很强，形象生动，情趣盎然，人物造型也栩栩如生，是一件不可多得的艺术珍品。

这位卖药者身上，除了他自己的眼睛之外，总共画了二十五只眼睛。在他的黑色高帽上画着两只大大的眼睛，帽子上方也画了一只眼睛，黑色的布袋上有一只巨大的眼睛；在他的背上总共画了十一只眼睛，腰部以下共画了十只眼睛。画这么多眼睛图案主要是为了吸引人们的眼球，从而更好地招揽生意，使路过的人一眼便可知道这人是专门卖眼药的。这应该是中国最早的一幅医药广告宣传画。

这幅画是南宋杂剧《眼药酸》的宣传册页之一，而整本册页所描绘的都是戏剧中的场景。宋时所有戏剧的人物造型、服饰都很夸张，所以这幅画中的游方郎中（卖药者）才会被画成这副样子。

另外，世人会觉得"眼药酸"这个名字有些奇怪。原来，"酸"是宋代官本杂剧的角色名称之一，一般用来指代那些只知道咬文嚼字，却不懂得人情世故的酸腐秀才和士子。画中描绘的这位卖药人，就是这样一个穷酸迂腐的落魄文人角色。

宋代的商业非常发达，什么都可以成为商品。市面上的诗词字画就不用说了，还诞生了一个特殊的行当——卖酸文。比如几个杀猪的屠夫挣了钱，成了暴发户。他们高兴之余聚在一起喝酒，想把此次盛况写成文章，以便"流传后世"，让后世"追忆景仰"。但自己又没文化，便花钱去找卖酸文的捉刀代笔。这类酸文都是明码标价的，一般三十文一篇。

据考证，在宋代，太医局设有多个医学专科，其中就有眼科。那个时候，眼科郎中早已是一种专门的职业，他们的服饰也有一定的规范：长袍高冠，肩挎绘有眼球的药袋，但眼球少而简，只起幌子作用。《东京梦华录》中曾经这样记载："其卖药卖卦，皆具冠带。至于乞丐者，亦有规格。稍似懈怠，众所不容。其士农工商诸行百户衣装，各有本色，不敢越外。"《眼药酸图》既是宋代眼科独立发展的实物见证，也反映了那个时代江湖游医的些许情状。

在灿若星辰的北宋绘画史中，有一位声名大噪的天才画家许道宁，很有经营头脑，值得介绍一番。在成名之前，他从没想过以绘画为业，只是靠采药卖药来维持生计。由于常年在山林间采药，他便将那些悬崖峭壁、奇境险峰、山川秀色藏于胸中，信手落成笔墨，引来了不少人围观。后来，他索性把药铺摆到人来人往的长安城门前，铺纸作画，但凡来买药者，就

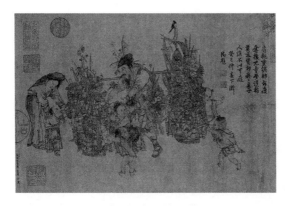

李嵩的《货郎图》局部

附送一幅即兴作的山水画。"买一送一"做促销，使得他的药铺生意非常火爆。

李嵩的《货郎图》是南宋时期的一幅人物风俗画卷。画面上的货郎肩挑杂货担，不堪重负地弯着腰，而欢呼雀跃的儿童奔走相告，喜悦之情溢于言表。货担上物品繁多，不胜枚举，从锅碗盘碟、实用百货到儿童玩具、瓜果糕点，无所不有。在商品流通尚不十分发达的南宋时期，货郎们走街串巷，一副货担就是一个小小的百货店。他们不仅为偏僻的乡村带来所需的货物，也带来各种新奇的见闻。画家借助这样一幅场景，不仅概括地展示了乡村货郎的真实形象，也记录了宋代乡村百姓的生活方式。

有研究者提出，这位乡间货郎的身份应是医生。理由是画面中有以下几个显著的标志：第一，在货郎的脖子上挂着一圈"项链"，上面串着几个眼睛圆牌、小罐子和小葫芦，这是"悬壶济世"的医生的标志；第二，在货郎的货物筐上有一个竹编的小斗笠帽，帽身上贴着一条细长的广告招幌，上面写着"专医牛马小儿"字样。如此看来，这个货郎不仅是一位能治人的小儿科医生，而且能兼治牲畜，还是一位兽医。

在《货郎图》的担架上，还可辨析出包括鳖甲、蛇蜕、穿山甲、牛角、猕猴头骨在内的许多珍贵药材。有学者认为，这些药材暗示着中国古代药物学的几个主要分类，并与画中货担上的喜鹊和八哥，一起构成了人们对于自然界的认识，也构成了一个庞大的医药语境。货担上与医药相关的各种药材，对于《货郎图》功能与意义的表达，具有至关重要的作用。

第四节 宋画中的生死观

以儿童的形象、生活、健康、教育、游戏等为题材的"婴戏画"，是中国画的重要组成部分。它不但受到人们的青睐，而且融入了大量的社会、文化和医疗信息。宋代是"婴戏画"繁荣发展的黄金时期，有大量的"婴戏画"问世，以表现童真为主要目的。画上的儿童或玩耍，或嬉戏，所以画面千姿百态、妙趣横生。

儿童在嬉戏中表现出生动活泼的姿态、专注喜悦的表情、稚拙可爱的模样，所有这些不仅让人心生怜爱，还能感受到童稚世界的无忧无虑。而从医学的角度审视，可以通过"婴戏画"之重子意识、重视健康及教育等内涵，看出宋廷为保证儿童健康所制定的各项政策法令和儿科疾病的防治体系，以及社会力量对儿童的体恤和关心。

生与死总是人类不可避免的话题。《骷髅幻戏图》这幅绘在绢面团扇上的图画，内容怪异，糅合了写实主义的精妙和超现实主义的风骨，与传统的中国画风格大相径庭。这幅画有浓厚的魔幻主义和神秘主义色彩，历来方家对其寓意解读不一，不经意间给人一种"每有会意便欣然忘食"的意味，称得上一个中国画之谜。

在宋代，骷髅乃是一种关于人的谐谑式隐喻，比较常见。但是随着时光的流逝，其喻义已逐渐被人们遗忘。这正是今天世人对此图感到骇异的根本原因。

李嵩这幅看似恐怖实则有内涵的《骷髅幻戏图》，描绘的虽然不是医事活动，但其绘画内容却使观者可以借此管窥宋代人体解剖学的发展情况。初看此画时感觉诡异至极，细细一想却又觉得甚是有趣。《骷髅幻戏图》绘有四个人物，分别是画面左侧正在哺乳的妇人及其怀中的婴儿、右侧匍匐在地的小孩和紧随其后伸手阻拦的女人。另外，还有一个大骷髅骨架及其手中的提线木偶小骷髅。这个大骷髅坐在"五里堠"下，旁有货郎担，担中百物杂陈。显然，画面的重心就是这个头戴幞头、身穿纱衣的大骷髅。他坐在地上，左腿曲折着地，右腿弓起，左手按于左大腿骨近膝盖骨处，右手提线以控制小骷髅。大骷髅脸上甚至有着似笑非笑的表情，而小骷髅右脚着地，左脚抬起，两臂做招手状，恍惚可见小孩天真顽皮的情态。画中的两位妇人恰成对照，呈现出一种静与动、思与行的对立。

在这种写实性的描绘背后，体现出画家对当时民间艺人生活艰辛的一种同情，寓意着人生的无奈，并在底层百姓颠沛流离的生活状态中感悟着人生的无常宿命。"没半点皮和肉，有一担苦和愁"，一切都是为了生活和生存。或许，大骷髅提着小骷髅、逗人欢笑的背后，是一种迫不得已的苟且和妥协。

妇童与骷髅是这幅画的主要构成元素。妇童象征着生机，骷髅象征着死亡，尤其是小骷髅与小孩生死凝视之间的互动，使这幅画充满着一种生死对峙而又和谐协调的感觉，就像一场关于生与死的永恒的哲学对话。这幅画的点睛之处，正是大小骷髅之间匪夷所思的互动，使其内在的含义呈现出歧义丛生的迷踪幻影。

画中生与死的对比是如此强烈，其寓意也十分深刻，引发世人对于生与死的思考。画家将画面一分为二，生死各半，说明其核心主题就是生死转化和因果轮回。生死一线牵，婆娑红尘中的命运摆渡，让我们知晓这样一个道理：茫茫宇宙，人生若寄，每个人都是行走在阡陌红尘里的匆匆过客，只有今生，必须一个人独自走完。我想，道家的"齐物""乐死"，佛家的"寂灭""涅槃"，参破生死界限的顿悟，就是这幅《骷髅幻戏图》的思想渊源。李嵩的这幅画就像时代中的一粒灰尘或一滴水珠，反映了宋代理学家"重生轻死"和"随气聚散"的生死观，给人以无限感慨与想象。

所以，我们也可以这样想象：一个新近丧夫的少妇，或因失去支柱、家庭变故，而不得不怀抱着刚出生不久的孩子，踏上一条搬迁流离的旅途。当她在"五里墩"稍作休息的时候，怀中的孩子号啕大哭，她急忙解衣哺乳。举目无亲的她倍加思念自己的丈夫，眼神漫无目的地飘向了远方。就在这个时候，她看见了一幅美好的画面：孩子长大了些许，她的丈夫还活着，正在用傀儡戏逗弄他们可爱的孩子，而她就在身后追赶着连扑带爬的孩子。要是她的丈夫还活着，这一刻该多么幸福啊！想到这里，她的嘴角露出了一丝欣慰的微笑。只可惜，生死有别，幻想中的一切已经不可能发生，她的微笑渐渐地凝固在这顷刻之间。为了怀中的孩子，她顾不得心伤，唯有坚强地走下去。或许，这就是生的意义吧。

"一千个读者就有一千个哈姆雷特"，《骷髅幻戏图》有了些中国版"蒙

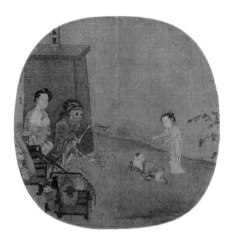

李嵩《骷髅幻戏图》局部

"娜丽莎的微笑"的神秘色彩，让人捉摸不透。关于人生，关于生死，关于家国，一切都是命运和定数。颠沛流离的表象也好，曲折离奇的隐喻也好，反映市井生活也好，暗喻皇权争斗也好，最终其实都是对那个时代家国命运的一种观照，仿佛都凝聚在那生死一线牵的骷髅幻戏之中。

进入宋代，儒学以理学的形式得到复兴。他们强调对自己内心的涵养，从而发现良知、主宰自我。在这种哲学气氛的熏陶下，宋代文人士大夫的养生方式也发生了转变，更加注重自身内心的修炼，使自己的精神保持良好的状态。他们深刻地认识到，良好的精神状态才是养生的基础，是强身健体、延年益寿的根本之所在。

同时，宋人深刻地理解了生命和死亡的关系，进而激发出一种"向死而生"的精神。只有当我们理解什么是"死"时，才能提前做好死亡的准备，真正珍惜生命的美好。"向死而生"，不是对稍纵即逝的生命的悲观诠释，反而是对有限生命的积极解读。

宋代是一个思想较为自由，同时又外患不断的朝代。这一时期的文人常常借用手中的笔去抒发爱国忧国的情绪，临死也不忘国恨家仇。如陆游的"王师北定中原日，家祭无忘告乃翁"，寄予了对祖国统一的坚定信念；陆凝之的"一鹤晓飞冲碧落，群仙笑倚玉阑干"，表达了对死生常态的坦然豁达；韩希孟的"宁当血刃死，不作衽席完"，透露了"活不辱身、死不辱国"的高尚气节。

其实，宋人对于死亡的看法是十分复杂的，各种思想相互交融、彼此纠缠。其中不仅有"慎终追远、民德归厚"的政治取向，还夹杂了"事死如生、事亡如存"的现实安顿，融入了"唯大涅槃是所归处"的精神超越，杂糅了"归根复命与道同一"的修行路线，混合了"趋乐避苦、欣上厌下"的人性追求。

而宋代女画家和女作家的生死观有其特别之处，包括以下两个方面：一是对生命的看法和态度，主要包括悲伤痛苦的生命体验、韶华易逝的生命感受、追求幸福的生命理想和忧国忧民的生命责任；二是对死亡的看法和态度，主要包括以死殉国的报国观、生死相许的殉情观、宁死不屈的守节观和舍生取义的正义观。宋代女作家的生死观体现那个时代女性以男性为生命重心的取向，反映出她们国、情、节、义重于生命的精神面貌，折射出忧国忧民、杀身成仁的时代精神。

早在北宋庆历年间（1041-1048年），广西地方官吏吴简就曾命医生和画工解剖死囚，绘制出我国最早的人体内脏解剖图——《欧希范五脏图》。至十二世纪初，北宋名医杨介又根据泗州（今安徽泗县）死囚的尸体解剖结果绘制了《存真图》，其中对于人体血液循环系统等进行了较为细致的观察和描绘，居当时世界领先水平。北宋官员朱肱也曾绘制特色鲜明的解剖图谱《内外二景图》，对后世的"经络图"影响很大。南宋法医学家宋慈在《洗冤集录》中记载了大量人体解剖、尸体检验和死伤鉴定等内容，并绘制了人体检验法式样图。这些都说明宋人已经掌握了相当程度的解剖学知识，对人体内部结构有了一个比较清楚的认识。除了人体解剖，南宋名医刘昉还在《幼幼新书》中绘制了小儿指纹图，施发也在《察病指南》中绘制了数十种脉象图。这些形象化的图谱较文字描述更加直观，用来示教学习也十分方便。

毫无疑问，讲求"格物致知"、写实工整的宋代绘画记录了宋代医事的种种情景。更为重要的是，绘画艺术被用于绘制与中医有关的各种应用图谱，这不仅为中医药学的理论和技术提供了形态学基础，促进了中医临床医学的发展与进步，同时，这也丰富了传统绘画的题材与内涵，进一步提升了绘画艺术的实用性和艺术价值，对于我国中医药学和绘画艺术的传承、发展具有十分重要的意义。

第五节　《清明上河图》中的医事

世人若想了解北宋的市井风俗，绕不开张择端的《清明上河图》。作为中国"十大传世名画"之一，它一直被视为古代风俗画的巅峰之作，堪称北宋社会的"百科全图"。画中街道交错纵横，民居鳞次栉比，街边百肆杂陈，商旅云集，车水马龙，一派欣欣向荣、百业繁盛的景象。

《清明上河图》描绘的是清明时节北宋都城汴京（今河南开封）东角子门内外和汴河两岸的繁华热闹景象。全画可分为三段：首段描写市郊景色，茅檐低伏，阡陌纵横，其间人物往来频繁。中段以那座规模宏敞、状如飞虹的木结构"上土桥"（虹桥）为中心，重点描写了汴河及两岸风光；桥上车马往来如梭，商贩密集，行人熙攘；桥下一艘漕船正放倒桅杆欲穿过桥孔，艄公们的紧张工作吸引了许多围观的人。后段描写的是市区街道，城内商店鳞次栉比，街上行人摩肩接踵，车马轿驼络绎不绝。

在这幅画中，有许多北宋的中医药元素，包括药铺与药摊、郎中与诊所、香药铺与饮子铺……

北宋时期，朝廷对中医药的发展十分重视，专门成立了负责药品制造和经营的官方机构，即熟药所，又称"卖药所"，从药材收购、检验、管理到监督中成药的制作，都有专人负责。政和四年（1114 年），根据尚书省的建议，熟药所改名为医药惠民局，主要制造和出售丸、散、膏、丹等中成药和药酒。这些药物服用简单、携带方便、易于保存，很受医生和病人的欢迎。

北宋京城的民间诊所和药铺也遍布大街小巷。五米多的长卷上，汴河里船只穿梭、热闹非凡，市井中店铺林立、人烟稠密。在诸多行人与店铺中，画家也用细致的笔墨描绘了多处与医事有关的图景，包括商业广告。有人统计过，各种各样的商业广告有几十个，其中广告幌子十面，广告招牌二十三块，灯箱广告至少四个，大型广告装饰——彩楼欢门五座。如虹桥附近的一家酒楼，大门口的木柱上挂有两块招牌，分别写着"天之""美禄"（均为美酒的代称）；大门边有个广告灯箱，上面写着"十千脚店"（十千也是美酒的代称）；楼上还横架一根竹竿，悬挂一面"川"字酒旗。这些广告信息告诉过往的市民，这里是一家酒店，内有美酒出售。由此可见，在宋代商业繁荣的同时，商家为了合理追逐更多的利润，广告意识已经在商业圈里悄然兴起。

两宋时期，商家众多，店铺林立，侧面反映了当时商业的繁荣。如南宋杭州的"潘节干熟药铺""张家生药铺""陈直翁药铺""梁道实药铺""杨将领药铺""仁爱堂熟药铺""杨三郎生药铺""三不欺药铺""金药白楼太丞药铺""陈妈妈泥面具风药铺""金马杓小儿药铺""保和大师乌梅药铺""双葫芦眼药铺""郭医产药铺""李官人双行解毒丸"，也都是"有名相传者"。

据记载，北宋时济南有家刘氏钢针店铺，质优价廉，在当地颇负盛名。店主为了使生意能够持续红火，别出心裁地制作了一种"白兔儿"铜板，有画也有字，呈方形，中间绘有白兔捣药图。画的两侧书有店名"济南刘家针铺"以及宣传语"认门前白兔儿为记"，这是中国历史上最早的专用商标。其实，宋人在各个行业都有名牌商标，如制墨业名震一时的"潘谷墨"。

南宋御医王继先的祖上传下来一灵验丹方，名为"黑虎"。于是他便以"黑虎王家"作为市招，名闻遐迩。张元圭在建炎年间（1127—1130年）任太医院御监，治愈高宗太子之疳疾，获赐金蛤蟆一个。其后代也以医术著名，悬金蛤蟆于门上，俗称"张蛤蟆"。医家陈沂，字素庵，精妇科，曾疗高宗妃吴氏危疾，得赐宫扇。其后代不忘君惠，刻木为扇以为荣，上书"宋赐宫扇南渡世医"八字列门前，以为招牌，人称"陈木扇"。明朝儿科医家李信的宋代祖先尝于宫中诊病愈疾，被赐金钟，故门悬金钟为号，人称"金钟李氏"。

"但愿人皆健，何妨我独贫""借他万国九州药，救我呻吟痛苦人"……，这些医家门口的对联拉近了医患之间的感情距离。而"熟地迎白头　益母红娘一见喜""淮山送牵牛　国老使君千年健"等中药名联，不仅体现了经营特色，还让人置身于妙语连珠的诗词氛围之中。

在《清明上河图》中，有很多涉及中药经营的画面，如一些酒店里兼售香药，大街上摆摊设点叫卖膏药等。另外，还有三家挂着广告招牌的药铺诊所，而这些药铺"几乎各科都有专门的医生，各铺各自出卖其专门的、专长的丸散等药"。

一是前面所述的"赵太丞家"。"太丞"是宋代医生的官职称号。这

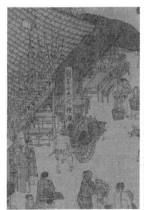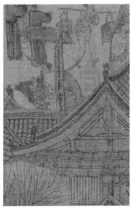

《清明上河图》中"刘家药铺"（左）和"李家输卖"

家医馆门牌醒目、科室齐全，可称为宋代的三甲综合性医院。在宋代，一些名医和卖药者容易结交社会上层，在社会上有一定的势力，所以他们的医馆药铺也很有气派。这家"赵太丞家"医馆，其建筑起码可分为三进院，即门屋与倒座为一进，倒座与相向建筑为一进，其后还有一进院落。另有两座作勾连搭式连接的店铺，檐下以五攒五铺作斗拱，构成了其特有的"六品"以上官僚的建筑标志。再加上店铺临街作为营业部分，这种把建筑轴线指向交通要道的朝向处理，可首先争得顾客，无疑是一种符合经营规律的建筑布局。

在赵太丞家的边上还有一处骨科诊所，其门前竖起的招牌上写着"专门接骨"字样。门口有两个头戴草帽务农模样的人在徘徊，其中一人似乎正想进门求医，人物形象十分生动。

我国的伤科发展很早，以前与外科合在一起称为"金创折疡"。至宋代，伤科与外科分离，出现了专门接骨的医生。由此可见，我国宋代的骨科疗法已普遍用于民间。

二是刘家药铺。从"赵太丞家"向东走二三十步，再向北走十几步，可以看到一个坐西朝东的大店铺。店铺门前高高地竖着一个招牌，上面清清楚楚地写着："刘家上色沉檀楝香"。门脸上方又横着一块招牌，由于是侧面画，上面的字迹不甚清楚，但仍可辨认出"丸、散、膏、丹"等字样。

这是一座由刘姓人家开的中药铺，然而能将私人医铺开在城门内繁华地段的十字街上，说明宋时坐堂医生的经济收入已经很高了。此外，《清明上河图》中的"李家输卖""神农遗术"等店铺也属于此类。

这种药铺在《东京梦华录》中也有大量记载，多达三十七处。在宋代，先后作为都城的开封和杭州，以及一些重要城市，医药的普及程度已经相当高了。北宋的开封城，其"马行北去，乃小货行，时楼大骨传药铺，直抵正系旧封丘门，两行金紫医官药铺。如杜金钩家、曹家、独胜元、山水李家，口齿咽喉药；石鱼儿、班防御、银孩儿、柏郎中家，医小儿；大鞋任家，产科"。可以看出，整个马行街的北半部药铺林立，既有综合性的全科，也有骨科、口齿咽喉科、儿科、产科等专科。

孟元老在列举时楼大骨传药铺、金紫医官药铺、皇城右掖门外的丑婆婆药铺、西大街的荆筐儿药铺之后，仍余兴未尽，又追述说："其余香药铺席……不欲遍记。"《铁围山丛谈》中也有"夹道药肆盖多"之记载，或有夸大之辞，但在一定程度上反映了宋时药铺之盛况。

在一处药铺的招牌上，"本堂法制应症煎剂"八个字依稀可辨。由此可见，宋代对药铺炮制熟药、成药的成分和剂量、炮制方法有严格的规定。各药店依"法"炮制药材、配制成药，便民惠民，服务十分周到。

从《清明上河图》中还可以看出，这种药铺建筑在布局时，已考虑到了交通环境在商品经济发展中的作用。药铺的店面临街，并将其作为主要的营业部分，极大地方便了病人，繁荣了民间的医药活动。为了更好地为

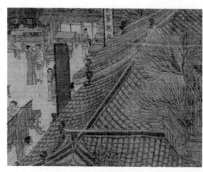 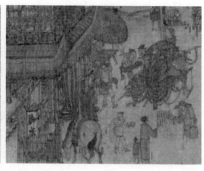

《清明上河图》中"杨家应诊"（左）与"送外卖"

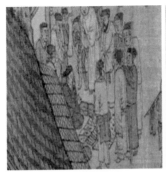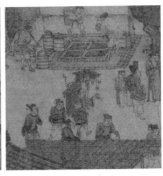

《清明上河图》中"老者摆地摊卖草药"（左）和"行脚医僧"

病人服务，招徕顾客，有的药铺还延请名家作画以美化药铺。

三是杨家诊所。从刘家药铺出来向北走十几步，顺大街向东拐进去，可以见到屋顶之上的一块招牌，上面仅有"杨家应诊"四个字。由此可以推断，此处是一位杨姓大夫开的诊所。门前一人站立，似乎在迎接、招呼前来就诊之人，服务之热情周到可见一斑。还有两人在大门外"热聊"，好像是大夫在送一位刚刚在此就医的病人，反复交代服药剂量和方法，病人也有些依依不舍。右侧一位老者正牵引着一个孩童去药铺就诊，前方一辆马车则拉着一位病愈者急着赶路回家。

热热闹闹的汴河大桥，车水马龙的汴梁大街，在这样繁华的市区内，仅几百步内就有三家药铺诊所，密度如此之高，正是当时中医事业蓬勃发展的真实写照。

在《清明上河图》中，还有两处卖草药的画面：一是在汴河大桥的左边、大车修理店对面的十字路口，有一位老者正在摆地摊卖草药，所卖的中药品类有数十种。四周有人围观，正在听卖药老人的宣传介绍，其中一人正撩起裤子给卖药人展示其粗肿的小腿。二是在"赵太丞家"前的大路上，有一位走方郎中，脚穿芒鞋，身背竹筐，不辞劳苦，双手打板，似乎在叫卖药材。宋代时，此类行脚医僧不在少数。他们云游天下，寻师问道，看病卖药，维持生计，显然是十分辛苦的行当。

《东京梦华录》中也载有沿街叫卖者，每日早上"卖药及饮食者吟叫不绝"；在酒楼中则有称作"撒暂"的卖药人，"卖药与果实、萝卜之类，不问酒客买与不买，散于坐客，然后得钱"，可见中成药在民间的普及之广。至于大宗的药材交易更是兴旺，所谓"漕引江湖，利尽南海"，来自全国的药材、大食的香药主要集散于东京，并设有集市。我们现在可以想象，汴河中的舟船往来、两岸的车马担挑，必不乏药材、香药之类。

皇家有香药库，民间则有香药铺。《清明上河图》中的孙羊正店虽是一个大酒楼，但一楼做买卖，立有"丝帛""香药"两个小招牌，说明是做丝帛、香药批发生意的。西亚、中亚的商人将带来的香药、珠宝、奇物在此变卖之后，换成丝帛、瓷器等带回国。宋代医方多尚香药，《局方》中的许多方剂也以香药为主，如苏合香丸、安息香丸、丁沉丸等。苏合香丸集苏合香、安息香、沉香、麝香、白檀香、丁香、荜拨、龙脑等八味香药于一方，芳香开窍，行气止痛，主治中风偏瘫、中暑胸痛。而《清明上河图》中"赵太丞家"之"集香丸"则由白豆蔻仁、砂仁、木香、姜黄等组成。《局方》书后还设有《诸香》一卷，专载芬积香、衙香、降真香、清远香等熏香的制用方法。

我国自古以来就十分重视香药。《黄帝内经》中记载，"十二经络择一行，君臣佐辅辨分明；各取芳草馨香气，纳尽五行香自灵"。传统香方体现了古代中国的养生法和"天人合一"的世界观。隋唐至宋，香药除用于医药外，宫廷、权贵、豪绅将其视为一种奢侈品。宋代洪刍的《洪氏香谱》中载香八十种，介绍熏香、衣香、怀香、喷香以及沐浴、傅粉诸法，并谓当时已有专门的"合香家"。另外，叶廷珪的《名香谱》中载香药五十五种，其中一种还有"助情"的作用。

九百多年前的北宋，杭州暴发了一场瘟疫。已在官场浮沉十年的苏轼，正好任职于此。眼看庄稼颗粒无收、百姓衣食无着，他心急如焚却临危不乱，迅速实施了一系列救灾行动。

兴趣广泛的苏轼对医书也颇有涉猎。此时，他想起了一副名为"圣散子"的秘方，立即将其印制成册，并公开发放。同时分发汤药，鼓励民间郎中行医，打压做黑心买卖的药铺。他还修建了一座安乐坊，用于临时隔离病人，并提供必要的治疗。很快，疫情平息，苏轼的防疫措施得到了朝廷认可，尤其是那座堪称"北宋版雷神山"的安乐坊，被大规模推广，并在整个宋代沿袭了下来。

苏轼抗击瘟疫的故事，被记录在文献典籍中，为后世所称道。而那些病人买药、医生出诊的医疗日常，则被勾勒描摹，通过宋画流传了下来。《清明上河图》在医药这个主题上不惜笔墨，是都市医药行业繁荣的体现，也是朝廷财力雄厚与社会富足的表现。

宋人对于饮水卫生也是非常讲究的。宋代常在甘泉处凿井，民间也有以卖水为生者，如《夷坚志》中载："洪州（今南昌）崇真坊北有大井，民杜三汲水卖之。"在《清明上河图》中，赵太丞家旁临街有一口四眼大井，以短墙与住宅相隔，砖石所砌的井壁、井台非常整洁，两人作汲水状，一人作挑水状。由此可见，那时的宋人就有保护水源卫生的意识了。另一处水井则位于郊外，一菜农正用辘轳提水，可知此井比上面那口要深许多。

图中可见，城市的街道宽阔整洁，路旁的树木葱郁苍翠，庭院中的花圃美观悦目，说明北宋时期非常重视城市的公共卫生与环境绿化，而且卫生管理井然有序。据宋代有关史料记载，当时的百姓已经认识到了一些防疫常识，如"厅前天井停水不出主病患"，"沟渠通浚，屋宇洁净无秽气，不生瘟疫病"；并设有专门的清洁员，称之为"倾脚头"，管理粪便垃圾。可见中国人自古以来就是爱清洁、讲卫生的。

第六节 宋画中的养生保健

从毛益的《萱草戏狗图》《蜀葵戏猫图》与李迪的《犬图》《蜻蜓花狸图》这些宋画中，我们可以了解到宋人饲养宠物猫与宠物狗的习惯；从刘松年的《十八学士图》，我们会看到一个盛水果的冰盘，原来宋人也喜欢在夏季吃冰镇水果；从李嵩的系列《花篮图》，我们不但可以看出画家高超的静物写生功力，而且可以了解宋代插花艺术的精湛。

宋画的题材十分广泛，涉及市民生活的方方面面，自然也包括很多养生保健方面的知识。宋代，国家的富足，经济的繁荣，百姓的安乐，以及农业的大力发展，都强烈地刺激了宋代饮食文化的繁盛。那个时候，大小酒楼遍布街巷，美食小吃更是数不胜数，市民生活热闹非凡。苏轼虽然做不了大宋宰相，但成了一个美食家，这个北宋"第一吃货"留给了世人太多的想象。北宋名臣张齐贤"四践两府、九居八座，晚岁以三公就第，康宁福寿，时罕其比"，七十二岁无疾而终，福寿双全。欧阳修在《归田录》中记载："张仆射体质丰大，饮食过人，尤嗜肥猪肉，每食数斤。……公常以五七两为一大剂，夹以胡饼而顿食之。……举郡惊骇。……郡人嗟愕。"由此可见，张齐贤这个有本事的超级吃货，简直就是宋代的"大饭桶""大胃王"。

古人一日两餐，大致对应农事的开工和收工时间。第一餐叫朝食，又叫饔，大约开始于上午九点；第二餐叫哺食，也叫飧。"飧"字可以一分为二，称作夕食，这一餐一般是在下午四点。到北宋初年，开始出现"一日三餐"的饮食方式。但是，从流传至今的绘画和瓷器作品中可以看出，宋人大多倾向于简素的生活。宋人的"一日三餐"也并非现代意义上的"一日三餐"，正处于"一日两餐"到"一日三餐"的过渡期。据《东京梦华录》记载："至午未间，家家无酒，拽下望子。""午未间"，从午时到未时，也就是现在的上午十一时至下午二时。"望子"是饭店门口挂着的招牌旗子，而"拽下望子"的意思是停止营业打烊了。随着宵禁的解除，汴京出现了繁华的夜市，于是很多人养成了入夜后再吃一顿的习惯。所以，宋人虽然一天也是吃三顿，但中午是不吃饭的，因为没有人做午餐。

宋人习惯"早上少吃、中午不吃、晚上多吃"。如果中午实在太饿了，宋人一般会准备一点小零食、甜品。尤其是进入盛夏时节，人们可以在"香饮子"畅饮凉茶、绿豆汤。另外，宋人的生活十分惬意，中午一般喜欢午休，或是邀集好友举行蹴鞠、捶丸等活动，也就是现在的踢足球、打高尔夫。

在《清明上河图》中，有三处饮子铺，街边立几顶凉棚，棚下置几张桌椅，一旁挂着"饮子"或"香饮子"的招牌。这类似于现在的"奶茶店"。因宋人有"啜香汤"的养生习惯，所以这种在街市上支摊卖保健饮品的场景，在汴京十分常见。

第一处是在虹桥的南岸边，有人搭起凉棚，挂着"饮子"的招牌，卖饮子者站立作持杯状，而其身后是一个盛饮子的大木桶；第二处是在城门外十字路口大车修理店的斜对角，图中只显露出招牌与半个凉棚；第三处是在"久住王员外家"旁，挂着"香饮子"的招牌，凉棚下有两位客人正在休息，桌上有盛饮子的容器。

在"孙羊正店"对面也立有一个凉棚，似乎又是一个饮子铺。饮子摊

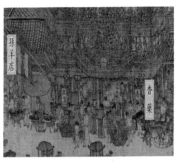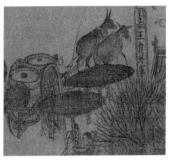

《清明上河图》中"孙羊正店"（左）和"饮子铺"

常备有桌凳、暖水提瓶、土造冰鉴和水桶、杯盏之类的用具，以及饮子的原材料粉末、膏滋、砂糖、蜂蜜等。

　　饮子，时人又称之为"汤"或"汤饮"，类似于凉茶，是一种有保健作用的中药饮品，多用药材、果品熬制，口味十分甜美。中药方剂中有些名方如地黄饮子、小蓟饮子等，现在仍然是临床常用之方。不过，能够在街市上支个摊，当街来售卖，这个"饮子"应该是比较符合大众口味的保健饮料。宋人喜欢闻香药、啜香汤，饮子中的原料也多是紫苏、甘草等甘香之品，所以又叫"香饮子"。

　　北宋的冷饮主要有两大类："浆水"是直接制成的冷饮；"渴水"则是先将水果提炼成膏，如荔枝膏、党梅膏、柿膏儿等，后兑入少许冰水饮之。据《东京梦华录》记载，冷饮还有"甘草冰雪凉水""冰雪冷元子""荔枝膏""生淹水木瓜"等。这种"药木瓜"是一个复方，将其碾成细末，每用半钱，加盐后沸汤点服，属于热饮一类。而砂糖冰雪凉水属于冷饮，加"冰雪"则更凉；"凉水"则是加新汲井水，其原料多半是预制的膏，茶水也是其中的一种。

　　宋代的茶饮也可分为两大类：一类是单纯的茶饮，只以一种茶叶点泡而成；另一类是混合茶饮，将茶叶与其他多种食品混合在一起，擂碎后或冲泡或煎煮而成。除了茶肆、茶坊、茶楼卖茶水外，北宋汴京至夜半三更还有提瓶卖茶的人，为深夜仍在活动、游玩的吏人、商贾或市民提供茶饮服务。

　　宋代饮子具有如下几方面的特点：一是每方仅三五味，均亦食亦药，用之十分安全；二是适应证或为精神不爽、饮食无味的亚健康人群，或为轻度不适、脾胃不健、感冒咳嗽者，久服可延年益寿、美容皮肤；三是用法简单，将药粉放入碗中，沸水冲泡饮之即可。"饮子"是"饮食果子"的简称，类似于现在的饮料、凉茶、鲜榨果汁之类，也含有香药成分。作为保健中药食品与非处方药的"饮子"，需要者可任由自己选用，或由饮子摊贩推荐。

我国历史上，流传至今的饮料大抵有茶、酒两种。茶有禅意，酒带豪气，饮子则处于两者之间，既有茶的清雅益性，又有酒的怡畅爽口。

汤饮肇始于唐，风行于宋。有宋一代，上至皇帝，下至布衣，都爱饮用这种饮料。市井中最流行的汤饮叫"二陈汤"，因汤中多选用陈皮和陈年半夏而得名。欧阳修在《茶歌》中十分推崇这种提神理气的汤饮："论功可以疗百疾，轻身久服胜胡麻。"

富贵人家的汤饮则以"紫苏饮子"最有来头。根据《广群芳谱》等书的记载，仁宗曾专门请御厨、御医等权威人士对天下所有饮子进行评定，结果一致认定紫苏饮子味道甘美，冠绝众饮。这种汤饮后来传到了东邻日本，一直喝到今日。由于日本人吃海产较多，而紫苏恰恰能"解鱼蟹之毒"，所以日本如今倒成为紫苏的最大消费国。

与茶、酒一样，汤饮成了宋人交际的媒介，也是宋人待客的习惯。客人进门落座要上茶，入席要上酒，送客时则要上汤饮。用于送客的"去客汤"能够醒酒，有一定的保健功效。所以在客人离别时，主人奉上这种汤饮，既是对客人的关爱，也是一种暖心的礼节。当然，遇上恶客上门，主人也会奉上这种"去客汤"，此时无声胜有声，大方又不失体面，识趣的客人饮了汤后即会马上告辞。

生活丰富多彩、怡然自得、自由洒脱，这是老百姓想要的真正生活，而不是挣扎和生存。他们的生活用品也很超前，拖鞋、墨镜、椅子、条凳、案桌这些生活用品一应俱全，还有流传至今的便携式暖炉。宋代《五百罗汉图》中就有一双拖鞋，而且还是"人字拖"。

宋代文人的精神生活平和优雅、含蓄蕴藉、诗意而有情趣，"贵在适意耳"。那个时代流行"四般闲事"，即烧香、点茶、插花和挂画。有意思的是，花、香、茶、画，虽然不是宋人创造的，却都由宋人赋予了雅的品质，

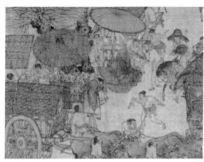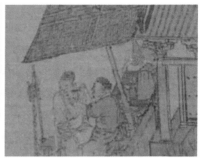

卖花摊（左）与刮胡子摊

奠定了雅的基调。

　　另外，在宋代，街上就有了专门的理发、刮胡子（刮脸）店铺。由此看来，宋人已经比较讲卫生，也很会享受生活了。酒足饭饱之后，上街享受"洗剪吹"一条龙服务，刮掉邋遢的胡子，立马容光焕发，现在想想也是一种很有趣的事。理发师在宋代被称为刀镊工或镊工，刀与镊子皆是去除毛发的工具。理发已经成为一种专门的行业，或走街串巷或有固定的场所，并出现了专门制造理发工具的作坊。"理发"一词也由此而产生。那时对剃发有一个特殊的称呼，叫"待诏"。

　　宋代的理发程序有四项：一是去除客人头上的白发；二是拔鼻毛；三是剃颊毛、修鬓发、刮脸；四是梳发、编结发式。《夷坚志》中载"令剃工缴鼻（拔鼻毛）"；《贵耳集》中亦载"秦会之（秦桧）呼一镊工栉发"。

　　北宋时期，每逢重阳佳节，不仅民间有花市赛菊，而且宫廷之内也会挂菊花灯、饮菊花酒、开菊花会。在汴京附近的寿安山下置有很多花园，迁都后的花市则设在杭州官巷。与北宋开封相比，南宋杭州的花市更为发达。三月季春，正是鲜花盛开时节，也是鲜花生意最为旺盛之时。《梦粱录》中说："春光将暮，百花尽开，……种种奇绝。卖花者以马头竹篮盛之，歌叫于市，买者纷然。"不独春季如此，一年四季杭州都有鲜花叫卖，"四时有扑戴朵花。春扑戴朵桃花、四香、瑞香、木香等花；夏扑金灯花、茉莉、葵花、榴花、栀子花；秋则扑茉莉、兰花、木樨、秋茶花；冬则扑木春花、梅花、瑞香、兰花、水仙花、蜡梅花"。特别是端午节这一天，杭州城里家家户户都要插花，以至有花农"一早卖一万贯花钱不啻。何以见得？钱塘有百万人家，一家买一百钱花，便可见也"。

众所周知，宋代是一个重文轻武的时代。这一国策的实行，让宋代文官享受着优厚的俸禄、补贴和休假待遇。正是因为读书人在这个年代里扬眉吐气，文人圈子形成了以笔墨纸砚、琴棋书画、艺术文化为中心的价值取向。他们在文化艺术上造诣颇高，因此整个宋代士大夫阶层，开始以"忌俗尚雅"为审美取向。在这种审美观念的引导下，宋人自然追求清素淡雅的插花艺术。

除了插花，宋人还有簪花的习惯。不论男女，不分贵贱，都以簪花为乐。欧阳修："戴花持酒祝东风，千万莫匆匆"，"白发戴花君莫笑，六幺催拍盏频传，人生何处似樽前"；黄庭坚："花向老人头上笑，羞羞，白发簪花不解愁"。陆游在诗歌中写到了"满帽插梅花"的情形；韩元吉也有"不惜黄花插满头"的描绘。还有《四相簪花》中雅集的官员簪花、《货郎图》中走街串巷的货郎簪花。所有这些，足见宋人对花的万千钟爱。对于宋人而言，无论生活处境有多困窘，似乎有花就足够了。

男人头上戴花其实在唐朝就有了，而在宋代蔚然成风，"洛阳城里，无论地位高低，都争相赏花，头戴牡丹"。《水浒传》中，梁山泊的英雄们喜欢往头上插花：病关索杨雄鬓边爱插芙蓉花；短命二郎阮小五斜戴着一顶破头巾，鬓边插朵石榴花；还有一个刽子手蔡庆，生来爱戴一枝花，所以人们就干脆叫他"一枝花"蔡庆。上面提到的"四相簪花"典故，说的是北宋时期四个文人相约在扬州广陵城饮酒赏花，兴高采烈之际，每人都在头上戴了一朵名叫"金带围"的鲜花。神奇的是，韩琦、王珪、王安石、陈升之这四个人在此后几十年中，先后都当上了宰相。

一缕沉馥馨香，舒缓俗世烦忧。宋人在日常生活中，或在朋友集会时，或在宴席上，都会在案头摆一个小香炉。这就是宋人所说的"烧香"，也叫"焚香"。从中医的角度来说，焚香当属外治法中的"气味疗法"。木本或草本类芳香药物在燃烧后所散发出的气味，具有免疫辟邪、杀菌消毒、醒神益智、养生保健等功效。在当时的文人阶层，香炉里的香几乎是二十四小时不间断的，从晨晓起床到深夜入睡。而氤氲的香氛，仿佛是生活展开的基本背景。如果没有了它，生活就根本没法运转。宋人在香事上所用的心思、

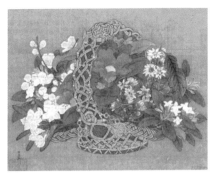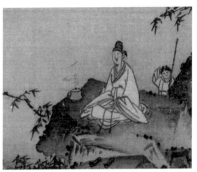

李嵩的《冬花篮图》（左）和马远的《竹涧焚香图》局部

所下的功夫，在今天看来，仍然让人佩服和着迷。

　　他们还将鲜花的香味融入高档香料，研制出一种最诗意、最能表现宋人生活态度的"花蒸香"。洪刍的《洪氏香谱》和陈敬的《陈氏香谱》记载了它的制作方法：先选一种树脂类原料，如沉香、檀香，将之切成小片或小块，叫作"香骨"；然后，将其与新鲜的花朵一起密封到容器里，放入蒸锅，小火缓蒸。这样，原料"香骨"就染上了不同的花香，以达到"花气蒸浓古鼎烟，水沈春透露华鲜"的美妙意境。

　　更有甚者，有些风雅文人出游，还会携带桌几，"列炉焚香、置瓶插花，以供清赏"。黄庭坚还总结出了"香之十德"：感格鬼神、清净身心、能除污秽、能觉睡眠、静中成友、尘里偷闲、多而不厌、寡而为足、久藏不朽、常用无碍。

　　宋人所说的"烧香"，一般是指作为雅玩的"焚香"，"煮茗烧香了岁时，静中光景笑中嬉"。不管是读书、闲居，还是雅集、宴客之时，他们都会设一香斋、烧一炉香，氤氲一室。热闹的元夕日"宝马雕车香满路""笑语盈盈暗香去"；烦闷的日子里"瑞脑销金兽""有暗香盈袖"；闷热的暑气中"燎沉香，消溽暑。鸟雀呼晴，侵晓窥檐语"。即便走在路上，"车驰过，香烟如云，数里不绝，尘土皆香"。

　　但从宋画中可以看出，宋代流行的烧香与我们现在的焚香有些不一样。宋人烧香用的是香丸，由香料研磨成粉，加入蜂蜜，调成小丸后风干，也称之为"合香"。宋人的烧香实际上也不是烧，而是烤：香炉里装着烧红的木炭，上置一张银片，将合香投放其上，通过炙烤而发散出香味。可以这样说，"隔火焚香"式的烤香与直接点燃相比，空气污染要少得多。

中国用香的历史可追溯至春秋时期，而在盛唐，调香、熏香、评香已成为一种高雅艺术，香道文化俨然成形。在宋代则达到了鼎盛，香文化融入了每个宋人的日常生活。文人雅士更是在相聚品香读书之时，一边享受氤氲香气，一边读经谈画论道。历代许多帝王将相、文人墨客皆惜香如金、爱香成癖，甚至有文人感叹"无香何以为聚！"苏轼后期常与弟子以沉香为伴，终日焚香作赋，回归清静，进而思虑空明，反躬自省，以抚平孤独和病痛，安度晚年。

在宋代的品香仪式中，香具甚多，如插瓶、香盒、香匙、香箸、香帚、灰铲、垫片等，但最主要的香具是闻香炉。闻香炉大多为瓷质，也许是握炉时不易传热的缘故。闻香，是香事仪式中一个鉴赏香质的过程。闻香者闻辨香的品类，体会传燃变化中的不同香味，尔后在香笺上记下闻香的心得。后来，闻香演变成了"听香"，更有一种禅意，以及慢生活的态度。

诗人梅询堪称宋代最爱香的男人，欧阳修说："梅学士询在真宗时已为名臣，至庆历中为翰林侍读以卒。性喜焚香，其在官所，每晨起将视事，必焚香两炉，以公服罩之，撮其袖以出，坐定，撒开两袖，郁然满室浓香，时人谓之'梅香'。"而与梅询齐名的窦元宾，虽然文章写得不错，却"不喜修饰，经时未尝沐浴"，异味满身，时人将他跟梅询作对比，戏称"梅香窦臭"。

许多宋代士大夫喜欢亲手调香，并将调香当成文人生活的一种雅趣。我们熟悉的爱国诗人陆游就是一位调香高手，他的《焚香赋》描写了调香之法："暴丹荔之衣，庄芳兰之茁；徙秋菊之英，拾古柏之实；纳之玉兔之臼，和以桧华之蜜。""香痴"苏轼也是一位调香大师，他历时七年调制的"雪中春信"是古代最美的香之一。

宗教用香，表现的是虔诚；日常焚香，则是对内心安定的追求。虽然香道并不如茶道、花道常见，但宋代的香文化已经融入了日常生活。文人之外，市井中也有香道，即使是清贫的宋人如果有雅兴，同样可以体验香道。平民到酒家喝杯小酒，只要付一点点小费，招呼一声，便有"香婆"捧着香炉上前，在酒桌上给客人焚香。宋代的"香气盛世"，体现了宋人生活"风雅处处是平常”的一种风尚。

宋代的“四和香”属于名贵香品，由沉香、檀香、龙脑香、麝香四味珍贵香料合制而成。后来，有人调制出了另一种成本十分低廉的“山林四和香”：“香有富贵四和，不若台阁四和；台阁四和，不若山林四和。盖荔枝壳、甘蔗滓、干柏叶、茅山黄连之类，各有自然之香也。”这种和香的原料只是荔枝壳、甘蔗滓等生活废弃物，可谓“变废为宝”的一个例证。

香在宋代得到了前所未有的应用，宋人用他们的智慧和勤劳创造了有别于任何一个朝代的香文化。由于宋人用香十分普遍，不同阶级、不同层次的人应用香、热爱香，香是他们生活中必不可少的部分，因而形成了独具特色的香俗文化。这个香俗文化与宋词有着共生互动的关系：词对香文化有着多方面的表现，而香文化对词的创作有着重要的影响。“香”是宋词创作的环境要素之一，也是词中常用的意象，一方面体现着雅致富贵的生活方式，另一方面象征着相思情事，同时具有坚贞幽洁之意，对于宋词“香艳”风格特征的形成有着重要的意义。

在宋词中，这种香气散发出的是一种缠绵悱恻的意蕴，令人沉醉流连。苏轼有首词《翻香令》：“金炉犹暖麝煤残，惜香更把宝钗翻；重闻处，余薰在，这一番、气味胜从前。背人偷盖小蓬山，更将沉水暗同然；且图得，氤氲久，为情深、嫌怕断头烟。”这首词情思绵长，一个“翻香”，便将惜香、怜香的爱意翻转出来——金炉虽暖，麝煤已残，其对香的怜惜之情令人动容。

“花酒茶香”是宋人生活的一个侧面，不仅是生活的一部分，也是审美的一部分。有关“香”的专著，两宋时数不胜数。北宋洪刍所著的《洪氏香谱》一书，属于“香”专论较为完备的第一本著作；而宋末陈敬所著的《陈氏香谱》一书，可谓“香”文化的集大成者。另外，还有丁谓的《天香传》、沈立的《香谱》、颜博文的《香史》、曾端伯的《香谱》和《香后谱》、叶廷珪的《南番香谱》和《名香谱》等。

在宋代的诗歌之中，提到香文化的次数也很多。《全宋词》里面提到香料的次数是最多的，而且每次提到的香名都不太一样，如“瑞脑”“沉水”“香篆”等。宋代女词人李清照就有“玉鸭熏炉闲瑞脑”“梦断偏宜瑞脑香”的句子，也让我们在千年之后依然感受着香风旖旎的气息。

从古至今，从宫廷到民间，都有焚香静气凝神、焚香抚琴吟诗作画和静坐健身的习俗。在宋代，更有许多以"香"为题材的绘画，除了《清明上河图》外，还有李嵩的《焚香听阮图》、刘松年的《西园雅集图》等。

一幅行云字画，寓藏山水美景。宋代的士大夫多有收藏古器、名家书画的喜好，厅堂房阁往往都挂有书画。每遇雅集、文会、博古之时，亦会展挂出自己收藏的名画，供文友鉴赏。这个过程就叫作"挂画"。这在四大雅事中显得更加高级，是一般文人相聚时最常见的节目。

宋人家中所挂之画，还有一种画比较特别，就是主人自己的肖像画。要知道，西方在文艺复兴以后才有自画像，而我们宋代就已经有这种画了。中国现存最早的自画像是徽宗赵佶的《听琴图》，上有"听琴图"的题字和"天下一人"的花押。

收藏于台北故宫博物院的《宋人物图》，画的是一个室内场景：一位士大夫坐在榻上读书，身边一个书僮正在给他点茶。而其身后有一道屏风，上面挂的就是一幅他自己的肖像画。这幅人物肖像未必就是自画像，也可能是主人请他人画的。北宋僧人画家元霭以擅长写真而闻名于世，有语为证："他人写真，能写他人；霭公自写，如他人也。"苏轼也曾画过一幅自画像——照着自己映在墙壁上的影子，勾勒出画像轮廓，居然惟妙惟肖。

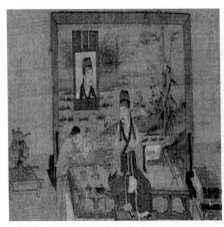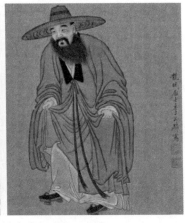

《宋人物图》（左）与李公麟的《东坡笠屐图》局部

苏轼的朋友李公麟擅长"写真"和"自写真"，也曾给苏轼画过肖像。

宋人爱写真，就如现代人爱自拍。请画家给自己画过肖像的宋代士大夫，可不止苏轼一人。苏轼的门人黄庭坚、弟弟苏辙，以及南宋的朱熹、陈亮、辛弃疾、杨万里、陆游、周必大、刘克庄等人，家中都挂着自己的肖像画。那个时候，不但流行挂自己的肖像画，人们还喜欢在肖像画上题写几句"画像赞"，或自我评价、自我调侃，或自我勉励、自我反省。苏辙在《自写真赞》中说："心是道士，身是农夫。误入廊庙，还居里闾。秋稼登场，社酒盈壶。颓然一醉，终日如愚。"另外，这种"画像赞"文体在宋代文人圈里很是流行，究其原因，在于宋代士大夫"觉得他自己存在的意义很重要"，会"每天反省自己存在的意义是什么"。也就是说，宋人认为自己的存在是第一位的，自己的生命比权力和财富更重要。

其实在宋时，挂画并不是大富大贵之家才玩得起，市井人家亦有机会挂画。当时的开封、杭州等大都市都设有一种叫作"四司六局"的商业性服务机构，专门替士庶人家办理宴席、接待宾客："常时人户，每遇礼席，以钱倩（请）之，皆可办也。"这个"四司六局"替平民办的事情，除了烧几桌菜，其下设的"帐设司"可以将屏风、绣额、书画等名贵物品租赁暂用，"排办局"还专门负责挂画、插花，将宴会环境布置成士大夫雅集的模样。

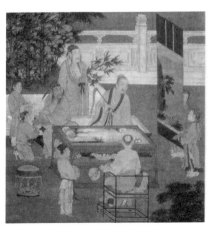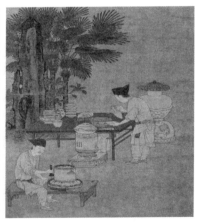

《人物图册》（左）和刘松年《撵茶图》局部

宋人的点茶体现的是一种"精致的生活""风雅的审美"，就连徽宗也大加称赞，"近岁以来，采择之精，制作之工，品第之胜，烹点之妙，莫不盛造其极"。要知道，徽宗本人就是一位点茶高手。他所著的《大观茶论》，进一步细化了"点茶"的品质标准，那就是乳花的颜色，"以纯白为上真，青白为次，灰白次之，黄白又次之"。当然，点茶并不是上层社会的专利，即便是贩夫走卒，也有点茶、饮茶、斗茶的习惯。

宋人的山水不仅在心里，也在茶里。宋代的点茶技艺发挥到极致，就是"分茶"了。分茶，又称"茶百戏""幻茶""水丹青"，"碾茶为末，注之以汤，以筅击拂"，是宋代盛行的一种茶艺表演。北宋初年陶毂在其《清异录·茗荈门》之"生成盏"一条中，记录了福全和尚高超的分茶技能，每个小小的杯盏之中都能变幻出一句诗，四个茶盏连起来便成了一首绝句，"能注汤幻茶，成一句诗，并点四瓯，共一绝句，泛乎汤表"。

"茶为国饮"，我国的饮茶历史已经有数千年之久。在漫长的饮茶历史中，人们认识到茶有"致清导和"的养生保健功能，即所谓的"一啜入腹""六腑无昏邪"。出于对茶的喜爱，唐代茶圣陆羽美誉茶为"嘉木""甘露"，诗人杜牧赞之为"瑞草魁"，五代时期郑遨誉之为"草中英"。到了宋代，陶毂称茶为"苦口师"、"清人树"和"余甘氏"，秦观赞之为"嘉木英"，苏轼名之为"叶嘉"。中国的茶文化得益于茶叶贸易的发展以及点茶法的出现，也得益于宋代那位极其嗜茶又十分善画的徽宗。他在位时便大力推

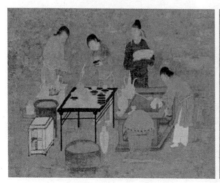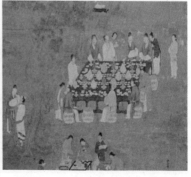

宋徽宗《文会图》局部

行茶文化、培养绘画艺术人才，还以身为范，创作了许多茶事绘画作品，如著名的《文会图》，使得茶画在宋代发展迅速。

嗜茶的画家们也把自己对茶的喜爱融进了绘画。他们以饮茶活动为主题，创作了各式各样的茶事绘画作品，除了徽宗的朝廷皇室茶画，还有马远《西园雅集图》的文人雅集茶画、刘松年《茗园赌市图》的市井茶画等。其中，徽宗所作的《文会图》，人物形态各异，场景服饰等描绘细腻，不仅使后世对北宋宫廷茶事活动的了解更为深入，也让茶画在当时的文人雅士阶层中更加流行。不仅宋代皇帝极力推崇茶画，当时的第一流文人也对饮茶十分青睐，范仲淹、欧阳修、王安石等爱茶之人写下了许多咏茶诗文，如《和章岷从事斗茶歌》《归田录》《寄茶与平甫》等。

在宋代，"盖人家不可缺者，柴米油盐酱醋茶"，茶上升为宋人日常生活中不可或缺的一部分。饮茶时，无香不幽，无花不雅，宋人把茶喝出了一种诗意。因为，插花、焚香这些雅事往往都是饮茶时的背景。

茶文化高雅脱俗、清新幽静，为绘画艺术增添了文化魅力与精神内涵。这些大家名作不仅使宋代成为茶事绘画发展的巅峰期，而且对元明清的茶画艺术产生了深远的影响。

第二章 宋代文学中的医事印象

可以这样说，在唐代，政文俱旺；在宋代，政文合一。因为，那个时候，一大批戴着官帽的文化大师，如范仲淹、欧阳修、王安石、司马光等占据行政高位，使文化和政治之间出现了"高端联姻"，文化感悟和政治使命混为一体。游牧民族铁骑对于大宋疆土的蹂躏，又激发了一批文人士大夫的英雄气概和抗敌意志，如陆游、辛弃疾，还有那个写下《过零丁洋》和《正气歌》的文天祥。在苏轼这个文化全才的带领下，宋代文化提升了好几个等级，成为中国文脉中一座特殊的高峰，其词作、散文、书法皆可雄视千年。

鼎盛大宋，左手文学，右手医学。宋代儒学的强大和医学的不断发展，促使"医文"的关系日趋紧密。其实，文学与医学一样，都是以人为对象，都是对人的分析和疗愈。两宋时期，越来越多的儒生开始关注医学、研习医学，出现了"儒而知医"的现象，促成了"儒生混于医、医者混于儒"的局面。

自古以来，医学文化对于我们的社会以及整个国家都有巨大的影响，可以说医学伴随了中华文化几千年的时间。在宋代，医学的发展达到了一个顶峰，医学文化也非常盛行，医生更是一个受人尊敬的职业。

在中华传统文化的统一背景下，古典文学和中医学之间相互影响，形成了历史上独特的医文相融现象。中国古典文学，包括诗词散曲、小说笔记等，都蕴含了大量的医药学知识。另外，其内容也十分丰富，或牵挂疾病，剖析病因；或抨击医弊，警戒后人；或药名联句，唱和成趣。

二千五百年前的《诗经》就记录了各种花草近一百五十种，能够作为药物的约六十种，如车前子、贝母等。据统计，在《红楼梦》一书中，所涉及的医药卫生知识近三百处，五万余字；使用的医学术语一百六十余条、病名一百余种、病案十三个、方剂四十五首、中药一百二十余味和西药三种。虽然这不是一本食医著作，但它通过对贾府日常生活的细节描写，透露出这个富贵家族的一些饮食生活和保健习惯，反映了当时上层社会的医药卫生水平。在《红楼梦》中，曹雪芹用将近三分之一的篇幅，描述了丰富多彩的饮食文化，所涉及的食品多达一百八十六种。

在经济文化全面发展的背景下，宋代统治者十分重视与广大民众卫生健康息息相关的医学事业，不仅主持编辑、出资刻印了很多医学典籍，而且要求各州县加以推广应用。在宋代的皇帝中，神宗赵顼的诊断水平号称"上工"，徽宗赵佶据说医术也很高明，清人陆心源评曰："徽宗……于岐黄家言，实能深造自得。其敕定之《证类本草》《圣济总录》至今亦奉为圭臬。苟使身为医士，与同时诸人较长絜短，岂在朱肱、许叔微下乎？"而范仲淹将"良医"的作用几乎提高到了"良相"的地位，并向宋廷提出建议："自京师以逮四方学医之人，皆聚而讲习，以精其术。黜庸谬，拯生灵。"这应该是我国历史上的第一次全国性医药学术会议，借以培训、选拔优秀的医药人才。

第一节 宋代的医科文学

中医文献是传统医学知识的载体，既具有科学性、技术性，又包含了深厚的哲学思想，有其独特的文体特征和文学价值。其中有相当一部分中医文献其实都是古文、辞赋的手笔，以及骈体、箴铭之类的韵文和歌诀体作品，甚至是文学色彩浓厚的诗词曲。现在我们可以称之为"医科文学"。古代医学文献中"类文学"和"文学性"作品的数量相当可观，而宋代的涉医文学大家包括陆游、陈亚、孔平仲等。

就中国古代医学来看，其意象思维特征与文学的形象思维是相通的，因此我们可以说"寄生死之重"的中医文献自然具有某种程度的文学性。这一点从《素问》中就能够感知，其问答形式和文体样貌颇类似于赋，具有"半散半韵"的风格。"夫四时阴阳者，万物之根本也。……故阴阳四时者，万物之终始也，死生之本也。""形气相得，谓之可治；色泽以浮，谓之易已；脉从四时，谓之可治；脉弱以滑，是有胃气，命曰易治，取之以时。形气相失，谓之难治；色夭不泽，谓之难已；脉实以坚，谓之益甚；脉逆四时，为不可治。"宋代周无所住（原名不详，浙江永嘉人）的《金丹直指》中有"或问"篇，则是典型的养生问答。总体来说，中国古代的医学文献和著述多以赋命名，

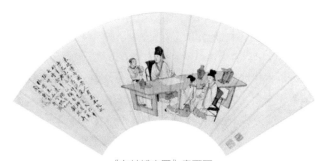

《东坡博古图》扇面画

即使没有赋之名，也受到赋体的影响，其篇章近似或直接采用散文的形式。

从传统医学来看，宋代是一个极为重要的发展期，也是医学歌诀高产的时期。北宋许叔微的《伤寒百证歌》，以七言歌诀形式阐析《伤寒论》之精微；南宋医家崔嘉彦的《脉诀》，以四言歌诀形式阐述脉理，凡六百六十句、两千六百四十言；李杲有方歌二百六十八首……所有这些流传至今、朗朗上口的医药歌诀在当时和现今影响都很大。

宋代"兴建医学，教养士类，使习儒术者通黄素、明诊疗，而施於疾病"，士大夫阶层普遍重视生命摄养，大批儒医不断涌现，"医科文学""药名文学"就是在这样的环境中兴盛起来的。

"宋士大夫类通医理，好集方书"，所以文人中"类通医理"者甚多，成为一个突出的文化现象。在医家病案所用的方剂中，有"王荆公偏头痛方"和"王荆公妙香散"，故知王安石对医道颇为熟知。邵伯温的《邵氏闻见录》中载"子厚知医，亦喜谈命，诊康节脉曰'先生之疾无虑'"，由此可知张载（子厚）乃亦儒亦医之人。另外，从欧阳修的《删正黄庭经序》、司马光的《医问》、苏轼的《求医诊脉》、沈括的《良方自序》、郑樵的《本草成书》和《本草外类》、洪遵的《洪氏集验方》、陆游的《陆氏续集验方》、蒲虔贯的《保生要录》等作品中，可见宋代文人多通晓医学知识，且达到了相当专业的程度；而曾为翰林学士的许叔微潜心精研医学而成一代名医，更是突出的典型。在越来越盛的"儒而知医"风气推动下，北宋政和年间朝廷改定医官名目，使"儒医"的地位得到切实的提升。

中药不仅能疗疾治病，还被许多文人雅士拿来赋诗填词、撰文写信、谱写戏曲、巧对名联，形成了有趣的"药名文学"。《诗经》三百零五篇中，入诗之药名多达四十一味；屈原的《离骚》也以香草喻美人，以恶草比奸佞。"药名文学"是以中药名为语汇所创作的文学作品，包括药名诗、词、曲、散文和戏曲，是古代涉医文学的重要组成部分，也是人们熟悉并感兴趣的话题。正是由于宋代文人通晓医药知识，所以在文学创作中，他们往往将中医药作为意象或语典来使用，产生了很多"药名"诗词作品。

中文之美，美在风骨，引药入诗词，字字都是草药香气，一首解忧、两首去病。

陈亚可以算是北宋排名第一的药名诗专家，以药名入诗的作品最多。他曾经说过："药名用于诗，无所不可，而斡运曲折，使各中理，在人之智思耳。"他的《登湖州销暑楼》诗云：

> 重楼肆登赏，岂羡石为廊。
>
> 风月前湖近，轩窗半夏凉。
>
> 曾青识渔浦，芝紫认仙乡。
>
> 却恐当归阙，灵台为别伤。

在短短四十个字中，就嵌入了重楼、石苇（为）、前胡（湖）、半夏、曾（曾）青、栀子（芝紫）、当归七味中药名，虽然有几个只是同音字。

陈亚还填过一阕为时人称道的闺怨词《生查子·药名闺情》：

> 相思意已深，白纸书难足。字字苦参商，故要檀郎读。
>
> 分明记得约当归，远至樱桃熟。何事菊花时？犹未回乡曲。

相思、苦参、当归、樱桃、菊花是药名本字，意已（薏苡）、白纸（芷）、郎读（狼毒）、远至（志）、回乡（茴香）则用了同音字。十个药名前后呼应，意象勾连，文气潜转，将闺妇思夫之情表达得委婉含蓄、深切动人。

在孔平仲的药名诗中，嵌入了常山、甘草、卷柏、防风、云实、木通、当归、白头翁八味中药名。

> 鄙性常山野，尤甘草舍中。
>
> 钩帘阴卷柏，障壁坐防风。
>
> 客土依云实，流泉架木通。
>
> 行当归老去，已逼白头翁。

辛弃疾曾有几首药名词流传于世，读来也饶有趣味。

山路风来草木香，雨余凉意到胡床。泉石膏肓吾已甚，
多病，提防风月费遍章。

孤负寻常山简醉，独自，故应知子草玄忙。湖海早知身
汗漫，谁伴？只甘松竹共凄凉。

这首名为《定风波》的词，每一长句内含一个药名，分别为木香、禹
余粮（雨余凉）、石膏、防风、常山、栀子（知子）、海藻（海早）、甘松等。

而辛弃疾写给妻子的《满庭芳·静夜思》中，上片嵌入云母、珍珠、防风、
沉香、郁金、硫黄、黄柏、桂枝、苁蓉、水银、连翘、半夏、薄荷十三味；
下片嵌入钩藤、常山、缩砂、轻粉、独活、续断、乌头、苦参、当归、茱萸、
熟地、菊花十二味。九十五字内嵌入了二十五个中药名，平均四个字不到
就有一个药名出现。由此可见，作者对药名的熟悉程度令人叹服，其以药
名来表达审美内涵和词意心情，已臻圆融无间的境界。

云母屏开，珍珠帘闭，防风吹散沉香。离情抑郁，金缕
织硫黄。柏影桂枝交映，从容起、弄水银堂。连翘首，惊过
半夏，凉透薄荷裳。

一钩藤上月，寻常山夜，梦宿沙场。早已轻粉黛，独活
空房。欲续断弦未得，乌头白、最苦参商。当归也，茱萸熟，
地老菊花黄。

据说，辛弃疾的妻子范如玉接信后，亦以药名回书：

槟榔一去，已过半夏，岂不当归耶？谁使君子，效寄生
草缠绕它枝，令故园芍药花无主矣。妾仰观天南星，下视忍
冬藤，盼不见白芷书，诉不尽黄连苦。豆蔻不消心上恨，丁
香空结雨中愁。人生三七过，看风吹西河柳，盼将军益母。

显然在宋代，原本带有文字娱乐性质的药名诗词写作，已经进入了广
阔的文学创作空间，成为一种精致的意象性、艺术性思维活动。由此可以
看出，在宋代，医学知识既为文人所熟知，而"医科文学"较前代更多了
些审美内涵，具有一定的典范意义。

北宋大文豪苏轼一向爱好医学，对医药颇有研究和心得，在诗歌与中
医药的结合方面也有独特建树。他有许多诗篇写到中药，将诗兴与学识及
人生感悟熔为一炉，也将古代咏药诗的创作艺术发挥到了极致。他的药名

诗以《小圃五咏》最引人瞩目。组诗共五首，一诗一品，分别写人参、地黄、枸杞、甘菊和薏苡。苏轼的这种诗情画意，将中草药的品质和功效以唯美的意境表达出来，呈现在世人的面前。

黄庭坚也写过一首著名的药名诗，叫作《药名诗奉送杨十三子问省亲清江》：

> 杨侯济北使君子，幕府从容理文史。……艳歌惊落梁上尘，桃叶桃根断肠曲。高帆驾天冲水花，湾头东风转柁牙。飞廉吹尽别时雨，江愁新月夜明沙。

从句首的"使君子"、"从容"（苁蓉），到诗末的"飞廉"、"夜明沙"（夜明砂），每句都巧妙地使用了中药名。而以"梁上尘""断肠（草）"镶嵌其中，浑然天成、不着痕迹，药名的意义已经完全内化为一种诗意。

宋代的药名诗词在题材的选择上偏向于病人和医生，在情感语言表达上更为成熟、自然，在创作手法上独具宋人的创作特色，对明清的药名曲以及小说创作有着更为深远的影响。

其实，宋代的"医科文学"是一个涵盖面较广的概念。它不仅体现在文人的创作中，也体现在医家群体的写作中。所以，包含一定医药知识的各类文学作品，以及包含文学性的医案医话、图像解读在宋代同步出现；同时，涉及"儒而知医"的文学事件和涉及"医而能文"的审美活动也在那个时代同频共振。可以这样说，我们对"医科文学"的考察不应局限于文人的精神世界，也应面向医学著作这个丰富的矿藏。

宋代的刘信甫幼习儒医，曾有"场屋屡挫、无缘登第"的经历，因壮志难酬，乃将"经邦济世"之志转为"以医活人"之谋。远近交游，结交甚广，甚喜钻研草药，著有《活人事证方》（前集）与《活人事证方后集》。书中存录了二十六首医药歌诀，均为临床医疗而作，具有鲜明的实用性，但也具有较高的写作技巧与审美特征。在这些作品中，有些"类于诗"，有些则完全可以称之为"诗"。

《药性相反歌》其一：贝母半夏并瓜蒌，白蔹白芨反乌头。细辛狼毒五参辈，偏与藜芦结冤仇。其二：大戟芫花兼海藻，甘遂以上反甘草。记取歌中十八反，莫使同行真个好。

《药性相妨歌》：古典先贤说药方，先须知取性平刚。不晓只便相同使，令人服了便乖张。

《四气歌》：四气寒热与温凉，寒凉属阴温热阳。温热补火助阳气，温里散寒功效彰。寒凉清热并泻火，解毒助阴又抑阳。寒者热之热者寒，治疗大法此为纲。

《五味歌》：五味辛甘苦咸酸，治疗作用不同焉。辛行气血主发散，甘和补中急能缓。苦燥降泄能坚阴，咸能润下且软坚。酸能固涩又收敛，淡渗利水要记全。

《六陈歌》：枳壳陈皮半夏齐，麻黄狼毒及吴萸。六般之药宜陈久，入药方知奏效奇。

《七情歌》：相使一药助一药，相须互用功效添。相杀能制他药毒，相畏毒性被制限。相反增毒要记牢，相恶配伍功效减。单行无须他药配，七情配伍奥妙显。

《十八反歌》：本草明言十八反，半蒌贝蔹芨攻乌。藻戟遂芫俱战草，诸参辛芍叛藜芦。

《十九畏歌》：硫黄原是火中精，朴硝一见便相争。水银莫与砒霜见，狼毒最怕密陀僧。巴豆性烈最为上，偏与牵牛不顺情。丁香莫与郁金见，牙硝难合京三棱。川乌草乌不顺犀，人参最怕五灵脂。官桂善能调冷气，若逢石脂便相欺。大凡修合看顺逆，炮爁炙煿莫相依。

《浮萍》：天生灵草无根干，不生山间不在岸。始因飞絮逐东风，泛梗青青飘水面。神仙一味去沉疴，采时须是七月半。选甚瘫风与大风，些小微风都不算。豆淋酒化服三丸，铁幞头上也出汗。

《伤寒诗》：凡论伤寒者，先须有定名。阳经多体热，阴证少头疼。了了心中印，摇摇指下明。补阳须是熟，利药不嫌生。百问真条贯，千金作典刑。前贤思济世，著论列仙经。

其他还有《青娥圆》《神仙不老圆》《三仙丹又名长寿圆》《卢医周鼎集歌》《手拈散》《治痘疮黑陷歌》《煎窗油法》《可惜歌》等。总的来看，这些歌诀虽然是方剂、配伍、用法、禁忌、疗效的有机结合，但体现了实用性、工具性和浅白性，符合民间日常生活的需要。因其运用了修辞手法、发挥了艺术想象，较为精致，所以具有一定的艺术审美价值。如《服驻车圆法》中说，"暑毒在脾，湿气在脚。不泄即痢，不痢即疟。独炼雄黄，蒸饼和药。甘草作汤，服之安乐"，句句皆用仄声韵，读来朗朗上口，被称为"韵语""歌括"。这些医科歌诀因其具有"活人"的基本价值而得以刊行、流传，但其在学术界的认知与接受程度很低。

北宋文学家苏辙多才亦多病，作有大量的疾病诗。其中，以肺病诗的数量最多，内容也最为丰富，详细地记载了病因、症状、施治及疗效等。其《肺病》诗云：

> 肺病比不作，屈信三十年。
>
> 今年胡为尔，呀然上冲咽。
>
> 寒冰未易温，死灰谁使然。
>
> 医言无庸怪，此理环无端。
>
> 少年少战败，今日存精坚。
>
> 假年复除害，非人岂非天。

在"知医为孝""事亲者不可不知医"理念的引导下，"儒而知医"者大量涌现。南宋王应麟在《困学纪闻》中记载了"知医为孝"的诸多例证：殷仲堪、李元忠、李密、许道幼、甄权、甄立言、王焘、李逢吉、杜鹏举等人学医的起因，皆是父母或师父有疾病，从孝道出发而习医。众多文人儒医投入大量精力去学医理、诊疾病、集经验、写医案，文学乃至文化整体世俗化和平民化，这是宋代一个值得注意的人文现象。宋代理学家认为医理通于文理，于是文人将医道从巫术、方技中提升出来，将"活人"与"活天下"相提并论，也将"活人"行为的人道精神和"活天下"的新人文观统一于日用的哲学理念之下。《宋史·方技传》以时间为顺序，采用叙事的写作方式，载录以星历占候、律历五行、医学、道术为方技者共四十二人，其中善医术者二十五人。

涉病诗是以疾病事实、病况及病中生活等为叙述对象的诗歌。其主题一是记事，"病起怏怏，画堂花谢添憔悴"；二为达情，"寒生一夜雨，病涉两秋风"。在记事方面，一是记录日常患病的事实及相关的日常生活；二是以"疾病"的事实为隐喻，表达其治国观点或个人思想。而在达情方面，一是表达孤寂之情与归乡之愿、家乡之思与亲友之念；二是对国事时政的忧虑和对时间变化的感悟。

从时间分期来看，高宗后期的疾病题材不为诗人所青睐，涉病诗的数量亦不多；孝宗时期是涉病诗创作的高峰期，诗人参与度较高，诗作的数量剧增；光宗时期为其高潮之余绪，仍有不少涉病诗出现；宁宗前、中期，涉病诗的创作不丰，呈现明显的下降趋势。

"写实性疾病书写"常为诗人因自己患病或病愈后所作的诗歌，仅仅表达"疾病"的本义，以"疾病"本身作为关注和表现对象。或一笔带过，仅叙述情状、陈说事实；或进行细致详尽的描绘，颇具叙事性。但多无寄托，是与描写景物、发表议论、直抒情感相区别的一种诗歌表现手法。杨万里的《病中复脚痛 终日倦坐遣闷》开篇就描写了自己暮年衰老时两眼昏花、鬓发花白的情景，接着叙述因脚痛而终日倦坐的事实，最后发出感叹——世人总是羡慕神仙眷侣，而我认为能够自由行走便是神仙了。

从南宋涉病诗的整体概况来看，这个时期的涉病诗不仅数量庞大，而且叙述内容繁多，包括病因、病症、病况、治病方式、治病过程、病中生活、病愈后的生活和养生、友朋探病等内容。

另外，还有一种"隐喻性疾病书写"，体现的是忠义除恶、良砭治病之意。在陆游的涉病诗中，"老""衰""残""瘦"等字眼大量出现，这就为我们展现出了一位疾病缠身、忧愤爱国的主人公形象。这也奠定了涉病诗独特的情感基调，那就是身病与国难相牵、忧病与忧国相连。

"岁晚羁怀有所思，秋来病骨最先知。""锦城乐事知多少，忧旱忧霖蹙尽眉。"陆游写了近五十首雨夜诗，雨夜微凉、残灯暗淡、孤影自语，内容极为丰富。他在诗中抒发政治抱负，反映人民疾苦，批判当时统治集团的屈辱投降，风格雄浑豪放，表现出了渴望恢复国家统一的强烈爱国热情。他在病中仍时刻关注着中原及故土遗民，思念"中原形胜"、"遥想遗民垂泣处"，"半年闭户废登临，直自春残病至今。帐外昏灯伴孤梦，檐前寒雨滴愁心"。

士大夫作为"天下之共治者"，被允许与宋代统治者一起"共定国事"，因此，无论是否身在官位，他们关注、参与国家政事的热情都是高涨的。在涉病诗中，诗人常以衰老、生病衬托其为国为民的心愿，虽卧病仍不忘忧国忧民。范成大身为官吏，爱民如子，急百姓之所急，其诗作《秋老，四境雨已沛然，晚坐筹边楼，方议祈晴》将诗人因身体欠佳而进退两难的境况非常清晰地呈现了出来。

涉病诗的审美内蕴包括风雅之趣和雅俗之辨。杨万里的病中生活带有雅趣，其诗《晓登怀古堂》便叙说了这种生活之雅，"度暑过于岁，初凉别是天"。诗人在初秋微凉的早上打算登览怀古堂，便独自穿过"秋露草"，欣赏"晓风莲"。早晨时的秋草与莲花有露水相伴、晓风相随，无限清淡雅致。在这样的景色下，诗人却"病骨殊轻""幽襟濂然"，而那种自然环境之清雅正是他所追求的。

北宋时期，宋诗为突破唐人的窠臼，诗歌创作朝着日常化、世俗化发展，日常事物与俗人、俗事、俗态便大量诉诸笔端。而这种"俗"并不意味着庸俗，而是不拘一格、亦雅亦俗、病而不颓，更是日常的、大众化的、常见的一种存在。

陆游在涉病诗中展现了一些他的养生观。杨万里的涉病诗则展现出明显的情绪变化：由颓丧转向乐观，再由乐观转向强烈的消极情绪。而范成大的涉病诗具有佛理禅意的特点。在他们的诗歌中，常常表现出诗人闲适随性的姿态：在病愈后试寻春草、聊煮雪蔬；信手同翻书、新诗共笑谈；与友把酒言欢、细说平生事。

总体来说，宋代诗人的生活是悠闲安定、肆意自适、丰富多彩的。因为，无论是处于"病中""病起"还是"病愈"，他们都展现出了较为积极的生活态度与随性的生活方式，实无一丝颓靡之气。

第二节　宋代皇帝与传统医学

在古代封建社会，皇帝的爱好具有非常大的影响力。范晔《后汉书》中有一个形象的表述："吴王好剑客，百姓多创瘢；楚王好细腰，宫中多饿死；城中好高髻，四方高一尺；城中好广眉，四方且半额；城中好大袖，四方全匹帛。"换言之，就是上有所好，下必效之、趋之，"上有所好，下必甚焉"。

宋代的皇帝们平时都有哪些喜好呢？总的来说，宋代的皇帝们都喜好"释老"。从太祖赵匡胤开始，宋代历朝皇帝都对儒、释、道三教进行大力扶持，从而促使了理学的形成和发展，产生了对后世影响深远的"程朱理学"。另外，宋代的皇帝也都爱读书、爱藏书、爱编书，都曾下诏组织文臣大规模地校编图书，使很多珍贵的历史典籍得以保存下来。

宋代作为中医学发展的鼎盛时期，出版了医学百科全书《圣济总录》，编辑了《图经本草》，铸造出了世界上第一具立体针灸教学用的铜人，创办了国家医学院、制药厂及颇有规模的医院，并发展了公共卫生设施。所有这些成就，与宋代皇帝重视医籍整理和医学传承有关，甚至有几位皇帝本人就是医学家、药学家。

北宋皇帝关于医药卫生的诏令多达二百四十八条，包括"派医防治疾病""校正医书""举办福利慈善事业""改革和普及医学教育""提高医学与医生社会地位""改革落后习俗""举办卖药所""修订颁布本草（药典）"等内容。由此可见，北宋皇帝与医学发展的关系是十分密切的。

太祖十分重视文化建设，大兴学校，重视人才，认为"致天下之治者在人才，成天下之才者在教化，教化之所本者在学校"，把书籍看成"教化之本，治乱之源"，并实行"取士不问家世，孤寒得以崭露头角"的宽松政策。在此背景下，宋代的教育更加普及，藏书更加丰富，使文化知识不再垄断于贵族手中，农、工、商甚至普通妇女都得到了读书识字的机会。另外，普通百姓人家也奉行"家贫子读书"的良好风尚，出现了"家能著书，人知挟册"的壮观场面。

宋初开国不久，太祖组织医官们修订了宋代第一部药典《开宝新详定本草》，还首开皇帝为医书写序之先河，此后各代都有效仿。

太祖对医术略通一二，在统兵作战之余，还能为士兵看病开药。当上皇帝后，还曾表演过针灸。当时，他弟弟赵光义患病在身，疼痛难忍，太祖前去探视。一番望闻问切后，他决定采取艾灸疗法。结果灸得赵光义大喊受不了，但太祖没有立即中止治疗，而是点艾自灸。这一灸就是六个时辰，使得赵光义大为感动。有一次，"宁州贡献琥珀枕"，太祖认为，琥珀可以入药，何必当枕头？于是"碎以赐军士敷金创"。

开宝三年（970年），太祖还专门邀请学者王昭素为他讲学，并问以养身之术。王昭素答："治世莫如爱民，养身莫若寡欲。"太祖听后深感有理，就将它写在屏风上，作为自己的座右铭。

其实，就医术而言，太宗赵光义更胜一筹。他专攻经方学，也就是古代流传下来的经典药方。在其即皇帝位之前，就收集了"名方千余首"，而且都是灵验可靠之方。即位后，太宗依然非常重视医学，亲自下诏在京师开封置香药交易院，促进了中外名贵药材的交流，并由此产生了许多以"香药"为主的中成药。在他执政的第三年，便向全国下诏"购求医书""召翰林医官院各具家传经验方以献"，后来竟获得验方"万余首"。他还下诏命王怀隐、陈昭遇等人分类整理、去假存真，历十四年编著出方书巨著《太平圣惠方》，并亲笔作序。后来，为了造福百姓，朝廷又不惜重金，"令雕刻印版，遍施华夏"。

据史料记载，太宗自己的医学理论和实践也有很高的造诣。他认为："风雨不调""喜怒致非"则病乃生；"贪其嗜欲""不利机关"则"损寿龄"。他还认为，医生治病全在于辨证，"医者，意也。疾生于内，药调于外。医明其理，药效如神"。

至道二年（996），礼部侍郎兼起居监察贾黄中因中风猝死，太宗非常痛惜，同时也深感精通业务的医生太少了。于是"大搜京城医工，凡通《神农本草经》《黄帝内经·素问》及善针灸药饵者"，经过考核可以进入国家医学院，由此可见他网罗人才的迫切心情。太宗晚年还下诏创办了御药院，其职责是专门管理帝王和后宫的用药，保管国内外进献的珍贵药材。后来，在他的授意下，翰林医官院整理出了我国第一部成方制剂规范——《御药院方》十一卷，对后世颇有影响。

他还非常注意借鉴时人的长寿经验。端拱元年（988年），太宗下诏"访天下高年"，并亲自召见九十余岁的前青州录事参军麻希梦，"访以养生之理"。麻希梦回答说："医无他术，惟少寡情欲，节声色，薄滋味，故得至此。"太宗也由此悟得了一些养生经验，那就是生活有规律，以乐养心，平心正气。

真宗赵恒在做皇太子时，就十分励志好学。他受到了太宗的直接教导，也有一定的医术，屡屡给臣子开药，而且时有治愈。名相王旦气虚多病，真宗某日赐他一瓶药酒，云"可以和气血，辟外邪"，令他当面饮下。王旦硬着头皮饮下几口后，"大觉宽健，次日称谢"。真宗此时才缓缓地说道："这是苏合香酒，有行气解郁、散寒化浊之功效。你以后大冬天来上早朝，可以饮一杯抵御寒气。"后来，他又为王旦"御手调药，并以薯蓣粥为赐"。

薯蓣即山药，有补中益气、调理脾胃的作用。

当真宗听说潭州司理刘元宾精通医术时，竟亲自召见面试考核，并赐名为"通真子"。当时龙图阁杜镐突得重病，真宗亲自"调药饮之"。高相国有疾后，他针对病情，亲自查阅《御药院方》，选"生犀丸"以祛痰、清目。据《宋史》记载：在酷暑之际，他令"京城役工减日课之半"，从而保护了劳动者的健康。这与当下的高温期间停工休息、发放津贴的福利相似。

太医院院长赵自化撰写了一部《四时养颐录》，他临终之前写下遗书，将此书献给朝廷。真宗阅后，改书名为《调膳摄生图》，还写了序言，使药膳和饮食疗法得以盛行。后来，真宗又亲自选出两本有关养生保健的专著——《四时摄生论》和《集验方》，令雕版印行，颁发天下，希冀人人都能从中受益。

北宋的第四位皇帝仁宗赵祯十三岁即位，朝廷就"召名儒讲习经书，以辅圣学"。这是一种新创的学习制度，叫作"经筵"。赵祯在童年之时，由于京都腮腺炎流行而被传染。有个叫赞宁的道士用赤小豆治愈了他的病，从此仁宗就格外重视医药方术。后来，仁宗对针灸也表现出了强烈的兴趣。北宋天圣元年（1023年），他就命翰医官王惟一编修《铜人腧穴针灸图经》(简称《图经》)，并由朝廷向各州县颁布。同时，还铸造两具1∶1的针灸铜人，将人体的经脉和穴位设置其上，用蜡封住，内注有水，刺对穴位则水流出，用于训练医生研习针灸之道。天圣八年（1030年），他又把《图经》刻于石板之上，陈列于市中心的大相国寺内，供人参观学习，促进了针灸知识的普及。更为难得的是，石刻的题篆为仁宗亲笔御书，并指令大学士夏竦为《图经》作序。除了研究针灸，仁宗还会为皇族成员开药治病。

为了进一步完善本草学，仁宗设立了校正医书局，对世间流传的各种《神农本草》《灵枢》《千金》《外台》等抄本、刻本进行校勘，从而诞生了本草学的范本——《嘉祐补注本草》。后来他又"诏天下郡县，呈上所产药本"，令苏颂主持编写了图文并茂的大型工具书——《图经本草》。他感到《太平圣惠方》过于繁杂，于是"诏太医集名方，曰《简要济众》"；深感"外无善医，民有疾疫或不能救疗"，又"令太医简《圣惠方》之要者，颁天下诸道"。这些书的出版发行使民间普及了医经、本草和针灸的相关知识，也使医药活动达到了高潮。

仁宗自己也专研方剂。他在古方"桔梗汤"中，加了荆芥、防风、连翘三味药，通治咽喉口舌诸病，"遂名'三圣汤'，极言其验也"。他很关心百姓疾苦，所以史书上说，仁宗之仁，在其为人，而非为君，"三代而下，一人而已"。北宋皇祐六年（1054年），京师大疫，急需生犀角，可是京师各药房均缺此药。于是仁宗亲自从内府中拿出两株"通天犀"，"命工碎之"，以疗民疾。他也非常注意对传染病的预防，《宋史》记载："官军久戍南方，夏秋之交，瘴疬为虐。其令太医定方和药，遣使给之。"

仁宗封扁鹊为神应侯、神应公，为其筑庙，太医局更是将其作为医疗行业的主祀之神，并以岐伯从祀；南迁之后，高宗又于临安府依在京旧制修建了神应王庙。仁宗虽然能力平平，但他在位期间国家呈现出一派政通人和、繁荣兴盛的景象，被后世史家誉为"盛治"。他恭俭仁恕，是我国首位被谥为"仁宗"的皇帝。

神宗赵顼的医术和造诣似乎要胜过御医。有一次上朝时，神宗询问一名姓吕的官员是否抱恙，官员回答没有。神宗又打量了一番，再问他是不是患疾，这个官员还是否认。下朝回家，心中疑惑的吕姓官员用铜镜查看自己的脸色是否有异常，但看来看去都没有发现异状。结果，没过几天，这位官员突然发病了，还病得颇重，竟然卧床不起。

王安石为相时，一日"奏事殿中，忽觉偏头痛不可忍，遽奏上，请归治疾。裕陵（神宗）令且在中书偃卧，已而小黄门持一小金杯，药少许，赐之云：'左痛即灌右鼻，右即反之；左右俱痛并灌之。'即时痛愈"。现在看来，神宗指导王安石交叉灌药以治疗偏头痛，是符合科学依据的。后来，神宗召天下名医，"各以效方奏进"，最终编成了《太医局方》。

徽宗赵佶继位后，曾颁布圣旨要求各州县广泛设置"居养院""安济坊"（即疗养院）等医疗保健和慈善机构，并设"修合药所"这一医药管理部门（后改为惠民药局）；采纳何执中的建议，于全国设立熟药所（即制药厂）；增设了环境卫生管理机构，以及掩埋尸骨的"漏泽园"；后又命人编著、颁行了另一本草范本《大观经史证类备急本草》及国家药局方《和剂局方》等。历时十八年之久，于北宋政和七年（1117年），他又亲自主持完成了旷世巨著《圣济总录》二百卷，集宋以前中医药文化之大成。序言中他说此书

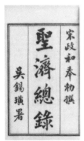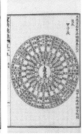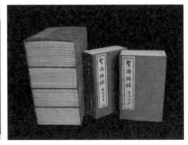

《圣济总录》

"可以养生，可以立命，可以跻一世之民于仁寿之域"，并强调预防为主，指出"疾成而后药，神医不可为也"。这是我国唯一一部由帝王本人主编的医著。

崇尚理学的理宗赵昀则于淳祐七年（1247年）"创慈幼局，收养道路遗弃初生婴儿；仍设药局疗贫民疾病"。这项古老的制度安排，使《周礼》的思想得以实现，也使得宋代的孤幼救济制度远远领先于当时世界其他地区。

爱民、恤民、与民同忧乐的民本思想，以及急民事、惜民力的民本措施，宋代的思想家多有阐述。"固本之道，在于安民；安民之道，在于足衣食。"北宋范仲淹曰"先天下之忧而忧，后天下之乐而乐"，南宋陆游称"位卑未敢忘忧国"。民本思想继承了儒学的民本传统，其灵魂就是"人民是国家的根本"，其核心是"重视民生"。宋代号称"以仁治国"，很多士大夫也确实抱着"哀民生之多艰"的情怀，真心想做一些体恤民生的事情。

北宋政和三年（1113年），有地方官员上了一道折子，称一些偏远乡村"相距州县甚远，遇有疾病之人，本处无医药，往往损失者众"，因此恳请宋廷在乡下设置一些官办的平价药房，以"救万民之疾苦"。徽宗大笔一挥："从之。"之后的一百五十年间，各地的官办平价药房渐渐多了起来。而这种官办药房的药物售价，只有市价的三分之一，故而取名为"惠民药局"。朝廷还颁布药典，严禁售卖假药。南宋诗人刘克庄在《后村集》中记载了这样一件事：惠民五局卖假药的事件被民众举报查出后，朝廷下旨，给予该局三名主要官员降职处分，给予涉事人员"磨勘（留职察看）两年"

的处分。宋廷规定，"熟药所、和剂局、监专公吏轮留宿值。遇夜，民间缓急赎药，不即出卖，从杖一百科罪"。也就是说，药房必须二十四小时营业，"夜间不卖药重打一百棍"，以缓解老百姓的"看病贵""看病难"问题。

北宋早期和中期社会环境比较稳定，经济也比较发达，再加上北宋帝王大多重视中医学，对促进宋代医药的发展起到了积极的作用。

靖康之变后，大宋的江山已处于风雨飘摇之中。高宗赵构年事已高，故对继任者孝宗赵昚恩宠有加。一次，孝宗患腹泻，一天连泻了好几次。太医们治疗几天后也不见有起色，赵构就到处为孝宗寻医问药。当他听说杭城有一位叫严防御的郎中医术高明，就急忙诏他进宫。严防御替孝宗诊过脉后说："这是脾虚泄泻，应用健脾的方法治疗。"于是，就用白术、茯苓两味药磨成粉末，让孝宗吞服，吃了几次病就好了。高宗大喜，赏给严防御一块金字牌匾。这件事当时轰动杭城，到严防御那里看病的人接踵而来，生意十分兴隆，以至于人们把他所居住的地方专门命名为"防御巷"（今杭州小营巷一带）。其实，严防御所用的白术、茯苓这两味药，自古以来就是浙江的地道药材。

宋代第十四位皇帝宁宗赵扩对用药也很有见地。他服药时，"每命尚医止进一药，戒以不用，分作三四帖。盖医家初无的见，以众药尝试人之疾，宁皇知其然"。他还把"少饮酒""少食生冷"作为养生训条，每次进酒都不超过三杯。

第三节　宋代文学中的医事

宋末文坛领袖刘克庄的《杂咏一百首·华佗》中说：

古来神异少，天下妄庸多。

文帝能全意，曹瞒竟杀佗。

意思是说，自古以来奇异有才的人就很少，天下平庸的人却有很多。汉文帝尚能懂得这番意思，曹操竟然最后杀了华佗。

无情不是宋人，无情不成宋词。一说宋词，我们就会想到晏殊的"无可奈何花落去，似曾相识燕归来"，想到欧阳修的"人生自是有情痴，此恨不关风与月",想到苏轼的"人有悲欢离合,月有阴晴圆缺,此事古难全",想到李清照的"莫道不消魂,帘卷西风,人比黄花瘦"。这些脍炙人口的词句时时会在我们的耳边响起,从而使我们的生活增添一份诗意的色彩。近代著名学者王国维说过人生的三种境界:"昨夜西风凋碧树,独上高楼,望尽天涯路",这是晏殊立志高远的第一境;"衣带渐宽终不悔,为伊消得人憔悴",这是柳永孜孜以求的第二境;"众里寻他千百度,蓦然回首,那人却在灯火阑珊处",这是辛弃疾终于成功的第三境。王国维所引的这三首宋词,虽讲恋爱相思,但有哲思深度,可以醇化出哲理的酒香。

其实,宋代诗词中也有很多有关医药的事。有人对《全唐诗》《全宋词》等五部唐宋诗词文献进行了统计,发现涉及医药的诗词多达一千三百五十一首,相关代表性作家达二百五十六人。

陆游是南宋时的大诗人,也是名医。在历代诗人中,他也是比较高寿的一位,终年八十五岁。他从小博览群书,勤奋好学,对诗和医药都有相当的研究,也与诗、酒、病、药结下了不解之缘。据不完全统计,在他现存诗稿中有三千多首是涉及疾病和医药的。如《采药》一诗:"笭子编成细箸新,独穿空翠上嶙峋。……络石菖蒲蒙绿发,缠松薜荔长苍鳞……"在《卧病》诗中也有:"……呼儿屏药囊,吾疾今其瘳。"

六十五岁以后,他长期居住在山清水秀的绍兴鉴湖之畔,既种菜、种药,又写诗、饮酒、看病,过着安定的田园生活。一首七绝《山村经行因施药》(其二)可证:"耕佣蚕妇共欣然,得见先生定有年。扫洒门庭拂床几,瓦盆盛酒荐豚肩。"从诗中可看出,田农和蚕妇又是扫地抹桌拂床,又是端酒煮肉,十分欢迎这位诗人兼医生,争先恐后要盛情款待他。

"儿扶一老候溪边,来告头风久未痊。不用更求芎芷辈,吾诗读罢自醒然。""驴肩每带药囊行,村巷欢欣夹道迎。共说向来曾活我,生儿多以陆为名。"以上两首诗讲的是,陆游骑驴为乡里百姓看病,有一位老人头痛病发作在溪边等候,他耐心为之讲解病情及防治要点。乡亲们看到陆游,都自动地分列两旁夹道欢迎,连连夸赞他的医术高明。他曾救活了不少人,百姓十分感恩,就连刚生下来的孩子也多以陆游的姓来命名,其医术之精深由此可见一斑。

"州桥夜市煎茶斗浆,相国寺内品果博鱼。金明池畔填词吟诗,白矾楼头宴饮听琴。"一座汴梁城中，处处有情调，时时有画意。宋代文人笔下有大量吟咏"四时八节"的节序诗词。这些诗词真实、生动地呈现了宋人的节日生活，展现了当时的社会和时代风貌。同时，又体现了节日文化、民俗文化与中医药文化的完美结合。节序诗词中所反映出的节令饮食习俗，蕴藏了医学思想及防病治病和延年益寿的知识、经验和行为，彰显了节日背后深厚的中医药文化内涵。

南宋庆元元年（1195年）的五月初五，七十岁的陆游写下了《乙卯重五诗》以记录这一天的日程："重五山村好，榴花忽已繁。粽包分两髻，艾束著危冠。旧俗方储药，羸躯亦点丹。日斜吾事毕，一笑向杯盘。"

"乙卯"即宋宁宗庆元元年；"重五"即端午。这短短四十字的"端午日记"，写出了南宋时期悠长的端阳韵味，而一个"笑"字，意味更是深长。

宋人过端午，并不限于五月初五当天，而是从农历五月初一开始，连过五天。初一到初四，大街小巷的商贩们忙着叫卖过节的东西，唤作"节物"，如桃枝、柳枝、葵花、蒲叶、酒等。宋代端午节的粽子，花样并不比现在少。《岁时杂记》中记载："名品甚多，形制不一，有角粽、锥粽、菱粽、筒粽、秤槌粽，又有九子粽等。"此外，宋人还会在端午吃香糖果子、白团等，有时还会将此作为亲友间互赠的礼物。

等到初五这天，节日氛围最是浓厚。这一天，宋人一般会早早起床，赶在天亮前就把艾叶、艾花绑成束插在门上，用以辟邪。

而等到日头当午，宋人便打来井水洗澡沐浴。并会在浴盆里放上艾、柳、桃、蒲，寓意疫气不侵。浴后便可出门游玩，在河边观赏"龙舟竞渡"，或坐画舫游览湖景等。

其实，两宋时期的文学体裁十分丰富。除了诗词，笔记是宋代文人撰写较多的一种文体。笔记为宋人"随笔记录、不拘体例"之作，多为记录作者本人亲历亲闻之事，或读书之后的感想体会，记载翔实，内容也非常丰富。《桂海虞衡志》就是一部记述宋代广西地区社会文化生活的史料笔记，其中蕴含着丰富的医药学内容。宋朝时，文人士大夫习医蔚然成风，药物学内容也成为文人创作的素材之一。因此，在部分宋人笔记中可见到不少弥足珍贵的药物学相关记述。

古代首部大型真菌专著诞生于宋代，将古人对真菌的认识和利用推向了一个高峰。南宋陈仁玉的《菌谱》中描述了十一种食用菌，明代的《广菌谱》和清代的《吴蕈谱》都是在《菌谱》基础上的进一步发展。而在宋人的笔记中也有不少关于真菌的史料。其中所记载的茯苓栽培方法，是我国食用菌栽培技术发展史上里程碑式的史料；食用菌除了用于日常食用外，"致幻蘑菇"还与宗教活动有关；毒菌中毒事件屡见笔端，解毒方法也有多种，且毒菌往往与蛇联系在一起，在部分地区则成了巫蛊文化的一部分；茯苓还被宋人广泛用于养生和医药。

存世的近五百种宋代笔记刊载了大量医案、医方、药议等涉医文献，印证、补充了以医药学专著为主体建构的宋代医学史，具有重要的考证互补价值。有学者在三百六十种宋代笔记中，梳理出了七十五种含有药物学内容的书目，共辑出药物文献二百八十五条，总计五万余字。

宋代笔记中的医学资料不但数量多、涉及面广，而且总体的学术价值也居历代之首。《梦溪笔谈》就是其中的代表作之一，其所涉的医学资料可归为三类：一是考辨类资料，纠正了当时医界所谓人有水喉、食喉、气喉"三喉"的错误认识，指出"水与食同咽，岂能就口中遂分入两喉？人但有咽、有喉两者而已"；另外还对细辛等三十余味药物的名称、形态、性味作了细致的辨析，是本草考证的重要参考依据。二是阐发医药理论类资料，在阐述方剂的君臣佐使和中药汤、散、丸不同剂型的功用时，有很多精辟见解，至今仍有现实意义。三是包罗医家、奇病、轶闻等各种医事内容的见闻笔录。

宋人笔记中关于日常饮食养生的记载也非常丰富。如崇尚素食菜羹，反对滥杀生灵；追求节食养生，反对纵欲任性；注重药膳调补，反对妄服丹砂等。这些具有时代特征的养生思想和方法，对现代人的修身养性和延年益寿具有一定的指导和借鉴意义。

医案是记载疾病诊疗的病历。早在西汉时期，淳于意就将自己诊病的记录称为"诊籍"，可以说是病历医案的肇始。《伤寒九十论》是宋代成体系的医案整理记录，也是我国最早的医案专著。一案一故事，一医一人生。宋代医案作为中医优秀文化中的一颗璀璨明珠，一直照耀着医学的发展方向，正如清代医家周学海所说："宋以后医书，唯医案最好看，不似注释古书之多穿凿也。每部医案中，必有一生最得力处，潜心研究，最能汲取众家之所长。"国学大师章太炎对此也有极高的评价，尝谓："中医之成绩，医案最著。欲求前人之经验心得，医案最有线索可寻，循此钻研，事半功倍。"

周密做过南宋官员，但以诗词散文传世，其词风格清雅秀润，与吴文英并称"二窗"，著有词集《萍洲渔笛谱》《草窗词》，赵孟頫为其所画的《鹊华秋色图》已成为国宝级文物。他不仅能书画，还雅好医药，曾担任过五年的和剂局监察官，并亲自对前代留传下来的处方进行验证。他的笔记集《齐东野语》《志雅堂杂钞》《癸辛杂识》《武林旧事》等所载录的医事制度、医家史料、典籍训释、养生知识、各科医案，特别是治病疗疾的验方效剂，多为其搜集、使用后的记录，大都真实可信，已成为后代研究宋代医药、社会、经济、文化的重要史料。

在《武林旧事》中，周密记载了宋代宫廷严密的产科制度：嫔妃生产前，太医局要差产科大小方脉医官前往诊视。同时，要画出产图方位，列出饮食禁忌、合用药材、催生物件等，并选派老娘、伴人、乳妇、抱女、洗泽人等。这足以说明当时产科水平的高超。中药"饮片"一词也出自《武林旧事》："熟药圆散、生药饮片、麸面、团子、馒头……都民骄惰，凡买卖之物，多与作坊行贩已成之物，转求什一之利。"这是古代书籍中首次提到"作坊"出售"生药饮片"一事。《武林旧事》卷三"岁晚节物"条载："寺院及人家用胡桃、松子、乳蕈、柿栗之类作粥，谓之'腊八粥'。"这里的"乳蕈"即松乳菇。卷六则记载了当时杭州市面上一种叫作"天花饼"的食物。

在《齐东野语》中，还有关于男科学的论述："世有男子，虽娶妇而终身无嗣育者，谓之'天阉'，世俗命之曰'黄门'。"《齐东野语》是第一本全面细致地记述针灸铜人的书，"铜人全像以精铜为之，腑脏无一不具"。

在《经验方》中，周密记叙了以胆矾治疗喉痹的经历，后收载于明代的《本草品汇精要》一书。在《志雅堂杂钞》中，也记载了三十多项治溺死、喉痛、暴聋、金疮刃伤、暑天痱子的实用方药，还有多个治疗喉痹和喉蛾的单验方，如用油纸卷巴豆，点燃后以烟熏喉间，即吐恶血而消等。

在《癸辛杂识》中还提到了两个与医生有关的故事。一是李医生"饭于省中（宫禁之中）"，文载："又尝语医者李垕父曰：'君当饭于省中。'乡人传以为笑。后文庄贵常招之胗脉，留与共饭于省阁，因举旧话一笑。"

二是"两王医师"，文载："王医师有二：王继先，高祖朝国医，后以德寿宫进药罔效，安置福州。王泾亦继先同时，相先后应奉，后以德寿疾，进凉药大渐，杖脊黥海上。后得归，所谓御胕王承宣者是也。"这个故事讲的是两个姓王的太医，因为在宫廷中治病效果欠佳而被处罚。

前面提到过的真菌药材茯苓在宋时已被广泛用于医药，而野生茯苓不足时即以人工栽培予以弥补。《癸辛杂识》续集中就有"种茯苓"条："……茯苓生于大松之根，尚矣。近世村民乃择其小者，以大松根破而系于其中，而紧束之，使脂液渗入于内。然后择地之沃者，坎而瘗之。三年乃取，则成大苓矣。"这段话清楚地记载了当时浙江一带"利用松根"人工栽培茯苓的情形。

《癸辛杂识》后集"桐蕈鳆鱼"中载："天台所出桐蕈味极珍。"这里的"蕈"就是指蘑菇。《癸辛杂识》前集还记载了因"蕈毒"死人的故事："感慈庵僧德明，游山得奇菌，归作糜供众。毒发，僧行死者十余人。德明亟尝粪，获免。有日本僧定心者，宁死不污，至肤理拆裂而死。"这事发生在南宋嘉定八年（1215年），感慈庵僧人德明在杨和王的坟上采得"奇菌"，后做成蘑菇粥给僧众食用。众僧因食毒菇而死，唯有德明和尚食粪解毒而活。当时来"进修"的日本和尚定心因拒食粪便而"肤理拆裂而死"。其实，那时的"尝粪"就是现代的"粪菌移植"技术，应该说是相当超前了。

上述医案、医方涉及临床各科，散见于笔记、杂文和其他文学作品中，历代医药学专著则大多失载。值得注意的是，宋代笔记刊载的一些药物辨识方法，比同期的本草学著作更为细微、准确。另外，宋代笔记的作者众多，水平参差不齐，它既有生动活泼的一面，也存在一些严谨性不足的弊端。对宋代笔记所载的医药文献，不能毫无选择地通盘接受，应细加辨析，去伪存真，客观揭示其医药学的现实价值。

有些宋人的笔记，侧重于某一方面医学内容的记载。如赵升的《朝野类要》所记医事，皆涉朝廷医事制度；叶绍翁的《四朝闻见录》、王明清的《挥麈录》、邵伯温的《河南邵氏闻见录》等，则侧重记述医家事迹；苏轼的《东坡志林》除记名医事略外，还颇多摄生导引的相关资料；孟元老的《东京梦华录》和吴自牧的《梦粱录》，是专载都市生活和风俗习惯的笔记，也有一些其他书中少见而与医学有关的资料。

有些宋人的笔记中，医学资料仅一二条，但其学术和实用价值不容忽视。如周煇《清波杂志》中的苏文忠公临安置病坊，周密《武林旧事》中的宫中分娩仪例，龚鼎臣《东原录》中的西夏与北宋药材贸易，王得臣《麈史》中有关工业职业病的记载，以及郭彖《睽车志》中的日光艾灸法等资料。

宋代笔记小说中的药物相关记载源自作者的生活经历，应该是真实可信的。部分药物史料填补了药物学上的空白，展现了当时社会药物学发展的风貌和特征：对药物资源品种的重视；煮散剂和香药的盛行；药物流通的兴盛；药品生产销售的朝廷介入。

综观宋代笔记的医学资料，内容广博繁富，且所记多为"亲历""亲见""亲闻"，所以较之其他各代，似更值得重视。下面列举几部重要的文学作品。

《太平御览》内容宏富，包罗古今万象，是宋代四大类书之一。所涉及的医药内容主要集中在人事部、道部、方术部、疾病部、饮食部、药部六个部类，分为人体、养生、疾病、本草、医药史五个方面，广征博引，引文以非医书籍为主。

《夷坚志》为南宋著名文学家洪迈所撰，记述了宋代诸多的人文掌故及逸闻趣事，涉及三教九流、诸子百家，著录甚广。洪迈为南宋绍兴进士出身，后官至端明殿大学士，学识渊博，涉猎亦广，精通经史子集、医卜星相。由于宋代士大夫阶层中风行医药养生之术，他亦亲为之，并得以活到八十岁的高龄。

在《夷坚志》中，他用大量的篇幅记载了很多有关中医药文化的内容，几乎囊括了中医药的各个方面。全书有四百余则故事涉及医药与卫生保健，其中多数都有民间医者参与医疗活动的身影。

洪迈在书中记述了诸如庞安时、周史卿、杨吉老、张子刚、徐远同、田道人、谢与权、武元照、滑世昌、杨道珍等当世名医，还记载了一位善治痈疽的女外科医生——张小娘子。在这些医者中，既有博儒之医，又有隐逸之医；既有医官之医，又有草泽之医；既有佛道之医，又有祝由之医；既有针按之医，又有知意之医。

《夷坚志》中还记载了当时的一种怪病，也就是现在的老年性痴呆："暮年忽病忘，世间百物，皆不能辨。与宾客故旧对面不相识，甚至于妻孥在前，

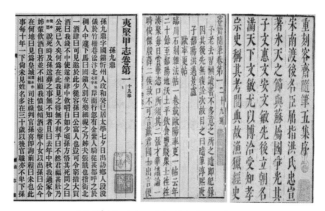

《夷坚志》（左一）与《容斋随笔》刊本

亦如路人。方食肉，不知其为肉；饮酒，不知其为酒。饥渴寒暑昼夜之变，一切尽然。手亦不能作一字，阅三年乃卒。盖苦学精思，丧其良心云。"书中还记载了一个治愈胫骨骨折的故事，这是一则古代体育康复疗法的成功案例。

在《夷坚志》中，洪迈记录了包括内外科、骨科、肛肠痔漏、耳眼鼻喉、蛇伤救急、伤寒时疫等在内的医学科目，几乎囊括了现代医学的所有分科；收罗了诸如虚损劳瘵、汗症咳喘、胸痛反胃、泻痢消渴、便溲不通、寄生虫症、痈疽疮疡、骨折跌仆、赤眼鼻衄、喉痛骨鲠、蛇虫毒伤等多达三十几个病种的治疗经验和方法，也非常符合现代医学对病种的划分。这些方法都有其独到之处，许多为其他方书所未载，并且有不少是简便价廉的单剂验方，特别适合平民百姓。尽管这些方法不免有片面及呆滞之弊，缺少中医学整体观念和辨证论治的学术思想，但完全可以让我们在日常生活中参照，为人民大众的健康事业服务。

洪迈的另一本笔记小说《容斋随笔》内容也十分繁富，上至历史制度，下至人文地理，诗词文翰，无不备载，且考据精准。其中保存了大量的医学史料，内容涉及医事制度、疾病、医药和中医文献等方面：用药者，不同流俗；用针者，独辟蹊径；用术者，神鬼莫测；用意者，练达人情。

在这些医者中，有救一人之性命，病家感恩涕泣者；有医一国之疫疾，举世歌功颂德者；有声显名赫者，从来不矜不傲，仁心依旧；有所志难遂者，绝言自暴自弃，痴心不改。活人济世，大医精诚，德艺兼备，妙手回春，真可谓一卷形神俱有的名医群芳谱。这其中最为杰出，也最值得再次提及的医者，莫过于张子刚。他能在众医的非难指责、病家的猜忌怀疑中坚持己见，不畏世俗，最终救活病人，起死回生，确实是世人学习与借鉴的榜样。

另外，洪迈记载了一些针刺火灸、药食养生法，以及很多与中医药文化密切相关的其他内容，如当时的一些药局药肆、朝廷的一些令行禁止、医史事件、医林典故、怪异秘闻、名医趣闻、误诊医戒等。这其中有许多庸医杀人、贪财误命的事例，就是在当今社会，依然对我们的临床工作有一定的现实意义。

北宋方勺在《泊宅编》中也批评当时那些以诡道谋财的恶医，并举出两事：一是王居安患痔疾求医，无良医家竟以药放下其大肠，才商议报谢之物，使其命悬于庸医之手；二是周仅患膀胱气，外肾（睾丸）偏坠，重金求治，当时治愈，但半月后疾痛复作，再寻医者已不见。这种医者确有医技傍身，但毫无医德良知，甚至利用医技胁迫病人，图谋钱财。医技不擅者固然是庸医，而徒有医技、没有仁心者，也是另一种意义上的庸医。

在宋代笔记中，医者不擅医技、乱投汤药、误治疾病的事情，不乏其例。北宋陶谷在《清异录》中大发感叹："医之于人，功次天地。其间滥谬盗名取赏，无功有害，药乎药乎，谬剂而已。"北宋刘斧在《青琐高议》中也哀叹"良医患少，而庸医患多"。北宋大儒程颢的幼女澶娘及程颐的一个侄子均因庸医误治而亡，所以程颐认为，庸医乱治人病，"与操刃而断其喉何异"，要求惩治庸医。

宋人对此类庸医的痛恨，在笔记小说中也得到了最大限度的呈现。南宋张邦基在《墨庄漫录》中所记载的段承务，就是一个医术甚精而医德缺失的医家。其行医只为多取钱财而毫无济世之心，后常在梦中受到众人的责罚，最后郁郁而死。

程颢说："病卧于床，委之庸医，比于不慈不孝。"程颐也认为，事亲学医"最是大事"，要懂一点医学知识，以免为庸医所误，"必须识医药之道理，别病如何，药当何如，故可任医者也"，"如自己曾学，令医者说道理，便自见得。或已有所见，亦可说与他商量"。后来"金元四大家"之一的张从正，将其医学著作命名为《儒门事亲》，正是受此思想的影响。

第四节 宋代文人的医学情怀

中国传统医学博大精深，历代文人对医学理论和医术也并不排斥。于是中医药与文学就结下了不解之缘，形成了瑰丽的医药文化奇葩。宋代，许多文人骚客、名士大家不仅文学造诣深厚，而且精通医药，是文学与医药学的"双栖"人士。他们将钻研医学药理作为其闲适生活、修养身心的组成部分，并充分发挥丰富的想象力和艺术才华，或撰书对联，或吟诵诗词，或写下文章，可谓百花齐放，大放异彩。大文豪苏轼、陆游，以及朱熹、王安石、苏辙、黄庭坚等，其文学作品中都有对中医药的涉猎。

在"无儒不通医"的宋代，哲学家、教育家朱熹研读医典、探求医理，作序题跋、传播医学，交往医家、虚心求教，与中医药有着不解之缘。虽非以医为业，他却对医学有很深的造诣，并以学者之见探求医理，以名家之文推介医术，影响深远而广泛，对宋代医学知识的传播和普及起了一定的推动作用。

文人文采飞扬、下笔有神；文人身处陋室、心忧天下。他们把修身、齐家、治国、平天下作为人生追求，同时又感情丰富、神思飘逸，学富五车、才高八斗，书画兼通、诗词双绝，精通医药、顾护苍生。有人说，宋人爱做梦，这也许是因为他们的理想非常高远，而且敢想、敢做、敢创新。正所谓"以天下自任，论列褒贬，无所规避""开口揽时事，论议争煌煌"。从"上医医国，其次疾人"，到"不为良相，当为良医"，无不昭示着读书人与中医的天然联系。

在医学地位提升及防病知识的传播过程中，宋代儒士扮演了重要角色。一方面，他们从人生价值、孝道观念等层面，倡导儒、医并重，以提高医学的社会地位，并利用为官一方的机会抑巫扬医、援医入儒。另一方面，他们从医疗机构贪腐的角度探讨宋代庸医盛行的原因，或以理推求，或以文献建功，纠正了传统医学中的诸多误识。

南宋曾敏行在《独醒杂志》中记录了相关史实：一是真宗景德年间，知府邵晔目睹广东缺医少药、信巫而不知医的习俗，力图改革，遂上书朝廷，请求赐方书及购药之资。从此，宋廷向地方赐药渐成惯例。二是仁宗时期，夏竦知洪州，在江西推行医药，禁止巫医。三是神宗时期，刘彝知虔州，将巫师三千余人转变为医者。针对虔州百姓生病不知医疗、信巫祈鬼的旧习，刘彝就组织编写了《正俗方》专论伤寒，并勒令巫师学习此方、以医为业。

宋廷非常重视中医药文化的发展，士大夫官僚群体也多能积极参与各类医药活动，包括编撰医书、整理医药文献、记载医家事迹、与医家交游酬答、推动医学教育等多种方式，在传承中医药文化遗产、保存医学史料、革除"信巫不信医"的社会陋习、提高医家地位等方面产生了良好的社会影响。

南北朝至北宋初，"师徒"和"世医"一直是医学知识传承的主要模式。而在宋代，随着医学文本的迅速增多，"文本阅读"在医学知识传承中所发挥的作用日益凸显。在张峋所撰郝允的墓志铭中可以看出，郝允的医学知识主要源于"师徒授受"；而叶梦得的记述，则在淡化"师徒传承"的同时，强化了"文本阅读"的作用。"世医"出身的庞安时，也部分摒弃了家传的医学知识，转而通过"文本阅读"来获取前人的经验。据张耒所撰庞安时的墓志铭和《宋史·方伎传》的记载，庞安时也是通过"文本阅读"成为"名医"的典范。但宋人在记述陈昭遇的神奇医术时，认为其主要源于"实践"，直接否定了"文本阅读"的作用，并进而借陈昭遇之口，对"文本阅读"进行了反思和批评。其实，社会是更大的学校，实践也是更大的"文本阅读"，这本书更为厚重，也更加重要。

宋代文人士大夫的习医风气蔚然盛行，药物学内容也成为其创作的素材之一，故而在部分宋人笔记中可见到一些药物史料的撰述。南宋张世南所著的史料笔记《游宦纪闻》，就记录了丰富的药物学内容，涉及药物别名、品种、产地、炮制、附方以及外来药物诸多方面。张世南虽然不是药物学家，但比较关注药物学内容，多从书籍里或生活中获取相关知识，且积极将这些知识记录下来。

江西东部抚河（又称盱江）流域，是人杰地灵、名人辈出之地。"唐宋八大家"江西就占三家，其中王安石、曾巩两人出自抚州地域，此地还出过晏殊、晏几道、汤显祖等杰出人物。在抚河流域，历史上最负盛名的文化人杰应为北宋文人兼宰相王安石。

王安石爱读医书，尝谓"某自诸子百家之书，至于《难经》《素问》《本草》、诸小说无所不读；农夫女工，无所不问"。他性格孤傲，不同流俗，有人劝他服补药，他却说："余平生不服紫团参（上佳党参），亦活到今日。"可见他对无病服药、乱服补药是持否定态度的。他有两个方剂流传后世，一是《苏沈良方》所载的王荆公偏头痛方，另一为王荆公妙香散。

同为抚州人的陆九渊也对医学涉猎颇深，习惯用医理、药理阐释治学与治国的主张。他的医学情怀反映出盱江医药文化的兴盛，以及有宋一代士人知医的社会风气。

现在有"一个苏轼，半个北宋"的说法，可见他在那个时代是多么的耀眼。苏轼不仅文章、诗词、书法冠绝当时，在医药上的成就也是首屈一指。他在"杭州大旱，饥疫并作"之时，动用库府银两，并拿出自己的薪俸黄金五十两，创立了我国历史上第一所公私合营的医院"安乐坊"，以接纳贫苦病人；他对气功强身祛病也有深入的研究，《上张安道养生诀论》是公认的名篇，其养生观也堪为经典——"善养生者，不过慎饮食起居、节声色而已。节在未病之前，而服药在已病之后"。苏轼在《赠眼医王彦若》一文中，将眼睛的生理、病理描写得十分细微，还记录了一个针拨白内障的手术场面。哲宗元祐五年（1090 年），杭州流行瘟疫，此时苏轼正好调任杭州知州，他毫不犹豫地献出秘方"圣散子"，救活了不少人。在他从海南回京途经江西寓居时，常携带一只口袋，见谁不适就配药送上，并指点服法，很受当地百姓的欢迎。

苏轼是知医理、明药物的文学家，同时也是懂得食疗养生的健康达人。他经常研究医书药典，并自拟方剂，研制出了不少治病保健、食疗养生的方法：将茯苓面和蜜调制后用于治疗痔疮；自制"雪羹汤"降逆化痰等。他尤喜麦门冬饮，曾作诗述之："一枕清风直万钱，无人肯买北窗眠。开心暖胃门冬饮，知是东坡手自煎。"麦门冬（麦冬）养阴生津，润肺清心，时常饮用，自然有益于睡眠。

苏轼六十岁高龄后仍身体健壮，精神矍铄，才思敏捷，这与他学习中医药、研究养生之道是密不可分的。他还给后世留下了一本《东坡养生集》，其中有一条养生之道就是吃芡实，还提出饮茶可以预防龋齿之说。

元丰四年（1081 年），苏轼被贬为黄州团练副使。黄州盛产苍术，但人们不知道它的药用功效，只知道用它熏蚊子，"一斤数钱耳"。而质量比其差的舒州白术，却"至难得，三百一两"。为此苏轼写下了《论苍术》

一文："此长生药也。人以其易得，不复贵重，至以熏蚊子，此亦可以太息。舒州白术……其效止于和胃气，去游风，非神仙上药也。"其弟苏辙自小体弱多病，长期服食茯苓这味中药，后来身体逐渐好转。黄庭坚也曾写词咏茯苓："汤泛冰瓷一坐春，长松林下得灵根。吉祥老子亲拈出，个个教成百岁人。"

这个与苏轼齐名的黄庭坚，不但有病自己选择药物服用，而且经常与人通函论病。如与曹使君书云："贤郎痈肿，亦是天气亢沴，故有热者先得之。若脏腑祕滞，可用犀角丸服之，得大便流利，则痈自衰杀。"

陆游的先祖陆贽是唐朝名相，也是精通医药的专家，著有《陆氏集验方》一书。受此影响，陆游也通晓药理，宦游四方，注意收集各种药方，经过审慎选择，在淳熙年间（1174—1189 年）刊刻了《陆氏续集验方》两卷。他的《剑南诗稿》中也多见他诊病的记录。他不但能医人，还能自医，除了给自己开方子，还能灼艾，在《剑南诗稿》中就有《久疾灼艾小愈晚出门外》的诗作。因菊花性清凉，能治头痛头晕，他就收集菊花作枕，"头风便菊枕"，并作诗称"采菊缝枕囊，余香满室生"。

南宋淳熙二年（1175 年），陆游在成都做一个小官。其时疫病流行，他目睹患者贫病交加之惨，便在街头煮大锅药给病人服用，救了很多人，并作诗云："我游四方不得意，阳狂施药成都市。大瓢满贮随所求，聊为疲民起憔悴。"晚年居山阴，他还在自己的小园中开辟药圃，种药、采药、煎药，配制丸散膏丹，走乡串户为百姓治病，过着"幽谷云萝朝采药，静院轩窗夕对棋"的悠闲生活。

第三章　宋代医事制度和医疗改革

　　生老病死是逃避不了的自然规律。不论是今人还是古人得了病，看医生自是首选。如何让老百姓看得上病、看得起病、看得好病，不会因病而倾家荡产、坐以待毙，历朝历代的执政者无不殚精竭虑、苦思良策，均出台过不少"医改"妙招，只为解决老百姓"看病难""看病贵"这个千年难题。

　　我国的医事制度从周代开始就比较健全了。据《周礼》记载：当时设有医师、上士、下士、府、史、徒若干人，下分食医（掌管饮食）、疾医（掌治内科疾病）、疡医（主治肿疡、溃疡、金疡等外科疾病）、兽医等类。"医师"为众医官之长，掌握医疗政令。此外，还有负责环境卫生的职官。年终要进行考核，所谓"岁终则稽其事，以制其食"，即每年增减俸禄都要根据评比考核结果和治疗效果。十全为上，治十失一次之，治十失二再次之，治十失三又次之，治十失四为下。由此可见，那个时候的及格标准与现今一样，都是六十分。当时病人经医治后都要建立医案，对于死者也要出具专门的报告。

　　秦代医事制度基本与周代相同。《左传》记载了古代最早的一个医案，其中的这个名医来自秦国。春秋时代，晋文公之孙晋景公生病，便向秦国求医。秦桓公派了一个叫缓的医生前去诊治。医缓诊断说："疾不可为也，在膏之上、肓之下。"因断症准确，被晋景公赞为"良医"。这也是"病入膏肓"这个典故的由来。

　　秦医为列国君侯治病，在史书上多有记载，所以让我们记住了医缓、医和、医竘等古代名医。另外，秦国可能是第一个在制度上将巫与医分开的诸侯国，并设有太医令、太医丞等医职，以及左府、右府等医疗机构。1975 年，在湖北云梦县出土的秦简中，记载了一个处理疫病传播的案例。有人怀疑邻居患有"毒言"（通过唾液传播的传染病），便将其扭送至官府。这个邻居称外祖母也患有"毒言"，曾与三十余人共用过杯具。于是他被判有罪，并被送往"疠迁所"隔离，由"医工"（基层专业医生）负责诊疗。著名学者熊建雪在其论文《关中地区周秦时期人类体质健康状况研究》中指出，秦国关中人寿命较长，婴儿死亡率较低，死于壮年期之前的人口不足40%，死于老年期的占20%，而当时其他国家的壮年期前死亡率高达60%，死于老年期的远低于20%。

中国传统医学肇始于汉代，中医药的体系由此开始形成。《黄帝内经》的问世标志着中医理论体系的建立；《神农本草经》系统总结了汉代及汉代之前的药物学理论和知识；《伤寒杂病论》在此基础上阐述了伤寒病的辨治原则和治疗方法，是我国第一部论述多种外感热性病的专著；《金匮要略》以论述内科杂病为主，也涉及妇科和外科。另外，汉代拥有一大批名医，群星灿烂。西汉初年的名医淳于意，所诊治的病人"皆有诊籍"；西汉末年的楼护，熟读"医经、本草、方术数十万言"，并尝试通过解剖来研究人体的病理和生理；东汉初有涪翁精通针灸，有《针经》《诊脉法》传于世；东汉末还出了两大名医，一个是内科"医圣"张仲景，另一位是"外科圣手""外科鼻祖"华佗。

汉初设太医令丞，属少府。后汉时设掌握医事的太医令，下辖员医、药丞和方丞三百多人。药丞主药物，方丞主医方。凡官府各部均置官医，考选补用均由太医令主管。

西汉时期，汉平帝刘衍推行"赐药"于民。北魏时期，孝文帝元宏设立"别坊"提供免费医疗。隋朝时，太医令改属门下省，另设有尚药局。唐朝基本因袭隋制，为了更好地普及健康卫生常识、解决平民百姓看不起病的老大难问题，还召集天下良医，广搜妙方，"亲制广济方颁示天下"。当时的统治者担心不识字的人看不懂药方，于是命令地方官员在各通衢大道、乡镇道口张贴告示，办"宣传栏"、出"黑板报"，并派专人将各类医方读给围观众人听，还免费为不识字的人抄写药方，让老百姓能对疾病预防、病理常识、对症施药有所了解。唐朝还通过立法对医疗行为加以规范，如《唐律疏议》中曾规定："诸医违方诈疗病，而取财物者，以盗论"；对下错药方的人也要"杖六十"。

赵匡胤于北宋建隆元年（960年）建立北宋，结束了五代十国的分裂局面。在农业及手工业高度发达的基础上，宋代的社会生产力大幅度提高，商业发展迅速，很多新思想涌现，儒学思想亦再次复活，对医学的发展有一定的影响。谢观曾说："中国历代政府重视医学者，无过于宋。"新儒学的代表、北宋改革派王安石极力推行"新法"，促进了医疗体系、医疗制度及有关机构的改革，如设立御药院以及其他保健或慈善机构等。

宋代承前朝开设尚药局，并于药政方面开历朝先河，置和剂局和惠民局，对中成药实行国家专营；大力编写医书，确立了药品炮制和加工制作的国家标准；在各地广设药局，加强药物的生产、销售管理，实行轮值夜班制，保障药品的质量和供给，方便百姓购药；快速响应疫情，及时管理病人以阻断其流行和蔓延。所有这些，使得宋代的医疗保障体系比较完善，民众医药知识的普及率比较高，医学成就和对世界的贡献也是在各个朝代中比较亮眼的。

第一节　宋代医事制度的特点

长期以来，古代医事制度的设置主要为宫廷及上层统治阶级服务，而民间医药并没有持久的管理制度。宋代的医事制度较唐朝有很大的改进，变得更加完善。可以这样说，宋代将医改进行得比较彻底，朝廷承担起了公益医疗的责任，这或许是封建时期历朝历代中做得最好的。

一是由朝廷主持审定并刊行官版医书。宋代十分重视总结前人的医学经验，曾多次下令征集医书和方论，并对之进行校定、编辑和刻印出版。这些医书在校定之后，一般随即刊刻，所以非常及时，且流传广泛。但由于书价昂贵，"医人往往无钱请买"。绍圣三年（1096 年），宋廷就命国子监将《千金翼方》《金匮要略方》《王氏脉经》《补注本草》《图经本草》等五部医书"开作小字，重行校对出卖"，降低售价或免费投放，以便医者参照使用。

在宋代官方和民间校定整理的医书中，首推《本草》一书。太祖先后两次命刘翰、马志、卢多逊、王祐等校定此书，开宝六年（973 年）奏进于朝，定名《开宝重定本草》，共载药九百八十三种，在《唐本草》基础上增加一百三十九种。后太祖亲为制序，命摹印颁行。因韩琦言《开宝本草》"尚有所遗"，仁宗遂命掌禹锡、林亿、苏颂、张洞等再加校正，历时四年而成，称《嘉祐补注神农本草》，共载药一千零八十二种，其中补入新药八十二种，新定药物十七种。随后，仁宗又命苏颂等再加撰述，到嘉祐七年（1062年）编成《图经本草》，用文字和图形并行方式描述药物，颇为实用。哲宗于元祐七年（1092年）命陈承将《嘉祐本草》与《图经本草》合而为一，附以古今论说和已所见闻，题名《重广补注神农本草并图经》，林希为之作序。

其后，又有药物学家唐慎微依据历代本草，博采经史百家、佛经、道藏中的有关论述，著成《经史证类备急本草》，载药一千七百四十六种，每药附图，并著录制药方法和古今单方论说于后。此书上贡朝廷后，在北宋大观二年（1108年），由艾晟校补作序，改名《大观经史证类本草》。政和六年（1116年），曹孝忠等奉命再加修订，称《政和新修经史证类备用本草》。此书修成后适逢"靖康之变"，被金人掠去。南宋高宗复命王继先等重校《大观本草》，于绍兴二十七年（1157年）毕工，共载药一千七百四十八种，题名《绍兴校定经史证类备急本草》。这部巨著奠定了宋元时期药物学的基础，是明代李时珍《本草纲目》出版前的本草学范本。

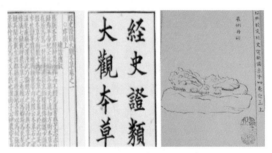

《大观本草》和《绍兴本草》

虽然印刷术早在唐朝已经存在，但在北宋康定元年（1040年），毕昇将之改良为活字印刷技术后，也使得医学著作大量出版，促进了医学知识的普及和诊疗水平的提高。宋代还专设"校正医书局"，集中了一批著名医学家及其他学者，有计划地对历代重要医籍进行搜集、整理、考证和校勘。很多医籍，如《素问》《神农本草经》《脉经》《甲乙经》等都是在这一时期校定、刊行后流传下来的。此外，医家对著名医籍进行了大量的研究，《黄帝内经》《伤寒论》等注释版本相继出版，促进了当时的医学发展。

宋廷曾多次向全国征集民间医案资料，诏"诸州士庶，家有藏书者，许送官"，许以"第其卷数，优赐钱帛"。及二百卷以上者与出身，已仕官者增其秩"的奖励，整理校对后编成统一的医籍发行全国。宋廷整理前代的本草文献，并总结当时的药物学新经验，出版了大量的本草药典，是同期世界药物学领域中的先驱。宋廷设立"尚药局"后，广泛地收集宋代以前的方剂及民间验方，编成大型方书《太平圣惠方》等。另外，宋代名医很多，亦都编撰各自的验方传世，出版了多种类别的大量医籍。

北宋朝廷在推广和普及医药知识、养生常识上做得很到位。官方出资印刷了一大批医书、药方，免费向平民百姓派送，如《圣惠方》《简要济众方》《庆历善救方》等记录了一些简明扼要、灵验有效的方子。这在交通闭塞、信息不畅、民众识字不多、医疗水准相对落后的宋代，无疑极具实用价值，也很有实际意义。

二是将医药行政与医药业务、医学教育分离。太常寺除太医局（专管医疗、教学）外，另设翰林医官院，掌管医事政令，包括向军旅、官衙、学校派遣医官，管理医药事宜，从而结束了唐朝太医署兼管医政、医疗与教学的局面，提高了办事效率。医与教两者各有专责，有利于医药行政管理的实施和医学人才的培养，也是宋代医学比前代有较大发展的重要原因之一。

太医局以培训医疗人才为主，每年春季招考三百名合格者，并送到太学、律学、武学各营轮流实习（相当于现在的规范化培训），年终评比合格者则授予尚药局医师职务。翰林医官院设大小方脉，以及眼科、产科、口腔科、肿瘤科等部门，另设"御药院""尚药局""熟药所""民局"等机构掌管皇家药物，统一制定药品价格和国家处方，实行医药统一，以维护正常的药品生产、供应与使用秩序。在民间医药设施方面，京师设有太医局"卖药所"，后各地也相继设立。宋廷还对药品管理和药品贸易实行国家垄断，颁布了一系列医药律令，如饮食卫生律令、卫生保健律令、婚姻律令、保护婴童律令等，以法律手段规范医药卫生事业的有序健康发展。

御药院是太宗末年始设的医药机构，既主管皇宫的医药，还管理皇家的衣食住行和皇宫的财物，参与皇家的生老病死，是皇帝身边不可或缺的机构。而在宫廷之外，御药院起着连接宫廷内外桥梁的作用，并协同起草重要文件，监督科举并制定有关制度。所以说，御药院具有性质的隐蔽性、职能的广泛性、使用的任意性等特点，是宋代特有的皇家御用工具。

卖药所及以后的和剂局，是我国历史上最早由国家开办并经营的药店和制药厂，较好地起到了"利国、利民、利业"的三重效果。它的某些规章制度和做法，不仅在医学史上发挥过重要作用，而且对后世也产生了不小的影响。卖药所创设于北宋熙宁九年（1076年），当时宋代正在实行王安石的"新法"。而根据"市易法"的规定，药物的贸易也被置于国家的控制之下，国营的卖药所也因之而创设，后又称为"熟药所""赎药所"，属太医局管辖。

宋廷在地方各州郡、军队内部都设有医疗机构，并开办了一批慈善救济组织，如安济坊、福田院、慈幼局、漏泽园等，使医疗机构向社会化和基层化方向发展。一时间，这种"国资民营"、带有一定福利性质的医药机构遍布城乡各地，极大地缓解了大宋民众的看病难问题。

针对发生在医官、军医、民间医者和药材领域的违法犯罪行为，宋廷制定、颁布了许多法规，并设定了相关制度以惩治不法行为。这些法规和制度具有极高的针对性和侧重点：对医官和进口香药监管得比较严密，但对民间医者和药材监管得相对宽松。这些相关法律与制度对医药领域的违法犯罪行为确实起到了一定的打击与震慑作用，但是宋代的巫医在某些落后地区仍然活跃且多见，假冒伪劣药材依然泛滥。

宋代的医疗机构设置已经相当齐全，医疗救济措施也比前朝完善。宋廷建立起了较为系统的医学管理和组织体系，成为宋代发展医疗卫生事业、实施疾病救治和弘扬仁政思想的重要保障，奠定了宋代医疗卫生制度的基础。

三是宋廷高度重视疫病的防控工作，采取了包括医疗救治、经济援助、政治优待等一系列综合措施，形成了以朝廷为主导、社会力量为辅助的疫病防治体系。宋代重视医药卫生事业的发展，并加强了民间医药保障机构的建设，客观原因之一就是宋代疫疾高发，为控制疫情而设置的、面向民间的救助机构也相应增加。

宋代已有百姓"若丐者，育之于居养院；其病也，疗之于安济坊；其死也，葬之于漏泽园"的记述。民间医药卫生组织如安济坊、养济院、和剂局、惠民局等，对推动医药惠及民众以及改善平民的医疗条件都发挥了积极的作用，很多也被后代承继。

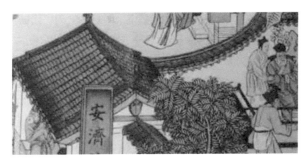

《清明上河图》"安济坊"局部

宋代整体继承了唐朝免费救助贫苦百姓的医疗制度,并大力兴办能给贫穷者提供免费医疗保障的医院。这些完全由国家财政维持的免费医疗机构叫"安济坊",初设于北宋崇宁元年(1102年),以"养民之贫病者"。当时的宋代法律规定,各州县要求各设置一所"安济坊""居养院""漏泽园","诸城、砦、镇、市户及千口以上有知监者,依各县增置"。宋廷还鼓励民间个人集资以创办公益性的免费医疗机构,称之为"养济院"。而对于这些为贫苦百姓提供免费医疗服务的"养济院",朝廷在医疗专业人员的配置和药物的供应等方面都给予大力的支持。这种为了保障贫苦百姓就医的免费医疗制度,造福了底层民众,缓和了社会矛盾。到了元明清时期,这些惠民医疗依然得以施行。

翰林医官院掌供皇帝医药及"承诏视疗众疾",太医局则掌疗官吏军民之疾病,其后成为医学生的习读之所,相当于现在的医学院校和教学医院。至于诸道州县,亦设医学博士助教。北宋咸平元年(998年),真宗从王禹所请,令诸路置"病囚院",以安置徒、流以上重罪囚犯,而罪轻者可以保外就医。北宋大中祥符二年(1009年),依唐朝养病坊之功能,遂设"养病院",以收容流寓乞丐及残疾人。可以这样说,养病院更像一个康复中心。

囚徒的社会地位很低,但是宋代依然给予其相应的权利保障。《宋刑统》规定:"诸囚应请给衣食医药而不请给,及应听家人入视而不听,应脱去枷、锁、杻而不脱者,杖六十;以故致死者,徒一年。即减窃囚食,笞五十;以故致死者,绞。""拷虽依法,囚身若有疮若病,不待差而拷者,杖一百;若决杖笞者,笞五十;以故致死者,徒一年半。若依法拷决,而邂逅致死者，勿论；仍令长官等勘验，违者，杖六十。"诸妇人犯死罪，怀孕当决者，听产后一百日乃行刑。若未产而决者，徒两年。产讫，限未满而决者，徒一年。失者，各减二等。""诸妇人怀孕，犯罪应拷决及杖笞，若未产而拷决者，杖一百；伤重者，依前人不合捶拷法；产后未满百日而决者，减一等。"这几条律令既是对监狱管理者职责的规范，也是对囚犯权利的保障和孕妇的特殊关照。囚徒虽违法犯罪，但仍享有最基本的人权，而衣食是一个人最基本的需求，囚徒亦不例外。监狱官若拒绝囚徒衣食医药的请求，病重而不准其家人探视或不为其脱去枷、锁、杻，属于虐囚行为，严重背离了人道且违反监狱的管理规定，其理应受到相应的刑罚惩治，严重者将被处以绞刑。

此外，以"恤贫疗疾"为宗旨的社会救济设施，尚有宋初所设的东、西"福田院"，用以"养京师老疾孤穷丐者"。仁宗嘉祐八年（1063 年），因东、西福田院"给钱米才二十四人"，于是"别置南、北福田院，并东、西各盖房五十间，所养各以三百人为额，岁出内藏五千贯给之"，后又增至八千贯。哲宗元符元年（1098 年），诏"鳏寡孤独贫乏而不能自存者"，官为养之，徽宗赐其名曰"居养院"。

宋室南渡后，北宋所设的医疗机构和作为社会救济的福田、居养、安济等院坊设施，大都相沿设置，只是名称偶有变易而已。据《梦粱录》记载，到南宋末年，"太平惠民局置五局，以藏熟药"，其药价"比之时值损三分之一"。

宋廷还常常派遣太医和大夫在民间定期巡诊，并且免费发放药物。根据史料记载，北宋嘉祐年间（1056—1063 年），朝廷每年划拨款项给下属各州县，专门用于购买药品，然后发放给买不起药的贫苦百姓；而南宋绍兴年间（1131—1162 年），朝廷又在盛夏之际差遣四名医官在临安城外坐诊、开药，户部和药局则配合医官看诊，直到秋天天气凉快了才停止。

宋廷这种经常性和常规性的施药济民，主要是在夏季暑期、疾疫流行之时，所投入的人力和物力比较大。如太宗淳化三年（992 年）五月，汴京疾疫流行，宋廷遂命太医局选良医十人，给钱五十万为市药之资，医官分别"于京城要害处听都人之言病者，给以汤药。扶疾而至者，即诊视之"。由于措施得力，至六月，"京师疫解"。而那些临时性和应急性的施药措施，在仁宗以后还形成了固定的制度，"诏诸州岁市药以疗民疾"。如神宗元丰元年（1078年），黄河决曹村，治河兵夫多患病，遂命太医局选医生十人，给官局熟药，乘驿前往治之。

四是宋廷十分重视对医官的考核和医学人才的培养。太祖乾德元年（963年），命太常寺考校翰林医官技艺，黜其业不精者二十六人。太宗雍熙四年（987年），又诏诸州访求医术优长者为翰林学生。太宗至道二年（996年），"大搜京城医工，凡通《神农本草》《难经》《素问》及善针灸药饵者，校其能否，以补翰林医学及医官院祗候"。仁宗庆历三年（1043年），复诏州郡选善医者进京，"校试术，以补太医"。

神宗熙宁九年（1076年），太医局从太常寺独立出来，置提举官一员、判局官二员，判局选知医者为之。分科置教授一人，选翰林医官以下与上等学生及在外良医为之。学生常以春试取合格者，分别入方脉科、针科、疡科三科学习。三科的教学大纲是这样安排的："方脉以《素问》《难经》《脉经》为大经，以《巢氏病源》《龙树论》《千金翼方》为小经；针、疡二科则去《脉经》而增《三部针灸经》。"

宋代继承了隋唐太医署的医学教育制度，但对医学教育和考试制度进行了改革和创新。这种改变对后世乃至当今的中医学教育产生了深远的影响。

五是医药知识的普及和推广。医疗机构和医药救济措施的建立，医学人才的培养，医学书籍的大规模整理、编辑和刊刻出版，标志着宋代医疗事业的快速进步和发展，同时对于医药知识的传播和普及起到了重要的推动作用。在宋代，在先后作为都城的开封和杭州，以及其他一些重要城市，老百姓的医药常识普及程度已经相当高了。

但是，宋代的医疗卫生制度受封建专制的弊端影响，出现了政策连续性差、中央政策落实不到位、机构重复设置、医官冗繁、腐化严重等诸多问题，在一定程度上影响了医疗惠民政策的落实和普及。

宋代那些有眼光的执政者大力发展惠及贫苦患病百姓的医疗机构，但是，因为一些分管救助医疗机构的官员不熟悉业务，使得有些医疗救助机构管理混乱，出现了某些人损公肥私的现象。也有些医生丧失医德，在看病处方之外，还做着私自卖药的勾当。最终导致这些惠及百姓的药房"所卖者，唯寻常粗药，缺者多而赝者亦罕。一局输费，为数不赀。民受其名，吏享其实","都人谓'惠民局为惠官局,和剂局为和吏局'"。意思是说,国家出钱建立的造福贫苦百姓的医疗机构,其好处让不少的官吏享受了。

南宋后期,太府寺少卿葛洪上奏朝廷说:"惠民五局,以伪药出卖。"意思是说,国营药房在出售假药。由此可知,南宋后期国营药房的进货渠道,已在官商勾结中被那些唯利是图的不法药商渗入了。但总体来说,这种免费或低价救助贫苦患病百姓的医疗措施是好的,它良好的初衷是值得称道的,尽管在后期陷入了弊病百出的境地。

第二节 驻泊医官制度

医疗制度,作为一个国家防病治病、实施福利的设计和规划一直是维持社会稳定的重要因素和出发点。而在宋代,还存在一种颇为特殊的医疗制度,那就是医疗"下基层""双下沉",即驻泊医官制度。这种驻泊医官制度,指的是朝廷派遣大量的医学生、医学人才和管理官员前往基层一线,作为地方医疗资源的有效补充。

其实,宋代的医官系统除了御医系统和太医系统,还有地方医官、驻军医官。北宋非常重视地方医疗体系的建立,大力扶持医学人才,并构建了各种便民惠民设施。如仁宗嘉祐六年(1061年),地方衙门仿太医局选试医生,设医学博士与助教,并由医学博士负责"教习医书";同时,征召州县医生,"于大郡置十人,小郡置七人"。神宗元丰六年(1083年),朝廷又向地方派遣医生以指导业务、强化医疗力量,"京府、节镇十人,其余诸州七人;县则每一万户派一人,至五人止"。梁其姿认为,"此种以人口密度作为派遣医生的准则是非常理性,甚至可说很'现代性'的"。

宋代民间信巫不信医、巫医并存的情形普遍存在。而在此背景下,具备医学知识的专业医疗人员直接参与诊疗救治百姓,更具积极意义。宋代战争频繁、疫情频发,而宋廷又倡导"仁政",认为"道符济国、志在救人"的医学系"祐天下之至神"。因此,宋廷在医疗救助、疫情防控等方面采取了许多有力的措施,驻泊医官制度就是其中之一。虽然看起来只是一种派遣措施,但其实这种驻泊医官制度在宋代的医疗体系当中,发挥着十分重要的作用。

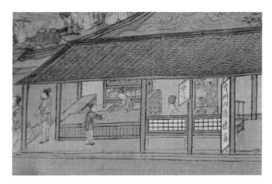

驻泊医官下基层

　　当初徽宗为解决翰林医官院的冗员问题，向地方差遣驻泊医官，由此制定了除授、磨勘、俸给等方面的规定，后来又逐步完善了这项制度。驻泊医官以诊治病人为主要任务，还参与其他救助事业，有助于地方医疗资源的合理配置，但各州郡的驻泊医官数量有限，其作用尚不可估计过高。

　　驻泊医官制度的确立，与宋代太医院的迅速发展、冗官现象的存在有着非常重要的联系。宋代医学发展的前景较好，太医院十分发达，从而导致医学生数量过多，"七百余员，并无职事"，而"外方难得医药"。在中央和地方医疗资源极度不平衡的局面之下，统治者为了缓解这种矛盾，就派遣医学生前去地方医疗机构进行补充。

　　从有限的记载来看，驻泊医官的医术多优于民间医人，这与地方医学不断吸纳"艺业优长、治疗应效"之人，并加以教养、训练有关。所以说，驻泊医官制度是宋廷进行医疗救助、疫情防控的一项重要管理措施，而翰林医官院是驻泊医官的选派机构。选派时有两条原则，一是按照考试成绩高低进行排序，二是缺乏医官的州郡优先安排，并按医官供职先后顺序等综合考虑予以分遣。驻泊医官的任期为两年，其主要职责是为所驻扎的地方军队和老百姓提供医疗服务，同时在地方发生疫情时参与救治民众。该制度是一种较为成熟的医疗管理制度，能够提高地方军队和社区乡村的医疗服务水平，有效防控地方疫情的发生和蔓延。

　　当时的驻泊医官派遣，主要分为八类地区。并根据地区的不同、医疗资源的差异进行划分，翰林医官院据此派遣不同规模和类型的医学生。驻泊医官派遣时间的固定、派遣规模的扩大、正式考核制度和细分制度的形成，都表明当时这种制度已经确立了起来。

一开始，驻泊医官均来自太医院，职位比较低，只到八品，而且主要是医学生。因为那个时候，正式的翰林医官只喜欢在京城和大城市为官员、上层社会服务，不愿意去外地赴任。所以，各地驻泊医官人数很有限，大州四人，小州才两人，有的地方甚至没有驻泊医官。而在这些没有常驻医官的县镇，官府也会选择"善医之人"去救治百姓，以补充民间医疗人员的匮乏。北宋中期开始，地方医学生、州县医学生，甚至低等级的翰林医官也可担任驻泊医官，参与义诊和义医，这也是他们晋升为官员的主要途径。据史料记载："诸州医学博士、助教阙，于本州县医生内选术优效著者充；无其人，选能者比试，虽非医生，听补。"这种"补授"制度，为当地的医学生、民间医生提供了一条最便捷的入仕之路。

大量的驻泊医官到了地方之后，除了履行最基本的治病救人义务，还参与当地养济院、安养院等社会救济，产生了许多神医故事和感人事迹。南宋时期的驻泊医官刘舜臣，医术非常高明，四面八方的病人争相前去看病，一直很受当地人的欢迎和尊敬，直至他考进太医院。这从另一个侧面显示，宋代的社会救济制度还是比较完善的，特别是医疗保障方面，穷人也可以享受"治病不花钱"的福利。

由于驻泊医官的来源广泛，以及实施"补授"制度，也发生了大量的违法买官现象。最终，宋代中央官员的冗员现象开始延伸到地方。很多心存侥幸之人，为了能享受朝廷的俸禄，实现自己的仕途理想，用钱财交易来获得"驻泊医官"一职，只是为了成为所谓的"官员"。这些人在出任驻泊医官之后，往往也不履行义务，逃避公差，造成了当时驻泊医官质量参差不齐的弊端。

第三节　公共卫生制度

作为一个传统的农耕文明社会，中国古代拥有独特的宗族聚居制度。这种"大杂居、小聚居"的特点，让我们的民族很早就注意到了公共卫生的问题。因为，这不仅是封建国家统治的需要，也是每一个百姓安身立命的基础。

《黄帝内经》中说："不治已病治未病，不治已乱治未乱。"其意思不言而喻，就是说治病首要在预防。这在古代医学技术和社会医疗保障制度尚不完善的时期，可以说尤为重要。

宋代城市化程度显著提高，市区面积大幅扩大，城市人口迅速增加，经济也异常活跃，但也由此带来了疾疫问题的加剧。城市内建筑密集、排污不畅、水源污染、垃圾堆积、人群拥挤、流民众多，使得城市公共卫生环境日渐恶化，导致城市内疾疫极易产生和蔓延。严峻的情势促使宋代统治者审慎思考致疫的原因，妥善拟定相应的处置方案，以积极主动的姿态应对城市防疫问题，由此促成了我国古代城市防疫制度的较大发展。所以说，完整的公共卫生制度的成形，应该是在宋代。在整个古代中国，宋代以防治疾疫为核心的公共卫生制度独树一帜，其所采取的法律措施影响广泛而深远，跨越历史的时空。

宋代城市化的兴起促使人口大量集中，公共卫生管理制度开始从民间自治走向国家管制。宋代以前，由于人口数量的局限，以及以小农经济、自给自足为主的社会经济制度，大多数的公共卫生问题不是由国家来管理，而是在乡间宗族制度下，由乡规民约来解决，属于一种民间的自治行为。但是到了宋代，以北宋东京"汴梁"和南宋京城"临安"为代表的大城市兴起，城市居民人口大量聚集，公共卫生管理已不是一家一姓的宗族制度所能解决的。在这样的时代背景下，由国家层面建立公共卫生管理制度，也就呼之欲出了。

究其具体原因，一是城市人口的膨胀和工商业的云集，城市的坊市制度被打破，城市的民居变得壅塞，道路变得狭窄，对卫生管理非常不利。"杭城今为都会之地，人烟稠密，户口繁浩，与他州外郡不同"。其实，那时候不仅是杭州，扬州亦是如此。"扬州府城南四十五里，盖扬子江之沙碛，其状如瓜，居民稠密，商贾毕集，镇有瓜洲渡，以通镇江。"与唐朝长安的宽阔街道相比，北宋开封的街道要狭窄许多。店家因招徕顾客和商业经营的需求，常常将经营范围向道路中间"挺进"，"侵街"现象十分严重。二是由于垃圾秽物的存在，城市居民的生活质量堪忧。《清明上河图》中，人口稠密，穿梭其间的还有牛马等牲畜，这些动物带来的秽物问题不言而喻，

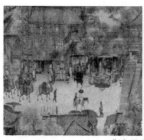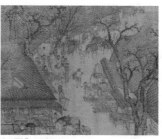

《清明上河图》局部

"积水所潴，极为污秽，盛春臭不可闻"。三是城市沟渠堵塞带来的排污问题，"今都城之内，沟渠遏塞，郊封之外，畎浍堙塞"。这不仅造成城市环境的恶化，更影响居民的健康，往往带来疾病甚至是瘟疫的暴发。另外，宋代城市时有疫病发生，还和北方流民的迁徙不无关系。而流民的存在，也使得城市卫生管理变得更加艰难。

"占道经营"是现代语，"侵街"则是宋代语。"占道侵街"也是历朝历代难以彻底解决的老大难问题。千百年来，无论是京都大邑，还是县镇乡村，"占道侵街"这一侵占公共资源的顽疾一直存在。宋代都城的"侵街"现象归纳起来有三种：一是在朝廷规定的范围之外建私宅；二是在大街干线私搭乱建凉棚；三是在繁华地段、交通要道占道经营。这"三乱"，北宋称之为"侵街"。为了提升都城的文明形象，真宗于大中祥符五年（1012年），下诏"开封府毁撤京城民舍之侵街者"，"诏开封府街司，约远近置籍立表，令民自今无复侵占"。虽然在真宗朝有此命令，但"侵街"现象仍然十分严重。后来，仁宗天圣二年（1024年）再次"令开封府榜示，限一岁，依元立表木（界限）毁拆"。仁宗下诏，"在京诸河桥上，不得令百姓搭盖铺占栏，有妨车马过往"。但光靠行政命令是治理不了"侵街"现象的。后来，即使把这一不文明行为纳入了法律管制的范围，"诸侵巷街阡陌者，杖七十"，仍然无法杜绝占道现象的发生。我们从《清明上河图》中就可以看到北宋末期东京的这一乱象：在不宽的街道两旁，各种小商小贩占地卖货，就连皇宫宣德门大街上照样有人摆摊设点，妨碍了车马的通行。

随意乱抛垃圾和废弃物的现象亦时有发生，"今来沿河两岸居民等，尚将粪土瓦砾抛掷已开河中，乞严行约束"。宋代主要的城市卫生管理机构是街道司，"掌辖治道路人兵"，相当于现在的"环卫部门"，主要负责街道的维修、绿化、洒水以及防止占道经营等工作，"若车驾行幸，则前期修治，有积水则疏导之"。另外，作为宋廷的福利性救助措施，"漏泽园"助葬制度的建立与宋代灾害频发、军兵众多、疫病多见相关，其在妥善处理尸骸、隔离病源、预防疾疫和维护公共卫生方面发挥了积极的作用。

针对京城的疾疫流行，绍兴十六年（1146 年）夏，高宗赵构要求翰林医官院派出四名医官，给临安城内外的老百姓看病巡诊、赶制药品。淳熙十四年（1187 年），临安发生瘟疫，孝宗赵眘要求所有医务人员上岗，走上街头，挨家挨户上门发药。这与当下的新冠疫情防控有些类似，体现了医务人员不惧风险、全心奉献的精神风貌。

总的来说，宋代公共卫生管理制度在百姓自发的意愿下，形成了一套行之有效的体系。其关键在于，民间对于危害公共卫生安全行为的自觉抵制。因为，这项政策反映了当时百姓的需求，符合百姓自身的利益。根据当时的医疗水平，对于朝廷来说，一旦发生大范围的公共卫生事件，根本没有办法可以解决。所以，预防就成了唯一的选择。而对于普通百姓来讲，任何小伤小病都有可能丢掉性命，更别提大规模的公共卫生问题了；任何一个人跨越禁忌的行为，都可能给全社会带来灭顶之灾。在这种情形之下，个人的行为更是关系全社会的行为。所以，整个社会从风气上就会抵制这种可能带来危险的行为。

人类社会发展到今天，只要一次突发的严重疫情，只要一次无所顾忌的放纵，就可能让成千上万的人死去。以史鉴今，宋代公共卫生管理行之有效的经验告诫我们，只有整个社会形成了抵制危险行为的风气，敬畏生命，才能保障每一个人的生命安全，才能保护每个人的切身利益。

第四节　宋代医疗改革的背景

宋代从首位皇帝赵匡胤起，一直在整顿吏治、发展农业，并强调"民生性命在农，国家根本在农，天下事莫重于农"，"毋舍本逐末"。宋廷通过减轻税负、削减军队开支等措施，抚平了建国初期的战乱创伤，保障了人民休养生息的耕作时间，提高了其储蓄物资的能力，并为大宋的后期统治奠定了坚实经济基础。

不过总的来说，宋代的富裕是朝廷富裕，是文官、地主、寺院和巨商有钱，而底层依然比较艰辛。宋代的贫富差距极大，富者有万顷良田，贫者则无立锥之地。宋代最底层百姓的生活虽然比前朝要强，但基层的城乡百姓有很多人依然生活在贫困线上。

两宋时期，农民一天的收入一般是数十文至百文，还是生活在温饱线上。张耒在了解洛阳西部山区农民的生活状况之后，写了一首诗："山民为生最易足，一身生计资山木。负薪入市得百钱，归守妻儿烹斗粟。"南宋早期，四川嘉州渔民黄甲，"家于江上，每日与其妻子棹小舟，往来数里间，网罟所得，仅足以给食"，"极不过日得百钱"。南宋中期，三峡地区的长江渔民过的是这样的生活："老父家住逢家洲，无田可种渔为舟。春和夏炎网头坐，茫茫不觉秋冬过。卖鱼日不满百钱，妻儿三口穷相煎。朝飧已了夕不饱，空手归去芦湾眠。"北宋中期的吕南公还记载了一位"日致百钱"的打工仔：淮西有一位以打零工、出卖劳动力养家的人，每天平均可得钱百文，有时挣钱多于日常，便将多出的部分打酒买肉，与妻儿宴饮欢歌，生活过得十分潇洒。

以上是农民、山民和渔民的生活，而城市居民每天的收入最多也不过三百文。因为城市的消费水平较高，所以与农村一样，他们也只能勉强维持基本的生活水平。北宋时，沧州有妇人"幼年母病卧床，家无父兄，日卖果于市，得赢钱数十以养母"。庆元初，江东饶州有个叫鲁四公的市民开了一家小食品店，"煮猪羊血为羹售人，以养妻、子。日所得不能过二百钱，然安贫守分"。南宋时，"吴中甲乙两细民同以鬻鳝为业，日赢三百钱"。李昭玘也曾指出："贩妇贩夫，陆拾枣栗，水捉螺蛳，足茧指秃，暴露风雨。罄其力，不过一钧之举；计其价，仅足一日之食。"也就是说，底层百姓每天辛勤劳动的收入，仅够当日的生活费用。

那么，宋时一个人维持最低生活水平的费用是多少呢？

吃饭是生存的基本前提和基本消费。宋人与现代人不同，虽然开启了一日三餐制，但基本上还是每天早晚两餐，官员士人概不例外。如政和六年（1116年），曾贵为宰相的张商英在荆南写给友人的一封信中提到："老夫行年七十有四，日阅佛书四五卷，早晚食米一升，面五两，肉八两，鱼酒佐之，以此为常。"庆元年间的饶州寓士许某，"家四壁空空，二膳不足"。一天的粮食消费量，宋代史料中有不同的记载，一般是一二升。宋时一升相当于六七百毫升，比现在的计量要少三分之一。太宗时王禹偁言："假使天下有万僧，日食米一升，岁用绢一匹，是至俭也。"富贵以后的范仲淹，在老家苏州创办义庄，以赡养族中的穷人，日常标准是每人"日食米一升，岁衣缣一匹"。绍熙年间，朱熹在潭州岳麓书院时，学生的口粮标准是每天米一升四合。在春耕之前征调挖河的民夫即"春夫"，朝廷历来"不给口食，古之制也"，后太祖"恻其劳苦，特令一夫日给米二升，天下诸处役夫亦如之，迄今遂为永式"。淳熙三年（1176年），有日本商船被大风吹到明州，"众皆不得食，行乞至临安府者，复百余人。诏人日给钱五十文、米二升，俟其国舟至日遣归"。

宋时的青壮年男子，二升米还嫌吃不饱。所以，有法令规定，"流囚居作者，决讫日给每人米二升"。囚粮的标准是每天两升；士兵、体力劳动者或壮汉，一般日食二升半；而值勤的保甲每天口粮三升，这显然是足够吃饱的标准了。

在当时的开封，维持生活的最低费用是每天二十文。熙宁二年（1069年）十一月，开封因大雪苦寒，不少贫穷市民被冻死，朝廷就下诏救济，"令籍贫民不能自存者，日给钱二十"。元祐二年（1087年），范祖禹指出，"饥穷之人，日得十钱之资，升合之米，则不死矣"。徽宗时，在杭州的居养院里，官方对居养人的供应标准是"人给米二升，钱二十"。南宋绍兴十三年（1143年），朝廷规定，对那些无人供饭的囚犯，由官方拨钱供应，"临安日支钱二十文，外路十五文"。临安府的物价较高，二十文可以保证其饿不死，而在外地，十五文就够了。

南宋中后期，随着物价的上涨，生活费用有所提高。如宁宗时期，一个工匠每天的工资是二百文，只可以供个人食用而不能养家。建康府于宝祐四年（1256年）所创建的安乐庐，是一种官办的医疗救助机构，用于安置旅行中的军民客商。除了医药费外，安乐庐里的每个病人都可以"日支白米一升，柴炭钱三百"。

就宋代而言，礼法的等级规定主要体现在居住条件、建筑规格和形制方面。宋代的"臣庶室屋制度"对不同等级和阶层的人，有明确的住宅规定："私居，执政、亲王曰府，余官曰宅，庶民曰家……六品以上宅舍许做乌头门。……凡民庶家，不得施重拱、藻井及五色文采为饰，仍不得四铺飞檐。庶人舍屋，许五架，门一间两厦而已。"然而，宋代社会比较开放，每户人家住房面积的大小，主要取决于财力大小和人口多少。宋代承五代遗制，将户口分为有产业的主户和没有产业的客户两类，又将城市主户分为十个等级，乡村主户分为五个等级。

一般来说，城市的住房面积小于农村；户等越高的主户，房子越多；城市多房户皆出租，农村则多空闲；按自家最少居住两间计，加上官方要求腾出的房间数，则城市第五等户最少有三间房，农村第五等户最少有四间房。

宋时的社会政治制度相对比较成熟，已经具备了医疗改革的条件。

一是乡约制的建立。"乡约乡礼"一词，首见于北宋中叶，其雏形则可追溯至周代。宋代的经济文化空前发展，科举取士打破了旧有的宗法制度，许多儒生入朝为官，积极倡导隆礼作乐，移风易俗。徽宗时期，知枢密院事郑居中牵头编订了一部国家礼典《政和五礼新仪》，其中除了皇族和王公大臣仪制外，首次出现了庶人婚仪、冠仪和丧仪。由此，官方开始推动礼仪文化向民间发展。

熙宁七年至九年（1074—1076 年），陕西吕大钧所创立的《吕氏乡约》是维系地方社会秩序的重要规范和组织形式，是基层社会领域的一种民间自治组织雏形，也是礼仪下乡运动的开始。考虑到乡间的实际情况，《吕氏乡约》制定了德业相劝、过失相规、礼俗相交、患难相恤四个方面的行为规范，超越了家庭、宗族的血缘界限。它以地缘为基础，尝试构建一幅乡土社会礼尚往来的生活图景。这是中国古代社会一次重要的变革性创新，也是对以家国同构为轴心的中国古代统治模式的突破性尝试：以士绅阶层为领导，乡民可以通过签定协议自愿加入，具有一套完整的伦理规范制度、组织结构和运行机制。

《吕氏乡约》是乡土百姓进行自我管理的一套社会规范，也是宋代士绅阶层尝试整合社会秩序、塑造公共道德精神的一项公共事业。这种"善俗自治"的秩序形态类似于今天的"枫桥经验"，即通过公共行为的规范和个人道德修养的教化，构建一种乡村利益和个人价值认同的人伦关系。它把向善惟德的教化权威、礼尚往来的公共秩序、患难相恤的互助系统、荣辱分明的赏罚结构和民主柔性的活动组织贯穿起来，形成了一种集个人自治、团体自治和地方自治为一体的民间善治图景。这种运作秩序之下所形成的以"契约自治"、"民生政治"和"善俗法则"为核心的价值体系，塑造了一个以"民生为本"的善治体例，使儒家伦理深入乡土百姓的日常生活之中，成为中国传统法律文化的一个载体。

宋时的乡约就像现在的村规民约，而村民是这片土地上的主人。乡约作为一种共同制定的行为规范，用来约束一定区域内人的行为，是一种基层管理制度。这种制度通常具有自发性和客观性，是独立于朝廷法律而存在的另一种规章，而对于这种管理组织，官方一直秉持放任的态度，这也为乡村发展和稳定提供了助力。

这些乡约规定比较详细，容易操作，但有些比较苛刻，已不合时宜。如与人共餐时，要先洗手，不要做出抟饭、大口吃饭、发出声响、啃骨头、挑食、扬饭、调羹、剔牙、蘸汤汁等不雅动作。献酒前，主人要先洗手，再洗酒器，以示洁净。献酒时，主宾之间要经过一系列拜洗、拜受、拜送、拜既的环节，以示诚敬。

乡约的建立有助于乡村发展，可以促进民风向善，让邻里之间的矛盾有一个化解的渠道，以达到增进感情的目的。同时，乡约有助于加强约束，规范百姓的行为，营造一个良好的社会秩序，也便于官府管理，促进社会稳定和发展。

二是仓储制度的推行。《礼记》中说："国无九年之蓄，曰不足；无六年之蓄，曰急；无三年之蓄，曰国非其国也。三年耕必有一年之食，九年耕必有三年之食。"宋时旱涝灾害多发，而朝廷为了及时应对各地天灾，保障百姓的正常生活，首先必须保证足够的粮食储备和供应。

全国性仓制最早出现于北宋初期，反映出从这一时期开始，宋廷就致力于在全国范围内建立一个完整的备荒仓储体系。北宋时期建立的仓储主要有常平仓、义仓、广惠仓和惠民仓四种。其中，常平仓主要负责赈粜，广惠仓补其不足，义仓负责赈贷和赈给，而惠民仓则主要负责济贫。四种仓制基本上形成了一个完整的结构体系，从灾荒救助到贫困救助均包罗在内。

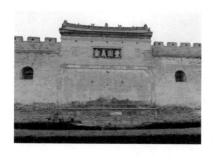

丰图义仓

在两宋时期，仓储的种类有几十种，仅福建地区就有常平仓、都仓、省仓、社仓、均惠仓、丰惠仓、惠民仓、义仓、贩耀仓、广储仓、永储仓、济耀仓、永利仓、平籴仓等，而每一种仓储的功能以及自身的作用都是不一样的。北宋时期，所建造的基本上是全国性的仓储仓库，而南宋时期所建造的大都是地方性仓库，且大部分设立在城区地段，只有少数设置在农村地区。

义仓和永利仓这两种模式属于公办性粮仓，中央负责管理义仓的粮食划拨，而地方官员则负责永利仓粮食的筹集调拨。这些粮仓的主要来源是赋税和商人的捐赠。

义仓始于太祖赵匡胤时期。每到收获时期，就会向每家每户征收粮食并将其储存起来，然后待旱涝等灾害发生时，再开仓放粮。永利仓则由地方管理粮食的储存和收入，与朝廷的关联并不大。主要由当地官员自筹资金购买粮食进行储存，然后在该地区发生灾害时再拿出来进行赈灾。地方性仓储的规模普遍不大，最高的为两万石，最低的仅有一百石，多在三千至五千石之间，主要以满足地方赈济需要为主。赈济方式中，无偿赈给较为少见，主要是赈籴和赈贷两种，尤以赈籴为最常用。这种赈济方式上的改变，一方面是因为财力不够，另一方面也是因为赈籴和赈贷的受益面更广，可保长久维持，是一种负责任的做法。这两种仓储制度由官方统一调配，最大限度地保障了灾时百姓的食物需求。

北宋后期的财政捉襟见肘，急需社会力量加入到仓储制度中来，而社仓的出现弥补了这一缺失。社仓是宋代的一种民办性粮仓，大都建立在农村地区。南宋时期朱熹所创的"朱子社仓"最为有名，后来社仓便"落落

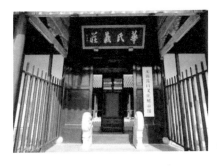

华氏义庄

布天下"，时人皆云"皆本于文公"。社仓的粮食大都来源于社会募捐和日常存储，且大多数社仓都不会专门设置一个仓库来储备粮食，而是选择存放在祠堂等地方，由族中宿老负责日常事务。社仓的粮食发放并不是免费的，而是需要一定利息的借贷。

三是义庄制的兴起。宋代时期土地兼并加剧，出现了大家族式的庄园，类似于欧洲的庄园经济。宋代义庄也是由家族统领，并开展家族式经营。仁宗时期，范仲淹在苏州用俸禄置田产、收地租、设义宅，用以赡族人、固宗族。宅内还有一个小房间，取名"岁寒堂"，专供应试科举考生读书之用。

义庄的经营模式分为轮流制和专门制。无论怎样，在灾荒时期，义庄要负责整个宗族人员的生存和生活，以保障家族的利益。不仅如此，义庄内还设有学堂，为族人提供教育，以培养新士族阶级。

宋代非常重视社会保障立法工作，建立了许多相关的法律法规，主要有报灾检灾法、劝分法、养济法、安济法、举子法等，还设立了类似于现代社会贫困线的救助标准。

报灾检灾法主要包括诉灾、检放、抄札三个步骤。诉灾，即农户受灾后向县官报告灾情；检放，即由县一级官员负责初查灾情，州一级官员负责复查，以确定放税分数；抄札，即登记受灾人口，以备赈济之需。该项工作一般由县级官吏出任，称为"抄札赈恤官"。抄札之后，便可根据登记的名册进行赈济。灾伤流移法的主要内容是：流民所过州县，地方官须负责筹措宿泊之资，就地赈济，然后发给券历，将其遣返还乡。

劝分法是指国家于灾荒年间，劝谕有余力之家去无偿赈济贫乏，或使富户减价出粜所积米谷以惠贫者。对于出粜的富户，国家则根据其贡献大小授予荣誉官职，称为纳粟补官制度。同时，对于劝分有功的官吏也有奖励措施。这与现在的慈善奖颁发和一日捐等活动相类似。

宋代的福利设施主要包括两大类：一是收养、救助贫困人口的福利机构，如福田院、居养院、养济院、广惠院、实济院、安养院、利济院、漏泽园等。从功能上看，这些机构可分为三类，即综合性的济贫养病机构、专门性的养济病患的机构、救济贫困死者的助葬机构，"鳏寡孤独，古之穷民，生者养之，病者药之，死者葬之，惠亦厚矣"。二是医疗救助机构，如病坊、安乐坊、安济坊、安乐庐、安乐寮、翰林医官院、太医局、和剂局、施药局、太平惠民局等。其中，也可分为三个部分：病院系统，如病坊、安乐坊、安济坊等；治疗系统，如翰林医官院、太医局等；药局系统，如和剂局、施药局、太平惠民局等。这些机构上下联动、左右配合，构成了一个较为完备的贫困救助体系，对于宋代社会贫困人口起到积极、有效的救助作用。

宋代，在社会保障对象上，扩大到了社会的各个阶层，这是其他封建王朝无法比拟的。中国台湾学者梁其姿认为，宋代以前，"贫人并不构成一个具体的、可能危害国家经济的社会类别。在当时人的观念中，贫民之所以构成社会问题，并非单纯由于物质上的匮乏，而是由于缺乏家族邻里的相助。古书中不见将纯粹生活困苦的人作为一个独特社会类别来讨论，而将鳏寡孤独这四种在人伦上有缺憾的人等同为贫人"。换言之，宋代以前的社会保障主要关注荒政问题，而在北宋时期，出现了类似于现代社会贫困线的概念。这是一个极为重要的事件，反映出自北宋开始，已经将消除社会贫困现象和扶弱脱贫纳入了国家责任的范围之内。在社会保障手段上，动员民间力量，并着眼于长效机制，运用了一些市场化的措施。

宋以前的各朝统治者多使用行政手段和国家力量，而宋代则更重视民间力量的整合和动员，并运用符合市场规律的行政性措施、市场性措施和社会性措施等手段。在社会保障项目上，大大超越了前代的成就，特别是各种仓制大为增加，且创新不断。另外，宋代创立了多种济贫机构，并且在职能方面也有了较为明确的分工。而且，宋代相当多的福利设施都设立了经营实体，包括"仓""庄""库"三个发展阶段。"仓"的阶段，是单纯的消耗性设施，必须依靠朝廷拨付以维持运营，且弊端丛生，往往设立不久就会本耗损，举步维艰。"庄"的阶段，开始置买田产，以获取固定收入。但经营上同样面临许多困难，如催缴租税、自然荒歉等，使许多"庄"也难以为继。"库"的阶段，是较为合理的一种经营方式，将仓本或庄本转为质库本钱，通过质库经营取得收入，以补贴福利设施的损耗和日常的运营。

宋代所创立的灾荒救助体系和贫困救助体系，从灾荒救助到贫困救助，从养幼到送终，形成了一套完整的组织框架。这一制度设计自宋代确立以后，元、明、清三代基本沿用，成为中国古代社会后期社会保障的基本框架。尤其是由范仲淹所开创的、以血缘和地缘为核心的义田制度，更是影响深远。直到民国时期，中国乡村的义田组织仍较为普遍。

不过，宋代以后，元、明、清三代虽然总体上继承了两宋社会保障的基本格局，但整体水平和规模都有相当程度的下降。正如梁其姿在《施善与教化：明清的慈善组织》一书中所说："然而官方的长期济贫机构在宋亡后三百多年间没有进一步发展，反而萎缩。"王卫平也有类似的看法，他在《明清时期江南城市史研究：以苏州为中心》一书中说："沿至明清，朝廷虽大力提倡并举办福祉事业，但其规模、设施等似未必超越宋代。而明清时期在社会福祉事业方面所出现的最大变化，是民间慈善活动的兴盛，这成为明清社会史上一个非常引人注目的现象，尤以江南地区最具典型。"因此，综合来看，宋代的社会保障在中国古代史上的地位是空前的，也可以说是绝后的。

第五节　宋代的医疗改革

随着宋代"仁政"的施行，其医疗福利水平也随着经济、政治、文化等各方面的发展得到了提高，医疗体系建设更是在自上而下的改革中日趋完善。

"医乃仁术，医者仁心"，"宁愿柜上药生尘，但愿世人多安康"……所有这些良好的愿望和美好的梦想，在宋代的医疗救治和药政管理方面得到了印证。

　　由于太宗、仁宗的重视，医疗卫生出现了重大的变革，医生的地位发生了翻天覆地的变化。谢观曾说："中国历代政府重视医学者，无过于宋。"从"君子不齿"的"巫医乐师百工之人"，到"不为良相，当为良医"的观念改变，成为宋代医改的强大推动力。

　　两宋的第一次医改主要是医学教育的改革，其第一步是实行了医政与医学分开。当下的卫生健康行政与医学教育形式也可溯源至宋代，但目前的形势则要求医教协同、医学教育与医疗服务融合。太医局管理医学教育，使医学教育的地位得以凸现，有利于医药人才的培养。在师徒相传的唐代，几乎没有官办的医学教育。而在宋代，也就是在"庆历新政"的第二年（1044年），范仲淹就提出了官办医学教育的新思路，并成立了"太医局"。那个时候，太医局的"奖学金"极高，并分三等对医学生进行补贴，更胜"三舍法"的力度："上等月给钱十五千，毋过二十人；中等十千，毋过三十人；下等五千，毋过五十人。"

　　神宗熙宁年间，王安石将"三舍法"应用于医学，后来又不再在门第方面作出限制，这样使许多优秀的医学人才脱颖而出。既有为官在前、行医在后的，又有行医在先、为官在后的，也有许多"尝举乡试，省闱不第"的儒生弃文从医而成为一代儒医。这次医改的结果，是大批儒生进入了医学领域，文人通晓医术也成为一种风尚。除了王安石、范仲淹外，苏轼、沈括、富弼等名臣也加入到医书的著述和整理之中。宋代的儒医们竞相集方著书，将儒学的仁爱思想引入医疗活动，并使得文本医书成为医术传承的主流，这极大地促进了当时的医学研究和医疗发展。

　　两宋的第二次医改是徽宗时期为贫苦患者建立医疗保障体系。苏轼担任杭州通判时，为了控制当地的疾病流行，给穷人提供就医方便，"哀集羡缗，得二千贯"，创建了"病坊"，起名"安乐坊"，后由官府接管后易名为"安济坊"。苏轼自掏腰包延请医生免费为穷人治病，还布施汤药、援救孤苦，这位"文曲星"可谓铁肩道义、妙手仁心。

　　建立"安济坊"以收容患病的穷人。安济坊类似于现代具有公益性质的公办医院，其内行政管理人员、病房、制药室、医务人员等一应俱全。也就是从那时候开始，看病时存有病案，用来记载病人的病史，以及病人痊愈或死亡等情形，"安济坊医者人给手历，以书所治痊失"。在安济坊内，

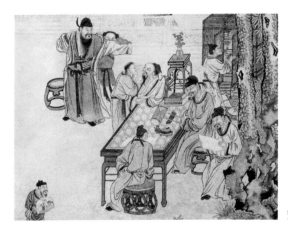

安济坊中的医官

还首次按性别、病种、轻症和重症开设了隔离病房，以防止交叉传染，"以病人轻重而异室处之，以防渐染"。安济坊救治病人多是免费或由朝廷补贴，相当于今天卫生健康系统的民生工程或惠民医疗。

就在安济坊设立的前后，医护之间开始产生分工，出现了专业的护理人员。宋代记载了口腔护理的重要性，《小儿方论》《小儿药证直决》中，也具体叙述了小儿喂养和疾病护理的方法。许多郎中的学徒承担起了照护病人服药、起居、调养等工作，这应该是中国护理人员的雏形。那个时候，护工和护理人员是混在一起的。

徽宗于崇宁三年（1104 年）另外设立了治疗患病旅客的"养济院"。医药惠民局在研制各种剂型成药的同时，将各种中成药纳入国家管理、统一出售，不允许个体私自制作。在遇到自然灾害时，坐堂门诊的医生不仅义务看病，还给百姓免费发放药剂，承担着公共卫生的基本职能。

古代在解决老百姓"看得起病"方面做得最好的时候，并非在国力强盛的唐朝，而在宋代。宋代虽有"弱宋"的说法，但在解决老百姓"看病难""看病贵"方面，却一点也不弱。

两宋的第三次医改是让老百姓吃上便宜的放心药。虽然街头药店在东汉时已出现，但多是个体民营性质，到宋代时才被纳入朝廷的医疗体系之中。熙宁三年（1070 年），王安石变法中的医改方向之一，就是根据"市易法"

将药品纳入国家专卖。北宋积极开办官办药店，提供疗效、价格都有保证的成药，深受老百姓的欢迎。这与当下的药品集中采购、基本药物制度、低价惠民政策有相似之处。

奴隶制一直存在于中国的封建社会之中，直到新中国成立之后才彻底消亡。其实，在我国两宋时期，奴隶制也曾消亡过一次。宋时商品经济快速发展，文人雅士占据庙堂之上，奴隶制消亡已经具备了经济和文化基础。在仁宗时期，私人奴隶的权利得到了保障，与平民享有同等的地位。"奴婢"一词也被"人力"和"女使"替代。显然，宋代的变革更具现代化和人性化的特征，这是法治的进步，也是文人气节与人权的胜利。

奴婢、工匠是封建社会的底层人物，备受歧视和压迫，对于这些底层人物的关注度，可以在一定程度上反映出一个封建王朝的文明程度和法制化程度。宋代在律令中明确了对这些人的医药保障制度：丁匠、奴役、戍卫、奴婢有疾，监管之人理当请医救治，若未有，则笞四十；因而致死者，处以徒刑；戍卫身死，应使其落叶归根，若不然，同样以刑罚处置。通过刑罚的方式明确相关人员的责任，确保这些底层人员得到应有的尊重，这反映了统治者对弱势人群的关注。总体来说，《宋刑统》的这些规定有利于基层百姓生存状况的改善。

随着医改的深入，宋代开始大力裁减为高层服务的宫廷医药机构，增加那些带有慈善性质的民间医药机构，并积极推广带有慈善医院色彩的"养济院"。后来还减免税赋、废止捐输、扶植农桑，尽量与民生息，设法增加民众的收入，并且往往与"赐药"的办法一起使用，以减轻医疗负担，不让老百姓因病致贫、因病返贫。

"赐药"并不是一项规章制度，也不属地方衙门的日常工作，而是作为一项带有慈善性质的"仁政"推而广之。每当瘟疫、传染病流行之时，官府"赐药"最为频繁，在一定程度上缓解了疫情的肆虐，也部分解决了基层百姓无钱看病的难题。

唐及五代时，生病的官员主要通过以下两种途径寻医就医：一是官员个人向朝廷陈乞，请求朝廷准其看病；二是申请异地就医，暂时出京告假。宋初，朝廷重建了文武官员的病假管理制度，将生病寻医现象压缩在有限的空间内，由朝廷有关部门严格把控。宋律规定，官员生病请假，需要两位官员同时担保。这种严格的寻医制度俨然成为大宋整顿吏治的一把利器。北宋中期以后，寻医逐渐摆脱了病告的窠臼而演变成一项独立的病假制度。这无疑是员多阙少的矛盾使然，也是寻医具有制度约束力的基础。南宋以后，寻医制度在国家和官员的双重作用下逐渐演变成朝廷奖惩和官员避罪的工具。

最终，通过不懈的努力，宋代将医疗救助纳入了朝廷的工作范畴，并将其推向系统化和规范化。而宋代的三次变法，都对医疗领域给予了足够的重视，有力地促进了宋代"全民医疗"理念的形成。作为医疗救助机构的三大核心元素，宋代的医院、医生和药品具有鲜明的现代意义。

一是医院的规范化。"置安济坊，养民之贫病者"，说明宋廷对社会救助的高度重视。

二是医生的专业化。隶属于国子监的太医局成为中国最早的医科大学。而这所学校的医学分科比较科学，有方脉科（内科）、针科、疡科（外科）三个专业，并且在这里的学生要系统地学习医学知识，史载"医者之经，《素问》《灵枢》是也"。而且最重要的一点，"国家以文武医人官"，也就是说，在医学院学习的学生、社会上的医人可以通过考试被授予官职。这样的政治举措为那些久试科举不中的儒家知识分子提供了一条新的道路，促使更多的知识分子加入到医学队伍中。

三是药品的平民化。为了防止奸商在出售药物时以次充好、以伪充真，王安石下令在京城汴梁建起了让利于民的平价药房，专门销售优质的成药和中药饮片。而且，这些药物都是严格按照标准配制的，售价只是市价的三分之一。宋代也对城市平民进行医药救助，大力发展医疗福利事业，增设官办药房。当时的临安府就有五所药局，"来者诊视，详其病源，给药医治"；"民以病状投局，则畀之药，必奏更生之效"；"四铺发药，应济军民，收本钱不取息"；"民有疾咸得赴局就医，切脉给药以归"。除上述功能外，当国家遇到流行病和发生疫情时，药局的坐堂医生还会无偿散药给百姓。

宋廷鼓励培养、扶持医生团队，经常组织医疗队送医下乡、送药下乡，让一线城市的医生下基层，为老百姓解决了一个实际困难，那就是"相距州县甚远，遇有疾病之人，本处无医药，往往损失者众"。王安石对"医

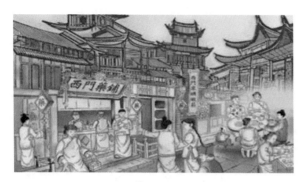

西门药铺

疗体系"的打造，可以看作是"裂变式"的生长，而这种"下放"政策起到了最直接的作用。

"今人不见古时月，今月曾经照古人。"宋人的感受和所思所想，其实与今人并无多大的不同。因为，很多道理和规律，古今是相通的。医院的主要职能是治病救人，医生的基本职责是仁心仁术，"掌养万民之疾病"，而不是为了敛财牟利、商业运作，更不是为了指标任务、业绩奖励。古今中外皆同此理。宋人厚古而不薄今，师古而不泥古，摸索出了一些解决"看病难""看病贵"问题的切实可行之法，当今的我们是可以借鉴、效仿的。

第四章　宋代医疗福利与社会保障

古代社会的福利保障制度一直都有，主要作为封建王朝统治者的惠民政策而存在。在不同时期，这些制度和体系各有差异，但大体上都是在医疗、钱财、粮食等方面给予老百姓最低的生活救助。这也是社会财富再分配的一种形式，以减少、缓和贫富差距带来的矛盾，维护封建王朝的统治和当权者的集团利益。

中国福利保障文化的渊源主要在于儒家"仁爱"的道德观念、道家"积善"的善恶报应观以及佛教"慈悲为怀"的理念，而最早的福利思想见诸《周礼》。一般来说，福利救济制度及惯例包括以下两个方面：一是在天灾人祸之后的特殊时期，对百姓进行救济，即今日所说的救灾减害方面的制度与行政；二是在平常时期，对鳏寡孤独、老病残疾等成员进行福利救助，包括开办养济院以收养老人和救助孤儿、开办药局助民疗疾、设广惠仓发放福利粮储，以及遣使发放救济物品和慰问贫弱孤寡等。

先秦时代的"保息"福利救济政策可能是中国最早的社会福利政策。"以保息六养万民：一曰慈幼，二曰养老，三曰振穷，四曰恤贫，五曰宽疾，六曰安富。"这六条政策中，前两条属于"一老一小"的养老育幼方面，是友好型社会的主要内容。第三条是关于国家救济鳏寡孤独的，第四条是关于国家扶贫济困的，第五条是关于国家宽惠残疾人的，第六条则是关于国家对富民不苛取。除最后一条外，其余均是平时经常性的福利救济事务，是国家福利救济行政的主要方面，至今犹然。另外，《周礼》还有"乡里之委积（粮草储备），以恤民之艰厄；门关之委积，以养老孤；郊里之委积，以待宾客；野鄙之委积，以待羁旅；县都之委积，以待凶荒"的制度。据文献记载，当时曾设"遗人"一官，专掌这种社会福利储蓄的保管及发放事宜。

关于社会福利型养老育幼制度，周代似乎已经非常周密，"七十以上，上所养也；十岁以下，上所长也；十一以上，上所强也"。在生活方面，"五十异粮，六十宿肉，七十贰膳，八十常珍，九十饮食不离寝，膳饮从于游"，

"六十非肉不饱，七十非帛不暖，八十非人不暖"。在力役和侍养方面，"五十不从力政（征），六十不与服戎。……八十者，一子不从政；九十者，其家不从政"。这就是说，朝廷颁给粮、肉、布帛以助人养老，免征其子孙劳役以便侍养老人。关于孤寡废疾者的济养，周代也有规定。《礼记》谓"废疾非人不养者，一人不从政。父母之丧，三年不从政"；"少而无父者谓之孤，老而无子者谓之独，老而无妻者谓之鳏，老而无夫者谓之寡，此四者，天民之穷而无告者也，皆有常饩（经济救济）"。

春秋战国时期的福利行政，史料记载极少。《管子》所记也许反映了管仲相齐时所实行的社会福利制度，"九惠之教：一曰老老，二曰慈幼，三曰恤孤，四曰养疾，五曰合独，六曰问病，七曰通穷，八曰振困，九曰接绝"。国家都设有"掌老""掌幼""掌孤""掌养疾""掌媒""掌病""通穷"等专官，具体负责救济事宜。其具体做法，对于老者，"年七十以上，一子无征，三月有馈肉；八十以上，两子无征，月有馈肉；九十以上，尽家无征，日有酒肉"。掌老官要经常"劝子弟，精膳食，问（老人）所欲，求所嗜"。对于幼者，助民养之，使民不以养子为累。"有三幼者，无妇征；四幼者，尽家无征；五幼，（官）又予之葆（保姆），受二人之食，能事而后止"。对于领养孤幼者，"养一孤者，一子无征；养二孤者，二子无征；养三孤者，尽家无征"。对于残疾者，应"收而养之""衣食之"。对于鳏夫寡妇，应"取鳏寡而和合之，与田宅而家室之，三年然后事之（征役）"。对于患病的士人，应"奉君令问之。九十以上（每）日一问，八十以上二日一问，七十以上三日一问"。对于患病的普通百姓则待遇稍低，"五日一问"。这些制度和做法，可以说是世界上最早、最完备的福利救济制度，对后世的影响是不可低估的。

汉代的福利行政制度比较完备。首先是尊养高年老人，"九十者一子不事，八十者二算不事"，并赏赐粟帛钱酒等。也就是说，免除八十岁及以上老人之家二人之人头税，九十岁的老人可以免其一子的杂役，以便侍养。其次是救济鳏寡孤独，两汉几乎每两三年便举行一次全国性的赏赐衣食活动，几成惯例，仅《汉书》记载从文帝到成帝就有三十余次济赐救助活动。汉代首创了常平仓制度，这是中国福利救济事业史上的一大创举，对后世影响甚大。

北朝时期，"年七十以上太官厨食，以终其身"。规定七十岁以上老人终身享受"太官厨"的肉食赏赐。朝廷还设立"三长制"（邻长、里长、党长），三长轮流将孤寡老人接到家中赡养。北魏重视孝道，特别是孝文帝，为高年赐衣赐物，使老年群体安享晚年。北周时规定，"其人有年八十者，一子不从役；百年者，家不从役；废疾非人不养者，一人不从役"。梁武帝因笃信佛教，规定"凡民有单老孤稚不能自存（者），主者郡县咸加收养，赡给衣食，每令周足，以终其身。又于京师置孤独园，孤幼有归，华发不匮。若终年命，厚加料理"。这应该是中国历史上最早的官办福利院。

唐代的福利事业比较发达，也颇有创意，但其福利行政制度的具体史料传世的并不多。一是孤寡老疾的经常性济养。唐令规定，"诸鳏寡孤独贫穷老疾不能自存者，令近亲收养。若无近亲，付乡里安恤"。二是关于出门旅行者在途中患病的救助。唐令规定，"如在路有疾患，不能自胜致者，当界官司，收付村坊安养。仍加医疗，并勘问所由，具注贯属、患损之日，移送前所"。三是侍丁养老之制。规定"男子七十五以上，妇人七十以上，中男一人为侍"；"诸年八十及笃疾，给侍一人；九十，二人；百岁，五人"。若子孙人数不够，"听取近亲"，"无近亲，外取白丁（非亲属）"。也就是说，国家为孤老雇请养老护理员，这也是一种服徭役的形式。四是悲田养病坊的设置。这也是最早的官办孤儿院或孤老院，由寺僧操理，经费则由国家官本放贷之利息提供。唐朝为了向民众普及卫生知识，改善大众的卫生状态，曾向民众颁布救病医方。此外，各州县还设有医学博士及医学生，亦经常免费为贫民治病。这大概是中国最早的医疗福利制度。

自宋太祖起，养老制度的第一个要求就是"父母在，不别居""不远游"。太祖非常厌恶五代时期父子别居的现象，认为"有伤风化，不利于老年人的赡养"。宋代第二个暖心的设定就是"侍丁制"。也就是说，如果家中父母年满八十岁，则家中可以免除一份徭役与税赋，这就给一个普通的三口之家带来了很大的便利。另外，在宋代还有很多为老年人服务的社团，特别是针对不同的社会阶层有不同的社团内容和活动方式。例如，怡老社是为老年人安度晚年、愉悦其身心而组织的社团。这类社团数量不少，影响很大，南宋尤多，且大多活动于浙江、河南、江西、福建、江苏诸地。其中，以浙江四明、河南洛阳的怡老社居多。

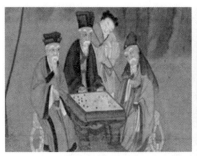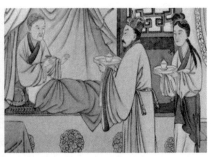

怡老社养老（左）与居家养老

很多人以为，福利救济制度是十七世纪初从英国传进来的。根据《伊丽莎白济贫法》，凡年老及丧失劳动力的人，在家接受救济；贫穷儿童在指定的人家寄养，长到一定年龄时送去做学徒工；流浪者被关进监狱或送入教养院。其实不然。在中国古代，有一套比英国更加具有道德倾向、更加人道、更加完备的国家福利救济制度，它就出现在十二世纪初的宋代。

宋代的医疗保障体系是政府保障与民间保障并行，囊括了赈济救灾、社会救助、社会福利和医疗福利，可以总结为"穷人靠家庭，富人靠自己，贵族则医享无忧"。

第一节　宋代福利保障概述

宋代虽然没有明确的"社会保障"这一概念，但早已产生了许多与此相关的思想及具体措施。王卫平先生曾指出："社会保障制度虽说是一现代名词，其实在中国早已有之，并且相对于西方国家而言，朝廷介入早，介入深。"宋代继承了传统的社会保障制度，并在此基础上进一步发展，形成了一套完整的支撑体系，故史载"宋之为治，一本于仁厚。凡赈贫恤患之意，视前代尤为切至"。

在宋代之前，国家福利并未实现体系化，多为临时性救济，带有备荒赈灾的性质。而宋代的特殊历史和国情，使其士大夫阶层拥有较为宽松的参政环境，形成了士大夫与皇帝共治天下的政治新格局。两宋士大夫大多来自底层，了解民间的疾苦，知道百姓的痛点和难点。他们积极投身于社会保障建设，在救弊图治、兴国安邦、灾害救济、贫困救济、医疗保障的理念与实践中，孜孜以求，报效国家。

朱熹作为宋代儒家文化的巨匠，其理学思想影响深远，成为后来元、明、清三朝的官方哲学。前人称朱熹"致广大，尽精微，综罗百代"，钱穆称誉他为"吾国学术史上中古唯一伟人"。他的从政生涯时间虽然不长，但一辈子都始终关注着时局和民生，积极践行着"爱民""惠民"的仁政道路和关怀民众生存的社会实践。朱熹首先针对时弊，大力提倡重农思想，出台奖励耕种的一系列措施，将粮食的生产和丰收视为百姓生存和社会稳定的首要条件。其次，面对多发的灾荒和繁重的徭役，他提出了"缓役使"而"急赈灾"的思想和行政措施，积极调节封建国家统治者与百姓之间、各个阶级之间的矛盾，"救百姓于水火，解众生于浮萍"。最后，朱熹提出封建统治者应当薄税恤民，免除冗费以减轻盘剥，并配合裁减军用、消减宗室和官吏俸禄来收缩财政支出，节用爱民。

陈亮是永康学派的主要代表人物，也是永康事功之学的创始者。他主张"立法以公""化私为公""以法为公"，十分强调"讲求事功、经世致用"，突破了传统民生问题的解决路径，完全转变了民生问题的考察角度，使民生从道义担当层面转变到法律制度的规范层面。

周必大作为南宋著名的政治家，在助政四朝的过程中，围绕国家"中兴图强""富国安民"的目标，对民生问题献智颇多。他主张"节用惠民"的爱民观以及"戢兵督劝"的劝农法，即通过"节约用度"来减轻百姓负担，以"惠民""助民"来换取百姓拥护；通过"戢兵""止戈"使"民安其生，农复其业"，君主和官员"以劝农为职"，与民共期"富庶"。周必大的民生思想既是对以往民本理念的继承，又是他在长期政务实践中摸索出来的重要创举，具有进步的历史意义和重要的现实价值。

在这种民本思想的指导下，宋代地方官也非常重视民生。如南宋后期的马光祖，曾三知建康府，期间"削减租税，养鳏寡孤疾之人"，重视民生，多有良政善举，是一位难能可贵的知府。

在灾害救济方面，士大夫们强调务实基础，确定了"救灾从速、不惜库帑"等灾害救助的基本原则。通过仓储备荒、以工代赈、修建水利等手段和措施，有效控制了受灾的负面影响，保障了灾区群众的基本生活。

　　在贫困救济方面，两宋统治阶层在财政窘迫的压力下，实施大规模蠲免，减轻了百姓的生活负担；完善煮赈制度，解决了贫民的燃眉之急；通过元丰惠养乞丐法、慈幼法、居养法等多种途径，缓解了百姓生活贫困的局面。宋廷建立了一套覆盖面极广的福利救济体系，救济的对象涵盖了孤寡老人、残疾人、乞丐、弃婴、孤儿、贫困人口等所有无法自立自救自存的群体，所提供的福利覆盖了国民"生有所育、老有所养、病有所医、死有所葬"等层面，可谓"从摇篮到坟墓"均有国家的救济和帮扶。

　　在医疗保障建设方面，由于两宋士大夫普遍学医懂医，所以大力在全国范围内弘扬医保之风，兴办医疗保障服务机构，并通过对社会医疗机构的改良以及各种医保政策的实施，进一步加强了社会医疗的保障力度。

　　据《宋会要辑稿·食货》记载："崇宁初，蔡京当国，置居养院、安济坊。给常平米，厚至数倍。……三年，又置漏泽园。""道路遇寒僵仆之人及无衣乞者，许送近便居养院，给钱米救济。孤贫小儿可教者，令入小学听读……遗弃小儿，雇人乳养，仍听宫观、寺院养为'童行'（未领度牒的少年出家人）。"我们现在评论历史人物，应客观公正，不可简单地因人废政，正如顾炎武所说，"漏泽园之设，起于蔡京，不可以其人而废其法"。"安济坊""居养院""漏泽园"这三个系统，可以说覆盖了一个人的全生命周期，真正体现了大卫生、大健康的理念。不过宋代的这些福利并非全民共享的国民福利，而是仅限于那些"鳏寡孤独贫乏不能自理"的群体，"居养、安济、漏泽，为仁政先，欲鳏寡孤独养生送死各不失所而已"。

　　北宋时期的居养院是综合性的收养机构，既收养孤寡老人、残障人士，也收留弃婴与孤儿。到南宋时，则发展出一些专业性的收养机构，如：收容老人的安老坊、安怀坊、安济院，相当于福利性养老院；收育弃婴与孤儿的婴儿局、慈幼庄、慈幼局、及幼局，相当于儿童福利院。此外，还有以低于市场价向市民供应成药的大药房及免费门诊，如施药局、惠民局、和剂局。可以说，宋代虽然没有医保卡、社保卡，但宋廷所建立的福利救济机制已经覆盖了"生老病死"的全过程和各个层面，大体实现了全人全程全域的全方位救济。两宋的社会保障机制深刻影响了后世保障文化的发展和国家保障实践的拓展，是社会治理文化的瑰宝，对我国目前建设更加科学的社会保障制度有借鉴意义。

以上这些医疗福利制度的建立并非偶然，有其历史的必然性。它以中华传统文化儒、释、道思想在宋代的融合为契机，将"医之仁术"用于"国之仁政"，以应对各种灾害疫情，缓解社会矛盾。另外在宋代，这些医疗福利制度的提出与诸臣奏议有着直接的关系，它既可让最高统治者了解到灾害、疫情等亟待解决的问题，也为决策者提供必要的参考。宋廷的决策则主要通过医事诏令的手段予以实施，而诏令的内容受到诸臣奏议的影响，并且决策者给予的回应比较积极，也比较及时。医疗福利的实施对象包括皇族及官员、军人士兵、平民百姓三大阶层，旨在依靠"医政"建制，以有限的医疗资源实施医疗福利的普及，其目的是稳定社会秩序、保护劳动力。这对当今医疗福利制度的改良和优化，具有很好的借鉴意义。

宋代的这一系列高福利政策，使得百姓对国家从内心生发出忠诚和拥护。于是，整个宋代涌现出了中国历史乃至世界历史上最多的忠臣，而文弱的宋人在面对彪悍的蒙古人入侵时，表现得异常顽强。虽然，宋廷一度南迁、东躲西藏、苦苦支撑，但也足足抗争了半个世纪之久。在历史上，南宋殉国的百姓也是非常之多，这在世界范围内也是空前的。崖山海战失利后，丞相陆秀夫背着年仅九岁的小皇帝投海殉国。当百姓得知这个消息后，纷纷追随，"多举家自尽，城无虚井，缢林木者累累相比"；特别是沿海地区，"士民蹈海而死者数十万"，侠肝义胆，忠烈空前。

第二节　福利保障的起源

进入宋代以后，社会经济发生了历史性的大变革。均田制被土地自由市场代替，庄园经济下的人身依附关系也被基于人身自由的租佃制取代。那个时候，人民迁徙更自由，商业受到前所未有之重视。而随着商业的发展、城市的繁华、人口的流动，贫富也开始明显分化。

这个时候，建立起一个为贫困人群生老病死提供救济的国家福利体系，就显得特别迫切。而且宋代以儒立国，"本于仁厚"，儒家的保息思想也要求朝廷负起养民之责。宋代针对贫困人群的福利保障其实与当下在共同富裕背景下的优化财富分配是有一些共同点的。《礼记》云，"故人不独亲其亲，不独子其子，使老有所终，壮有所用，幼有所长"。这对于宋代医疗福利体系的建设起到了很大的促进作用。

在这种背景和理念下，官方的医疗救助日趋活跃，逐渐形成了相对完整的救助体制，并在不同时期呈现出不同的具体形态。宋廷面向城市的医疗救助主要有疾病救治、医药救助和疾疫防治三个方面，其救助对象以穷人和贫民为主，在特定情况下也包括普通市民、流动人口等诸多社会群体。

宋代，道家和佛家思想也在社会上快速传播，摄生、养生和保健之道盛行。很多统治者也都奉行道家思想，于是道家成了宋代医疗福利发展的催化剂。赵匡胤本人对佛教也制定了帮扶政策，而在得到官方认定之后，佛学思想的传播速度更快。后来，佛教"救民众于水火之中"的理念，也对宋代的医疗福利发展有很大的促进作用。

自建国开始，宋代一直以"仁政"为主导，在儒家原有思想上进行了创新和改善，提倡"以天下为重、民众为重"的理念，积极改进医疗福利制度。在这样的意识形态指导下，医疗福利的重要性与国家战略方针等同，促成了医疗福利的快速发展。

宋代，天灾人祸常有。干旱或洪灾使百姓的生命财产安全受到了很大的威胁，由此带来的民间恐慌容易产生不稳定因素。朝廷要稳定人心、维护社会安定，必须开仓赈灾，并治疗百姓的疾病，以保证人口数量不会在灾害中大幅度下降。

宋代处于一个气候多变的时期。宋初几十年为温暖期，两宋之际为寒冷期，南宋末年又是温暖期。正是这样的气候，造成了两宋前后水灾、旱灾频繁，"两宋灾害频繁之密，盖与唐代相若，而其强度与广度则更过之"。这种高密度人口下的高频率自然灾害，带给老百姓的损失是不可估量的，但另一方面也促进了宋代救荒体系的完善。

针对最频繁的水旱灾害，宋廷采取了全方位的措施加以遏制。首先从源头做起，宋代对水利事业的建设十分重视，认为"修利堤防，国家之岁事"。早在太祖年间，鉴于黄河水患，就曾下令设立了类似今日"河长制"的制度："召开封、大名府、郓、澶、滑、孟、濮、齐、淄、沧、棣、滨、德、博、怀、卫、郑等州长吏并兼本州河堤使，盖以谨力役而重水患也。"王安石也曾说："养民在六府，六府以水土为终始，治水土诚不可缓也。"在神宗熙宁二年（1069年）十一月，王安石开始实行农田水利法，贯彻自己的水利思想。

北宋的旱灾，不仅严重破坏了农业经济，而且造成了人口大量减少和大规模迁移，甚至威胁社会的安全和稳定。面对此种情况，作为全国最高统治者的皇帝，为了维护自身统治，除了采取减免租税徭役、平价粜粮、为饥民赎子、以工代赈、治疗疫病等积极的救灾措施外，在"灾害天谴说"和朱熹救荒思想的影响下，还会采取禳弭、祷神的方式进行消灾。具体而言，最直接的举措是祈雨。届时，皇帝不仅颁行祈雨方法、规定祈雨地点、封赏祈雨神祇，而且还会亲自参与祈雨。除此之外，皇帝也会通过修德、修政的举措试图感动上苍，从而达到消灾的目的。修德包括避正殿、减膳、罢宴、出宫人等，而修政则包括求直言、罢相、虑囚等。

除了积极应对水旱这样常见的灾害，朝廷对蝗灾、雹灾等其他自然灾害，也是相当重视。例如蝗灾，在《续资治通鉴长编》中就记载了从北宋初年到南宋末年多次的捕蝗诏令，而且朝廷的重视程度越来越高。总而言之，面对不同的灾害，或许在一些小的具体措施上有所不同，但总的方针和根本路线是不变的。为了应对各种各样的灾害，宋王朝形成了一套自上而下、相对专业的机构，"检放展阁责之运司，粜给借贷责之常平，觉察妄滥责之提刑，体量措置责之安抚"。此外，还有司农司、转运使司、地方州县等机构作为一线的救灾和协调机构。

用现代手段检索《文渊阁四库全书》经、史、子、集四部，查询具有救荒含义的"荒政"一词，以别集为例，北宋和南宋加起来共有三百七十九次，比西汉至清乾隆加起来的一百五十七次要多得多。由此可以看出宋代对于救灾的重视。

在宋廷的积极治理下，医疗福利制度取得了重要的发展、创新和成就，在中国古代医学史上处于领先地位。简要总结如下：

其一，以朝廷为主导，进行强有力的医疗管理。宋代开国皇帝赵匡胤为了避免重蹈五代十国之乱的覆辙，采取了"守内虚外"的基本国策，将注意力放在稳定国内局势上，重视"医者仁心"的"仁政"对臣民的控制和民心的笼络。朝廷是宋代医疗福利制度建立的主导者；臣子可通过奏议提出启奏事项和解决方案，皇帝则通过诏令予以准奏和完成决策，并以医政建置的方式予以落实，包括制定各项规章制度、建立各种医疗机构、加强相关人员管理等，最终实现对福利对象的医疗权益保障。

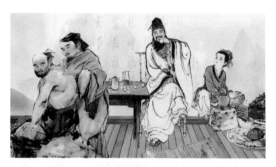

宋代的平民医疗机构

其二，以建立机构为主，形成覆盖面广、种类齐全的医疗体系。宋代较前朝更为重视医学，除沿袭前朝合理的医政机构外，还加以改进，增设了一些新的医药机构，如设置翰林医官院主管医药行政，设置太医局负责医学教育。同时，朝廷建立官药局负责全国的药政管理，可谓世界医药史上的创举，也是中国乃至世界上最早的官办药局。自宋初建国始，官办性质的机构逐步建立，形成了从中央到地方的系统化建置格局。受其影响，宋代的平民医疗机构也明显增加。

其三，通过实施医疗福利，稳定国内的社会秩序。与动用法律、军队、监狱等国家强制手段相比，为社会成员施以必要的医疗福利，以和缓的方式安定民众情绪，是维护国家稳定的比较有效的方式。如发生于北宋初期的王小波、李顺农民运动，起因就是当时蜀中发生饥疫，饿殍遍地、民不聊生，但朝廷的救治工作没有及时跟上是最终引发起义的重要因素。

第三节　育幼养老福利

中外古今其实都很重视对未成年人的保护，中国古代也不例外。"恤孤幼"的观念一直贯穿于整个中国历史，而宋代对未成年人"恤孤爱幼"的"国家监护"制度是最完善、最健全的。宋代这种针对孤幼的"国家监护"被称为"检校制度"，是对"亲邻监护"的监督，主要包括官府对孤幼资产的核查、保管和合法使用，以及对非法侵占、挪用资产行为的追责机制。

宋代的《名公书判清明集》卷八《户婚门·孤幼》中记载了"叔父谋

吞幼侄财产"一案：李文孜幼年时就痛失双亲。根据宋代的相关规定，监护权就落到了他的叔父手中，而其叔父是一个贪婪自私的人。他不仅没有尽到照顾孤侄的义务，反而霸占了李文孜父母留下的家产。后来，官府判决叔父脊杖十五、枷项，归还所夺之财物，并重新且十分慎重地为李文孜挑选了新的监护人。同时，由朝廷负责李文孜的日常生活和学习教育等事宜。而李文孜父母留给他的产业，则由官府出具官方文件，等其成年后予以归还。

在刑事方面，宋代法律对拐卖儿童、强奸幼女等犯罪有着严厉的惩罚制度。《宋刑统》中就明确规定："诸略人、略卖人为奴婢者，绞；为部曲者，流三千里；为妻妾、子孙者，徒三年；和诱者，各减一等。"古代的人贩子被叫作"牙婆"，以强力抢夺人的行为称"略人"，买卖奴婢、妾侍的行当则叫作"略卖"。其中还特别标注出了"诱者"，也就是诱导拐卖儿童的"人贩子"，同样也会受到严惩。同时还规定："诸强奸者，女十岁以下虽和亦同，流三千里，配远恶州；未成，配五百里；折伤者，绞；先强后和，男从强法，妇女减和一等。"另外，故意致使儿童残疾的罪行在当时是非常严重的。一旦发现犯罪人"采生折割"，就立即缉拿，不论主犯和从犯，均会被凌迟处死。

《宋会要》中提到，如果官员对拐卖人口的犯罪不闻不问、渎职放任，朝廷也会予以严厉的处罚。此外，宋代还积极地在各个州县开展民间宣传，树立老百姓的"防拐意识"和"防诈防骗意识"。这对于当下的防网络诈骗有现实的借鉴意义。

另外，当时宋人的育儿观念已非常成熟，方法也非常专业，对婴幼儿的养护也很细致。宋代非常注重蒙学教育，"我梦入小学，自谓总角时"，"从娃娃抓起"是宋代教育的显著特点。蒙学不仅教授文化知识，"八岁至十四岁皆入学，日诵二十字"，而且对于孩童的言行品德、礼仪着装和生活习惯都会有一些严格的要求，《三字经》《百家姓》《千字文》这三本蒙学教材一直是小学生的必修课。比较难得的是，宋人不仅重视对男子的培养，对于女子的教育也极为重视。女子不但要学会女红，具备"德言容功"，而且向学之风也十分浓厚，甚至出现了史无前例的女童参加科考的现象。

总体来说，宋代的蒙学教育形式多样，内容丰富，涌现了一大批蒙学教育家。朱熹将学校教育分为小学和大学两个阶段，并亲自编写了《小学》《训蒙诗》等初级启蒙教材。张载认为"蒙以养正"是"教人者功也"，应从婴幼儿做起，并要特别注意儿童的心理健康。

《小儿卫生总微论方》中的《慎护论》还详细记载了从小儿出生到母乳哺养、四季穿衣、饮食禁忌等事项，这就表明当时的宋人已经形成了婴儿护理方面的较为成熟的经验和方法。"洗面贵儿"的清洁方式，以及婴儿"洗三"的习俗，即出生三日后要进行一次隆重的洗浴仪式，虽源于唐代，但到了宋代以后才被人们看重，并广泛流行开来。儿童从小就被教导上厕所要脱掉上衣，且"下必浣水"，因为宋人已意识到"煎水"可以从源头消灭疾病，勤洗手可以防止"病从口入"。另外，国家为幼儿免费接种疫苗，以保障幼儿的健康成长和成人后的免疫保护。

被称为宋代"摇篮"的育幼福利，我想可以分为预防性救济与补救性救济两大类。

预防性救济是指国家在发现贫家妇女怀孕之后，给她们提供生活补贴，还为其找出生婆（助产医生），以免穷困人家因生不起、养不起孩子而溺婴、弃婴。而其丈夫因为要照顾妻儿可免服杂役一年，并允许其休产假进行陪护。"乡村之人，无问贫富，凡孕妇五月，即经保申县，专委县丞注籍，其夫免杂色差役一年。"婴儿出生后，"无问男女，第三等以下，给义仓米一斛"。另外，对于那些弃婴，国家不但会抚养他们长大成人，皇帝每年还会亲自为这些无父无母的孩子主持大婚。史料记载，最多的时候，仅一年各地衙门收养的弃婴、孤儿就达两万人。为避免出现弃婴，国家还规定那些孩子多的家庭，可免除各种苛捐杂税。直到后来长大，这些孩子还可接受朝廷提供的免费教育。

南宋绍兴八年（1138年），高宗下诏在全国推行"胎养助产令"，诏曰："禁贫民不举子，有不能育者，给钱养之。"具体的做法为：每一家贫困户发钱四千文，这笔经费主要来自国家征收的"免役宽剩钱"。南宋的州县还设有"举子仓"，其仓本主要来自国家的常平仓、官田收入及富人的捐赠。地方衙门可以依托"举子仓"向贫家产妇发放救济粮，一般标准是"遇民户生产，人给米一石"。

宋朝时，因为苛捐杂税、自然灾害、连年征战等，大量的贫困家庭不想生孩子，因此盛行"不举子"之风，"民多止育两子，过是不问男女，生辄投水盆中杀之"。苏轼在《与朱鄂州书一首》中曾说："岳、鄂间田野小人，例只养二男一女，过此辄杀之。""黄州小民，贫者生子多不举，初生便于水盆中浸杀之。"《宋会要》亦曾记述："东南数州之地……男多则杀其男，女多则杀其女……谓之薅子。"

值得一提的是，北宋的著名政治家章得象、章惇和南宋的主战派人士胡寅都是被人从"薅子"盆之中拯救出来而死里逃生的。《孙公谈圃》记述了章得象传奇的获救经历："章郇公（得象），建州人，生时家妪将不举。凡灭烛而复明者三……家人惧甚，遂收养之。"

另外，宋代本来就有很多婴儿夭折的现象，别说是平民，就是宋代的皇子也有很多一出生就死亡的现象。弃婴、杀婴的行为更是有悖人伦，"东南不举子之俗伤绝人理"，于是官员、士大夫不断上书朝廷，建议重视婴儿的福利。最终，宋代制定了一系列的婴儿补贴政策和养幼制度，如"举子仓""义仓"等。《建炎以来系年要录》记载：绍兴八年，宋廷下诏，"生男女而不能养赡者，每人支'免役宽剩钱'四千"。乡村五等户、城市七等户以下的贫苦家庭，不仅可以领到救助金，还有一定数量的免徭役补贴和粮食补贴。

南宋时期的举子仓是一种预防性的慈幼机构。从政区分布来看，举子仓主要设置于福建路、荆湖南路、江南西路、两浙西路、广南东路等东南地区；从城乡分布来看，大部分举子仓设置在乡、里、团、寨等基层地区。民办举子仓由乡里之人自主管理，官办举子仓则是在地方官员的统筹下，委托县吏、乡役人、地方士人及寺僧等负责具体的管理事宜。不论官办还是民办的举子仓，均受到各级地方衙门的层层监管，体现了南宋朝廷对地方仓储的控制和渗透。举子仓的维持运营，有赖于源源不断的国家支拨和民间支援。国家支拨体现在常平仓和义仓的互助添给、绝没田和官庄田汇入举子田后所取得的租课收益；民间支援则表现为社仓的赈给、地方士人和富民等社会力量的捐助。

监管体系的确立、仓米的有效供给，为举子仓最终的合理分配和发放做好了准备。首先，制定了支米标准和支给办法，因时因地而异，经历了一个在尝试中不断选择和优化的过程。其次，确定分配对象，主要为贫困产子之家，而对管理人员的补贴也属于举子仓收益分配的一部分。再次，完成支给，要求所有产子之家到附籍官处登记注籍后，持批文和四邻担保文状，赴收支官处支米。最后，由管理人员汇总、申报收支情况，监督机构定期进行复核，由此完成了举子仓的整个运营过程。举子仓的运行，以国家权力为主导、民间力量为主体，协调了朝廷、官员和民间的救济，使举子仓救济功能得以持续发挥，在一定程度上缓解了举子仓所在地区的"生子不举"现象。

除了预防性救济，还有一种补救性救济，是指国家设立福利机构，以收养、赈济弃婴与孤儿。北宋时，主要由综合性福利机构（如福田院）负责收养那些流浪在京师汴梁的残废、生病老人和儿童；而广惠仓则负责赈济各州县的无法养活自己的老人和儿童。嘉祐二年（1057年），仁宗采纳枢密使韩琦的建议，将原先例由官府出售的绝户（无子孙者）田产改为募人耕种，收租谷并置仓储存，以救济州县城内"老幼贫疾而不能自存者"，并由提点刑狱官主管广惠仓。具体规定：凡绝户之田，州县户不满万者，留租千石之田为广惠仓田；万户以上倍之，户二万留三千石田，三万留四千石田，每增一万户增留一千石田，至十万户留万石田；其余田亩则由官府出售。嘉祐四年（1059年），令广惠仓改隶司农寺，"州选官二人主出纳，每岁十月遣官验视"。关于救济的发放则规定"应受米者书名于籍。自十一月始，三日一给，（每）人米一升，幼者半之，次年二月止"。这说明广惠仓无偿发放救济粮只是在冬季，春夏秋三季并不实施救济。

从哲宗时期开始，朝廷在全国范围内施行"居养法"。于是，各地纷纷设立居养院以收养无法养活自己的平民，遇到那些被遗弃的婴儿、孤儿，也会送到附近的居养院，适龄儿童则让他们进学堂读书。南宋时，又发展出专门的儿童收养机构，如收养被遗弃婴幼儿的钱米所、婴儿局、慈幼庄、慈幼局等。

中国最早的一所孤儿院是苏轼创建的，名为"东坡雪堂救儿会"，而世界上最早的官办孤儿院就是宋代的慈幼局。《梦粱录》中记载了慈幼局的运作情况："有局名慈幼，官给钱典雇乳妇，养在局中。如陋巷贫穷之家，或男女幼而失母，或无力抚养，抛弃于街坊，官收归局养之。月给钱米绢布，使其饱暖，养育成人，听其自便生理，官无所拘。"朝廷这样做的结果是，"宋京畿各郡门有慈幼局。……遇岁侵，贫家子女多入慈幼局。是以道无抛弃之子女"。

宋廷每月还会在固定的时间给这些孤儿送些米、面、钱，以满足他们基本的生活条件。"若民间之人，愿收养者听，官仍月给钱一贯、米三斗，以三年住支。"意思是说，如果有孤儿被人收养，此家庭会被封为模范爱心之家，每个月还可以领到一贯钱、三斗米，以及孤儿三年的生活开支。

宋代收养贫困老人的福利机构有综合性机构与专门的养老福利院两大类。"安老坊""安怀坊""安济院"都是收养"老而无归"、无家可依者的专门养老院，"福田院""居养院""养济院"等综合性福利机构也收养孤寡老人，同时收留一些流浪乞丐、残障人士、贫困人群等。其实这些机构就和现在的敬老院差不多。

在宋代，六十岁的老人可以申请进入救济养老机构，每人每天可获得一升米、十文钱的补贴；如果是八十岁的老人，那么在此基础上还可领取一定数量的大米补贴和柴火钱；如果是九十岁的老人，每天还可多领二十文的酱菜钱，夏天给其发放布衣，冬天则给予棉衣；百岁老人每天添给肉食钱和酱菜钱三十文，冬季领棉绢衣被，夏天领单绢衫裤。这些钱财补贴类似于现在的退休金和养老保险。据南宋高宗绍兴二十六年（1156年）的统计，仅杭州临安府一地，每年用于收养和救济老年人的开支，就达钱米十余万之多。

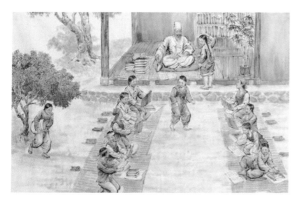

慈幼局里的小孩

　　这些养老院的环境清幽，伙食尚可，护工的照料也十分周到。宋时的老人没有生活上的后顾之忧，经常聚在一起闲聊下棋，一派安然养老、颐养天年的景象。《梦粱录》对宋代的养老制度有过这样的说明："更有老疾孤寡、贫乏不能自存及丐者等人，州县陈请于朝，即委钱塘、仁和县官，以病坊改作养济院，籍家姓名，每名官给钱米赡之。"

　　在大部分的养济院里都设有足够的厢房来供养老人，"设供张、备酒馔（举办老年宴会）"，给予足衣足食的奉养。而有些高级养济院还会"置蚊帐、给肉食、祭醮（祭祖）、加赠典（追赠祖先）"，世人谓之"日用既广，縻费无艺"。同时，部分养济院还开设自家厨房、公共浴室等供老人使用。

　　其实，宋代也有抛弃老人的行为，瓦罐坟绝对不是一个传说，尤其是贫苦家庭。这种行为有悖人伦，朝廷是严加禁止的。但是贫苦百姓太多了，根本禁止不了。最后朝廷不得不在全国范围内推行"居养法"，统一由朝廷来赡养老人。

　　哲宗颁布的"居养法"中说："鳏寡孤独贫乏不能自存者，以官屋居之，月给米豆，疾病者仍给医药。"也就是说，对于那些残疾、孤寡、贫穷的老人，朝廷一路养之，不仅有朝廷修建的居住场所，而且每月都会提供食物，对于有病的老人也会提供药物。

　　可以这样说，生活在宋代的老人基本上不必为生活起居而担忧，这些养老制度已经可以与现代相媲美了，也可以说是当下养老制度的雏形。这样的养老福利待遇实在是太好了，不仅不愁吃喝，还不愁住处，老人们可以安度晚年，舒适而惬意。崇宁元年（1102年），朝廷在设立安济坊的同时，还颁布了"安济法"："户数上千的城寨一般都要设置安济坊"；凡是在大宋境内患病且没有依靠的人，都可以送到安济坊救治。而且，安济坊必须为特殊的传染病人单独设立房间，实行隔离制，并为其提供伙食和汤药。

　　安济坊的保障对象主要分为四个方面：第一，无依无靠的病人和贫病而无力医治的本地人、外地人；第二，军人及其家属；第三，服刑的犯人；第四，官宦人家的雇工。安济坊的发展得到了国家强大的资金支持，也得到了大量的社会救助。创立之初，朝廷不仅为那些需要保障的人员提供房屋，还会根据他们自身病情的轻重程度进行合理安置和恰当处理。每一位安济坊人员除了能够得到朝廷定期、定量的生活物资供给外，还有医生定期对其进行身体检查。安济坊采纳了僧人管理模式，这与居养院由专职官员管理有所不同。在机构内部，有专门的掌管和监督人员，包括火头、出纳、医生；而在外部，上自京师，下到诸路府、州、军、监，都有提督、检点、管勾。除此之外，安济坊还设有一整套严格的监察制度，主要有事前监察和事后监察两种。所谓事前监察是指从察看验实到登记在册的过程，分为实地巡视、办理登记、"结罪保明"和"差官验实"四步。这四步环环相扣，以确保每一个需要救助之人都能及时、合理地得到国家的救助。事后监察则采取"立赏举报"的方式，主要为了弥补事前监察过程的疏漏，以防奸猾狡诈之人趁机骗取国家的保障。

儒、释、道三家的医疗保障思想是安济坊产生的思想渊源。儒家思想以"仁"为核心，认为恻隐之心是"仁"的开始，而仁爱思想上升到国家的高度，即为民本思想。以仁爱思想为基础，民本思想为指导，进而构筑起一个"老有所终，壮有所用，幼有所长，鳏寡孤独废疾者皆有所养"的大同社会。

早期，道教内部对药物治疗的看法各有不同，大体可以分为以下三种：第一种是以旧天师道、南朝"新天师道"和"灵宝派"为代表的反对派，主张采用符水、首过之法和斋醮等一些宗教仪式进行治疗。第二种是以《太平经》和北朝"新天师道"为代表的有条件接受派，认为用来治病的药物必须得到仙人的力量才有效，因此在进行药物治疗时必须辅之以宗教仪式。第三种则是以"葛氏道"和"上清派"为代表的肯定派，虽然肯定了药物在疾病治疗中的作用，却主张进行药物治疗的最终目的是修炼成仙，药物治疗只不过是其中的一个必然阶段而已。

佛教自西汉末年传入我国，逐渐与中国传统文化相融合，对社会发展的影响也越来越大。因为坚信"因果报应"说，所以佛教提倡多行积善之事，主张对一切世人都应该抱有怜悯的心态，并以慈悲、博爱感化世人，帮助其脱离苦海。在具体的行善方法上，佛教有"修福田""布施"之说。《梵网经》中就记载有八大福田，其中之一为"病福田"。而建立在"病福田"基础之上的悲田养病坊，就是寺院教徒专门用来救助贫疾之人的场所。之后，随着朝廷的介入，悲田养病坊逐渐向规范化和普及化发展。

在宋代以前，历史上就一直有为那些贫苦、无家可归的人提供助葬的措施。但是，真正制度化的公墓福利则是在宋代才形成的。真宗年间，朝廷在京师汴梁附近的郊区买下一块地，以安葬那些没有家人的死者，取名为"漏泽园"。后来，建立起了一套规模化的公墓体系，并且雇请寺庙僧人来扫墓，以确保墓地不致荒废。对于愿意安埋无主尸的平民，朝廷还给予不同额度的辛苦费。仁宗曾经"诏开封府市地于四郊，给钱瘗民之不能葬者"。到了高宗时期，整个南宋都建起了这种福利性公墓。

最早的"漏泽园"设在京都汴梁，后来，朝廷下旨让郊区的寺庙买地来安葬死者，并且规定每安葬一口棺材，朝廷补贴六百文钱。实施一段时间后，朝廷觉得这个制度不错，又下令让每个县准备三五顷土地来安置死者。宋代的公墓制度，还有一些非常人性化的管理制度，如明器陪葬、"兰羞"（佳肴）祭祀，尽最大努力照顾了逝者的尊严。当然，这些下葬随品及祭品都由朝廷来买单并由专人管理，而这个专门管理者的工资也不低，一个月"钱五贯、米一石"。

在儒家传统救助思想、佛道两教普施救济及劝善观念等因素的综合作用下，宋廷基于"养生送死而无憾"的惠民思想，积极为社会底层百姓提供丧葬救助。此外，民间有实力的群体也会自发地给予他人力所能及的丧葬帮扶，形成了官方与民间两大救助主体。宋代的丧葬文化呈现多元化特征：三教合流的影响让宋人在重视阴间冥界的同时，又能认识到死亡的必然性，并相信能通过现世生活中的修行来实现对有限生命的超越。

应该这样说，宋代的福利制度还是比较健全的，婴儿养育、教育支出、养老支出、丧葬安置都有妥善的安排。总而言之，宋代的社会福利不仅仅关注活人，还有死者的福利。

第四节　扶弱济贫福利

宋代是中国古代社会法制发展的高峰期，出现了许多文明进步的法律制度，其中对老年病人、妇女和儿童病者、残疾病者、奴婢病者、狱囚病者等弱势群体的医疗保障极为重视。这部分人由于年龄、性别、生理缺陷、地位、身份的限制，往往处于劣势地位，患病时更加需要受到保护。宋代在保护弱势群体的生存权、就医权等方面，制定和实施了许多相关的法律条目和医事制度，在保护病者权益、促进法制文明、稳定社会秩序等方面起到了积极的作用。

从医学教育到救济医院、官办药房，再到孤儿院、敬老院或养老院，这些现代医保体系的重要环节，宋代竟一应俱全。著名汉学家迪特·库恩在《儒家统治的时代：宋的转型》中描绘了宋代在这方面的杰出成就。

对于平民百姓的医疗福利制度，主要通过建立医事机构来进行管理，包括医疗机构和药局机构两大机构。在医疗机构中，制定了一些科学的规章制度以保障机构的有序运营，包括审核接收人员、保障财务供给、制定诊疗细则、采取疫病隔离、施以急症救护、采用应急措施、奖惩管理人员、加强监督管理、建立配套机构等。而药局机构所实行的制度具有惠民性质，主要表现在选择便利店址、配置相关人员、进行药材检验、形成和剂局方、保证药品质量、安排应急处理、提供医药救助、采取诊疗方案等诸多方面。

国家对于那些社会底层民众的疾病救治，可视为修复社会秩序、维持国家稳定的必要手段。否则，社会成员因为自身因素，如衰老、疾病，而无法存活时，加之疾苦的折磨，势必引发过激的不良行为，正常的社会生活秩序将有可能被打破，社会将处于严重失序、失衡的状态。

在恤养鳏寡孤老方面，宋廷与以往朝代相比具有显著的进步和发展，其突出表现为大量恤老机构的建立。北宋前期，专门收养鳏寡孤老的机构主要集中在京师，而通过居养机构集中救恤并不是主要的恤养方式。直至北宋后期，随着恤老、敬老、养老机构的普及，集中收养才逐步演变为主要的方式。南渡以后，宋廷重建、新建了各种居养机构，依然通过集中收养的方式来恤养鳏寡孤老。

我们现在有扶贫脱贫、帮困济难政策，其实在宋代也有相应的政策。那个时候，由唐入宋，由于土地制度的变化，贫富分化愈发严重。与之相伴随的，是贫困问题日益突出。对此，宋廷一改前代"轻济贫重恤穷"的救助传统，首次将解决贫困问题纳入国家社会保障的范畴。这与当下所倡导的共富理念相似。为了甄别贫困人口以便进行社会救助，开始出现类似现代意义的"贫困线"概念：一条标准行之于乡村，以占田二十亩以下者为贫人；另一条标准行之于城市，以家业钱在五十贯以下为贫人，即为生活在贫困线下的"贫民"。贫民可以获得某些政策倾斜，如不需要缴纳"免

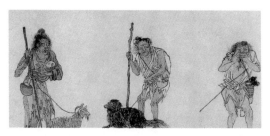

乞丐图

役钱";在发生灾荒时优先给予救济;城市贫民还可以享用一系列国家的专项福利救济。

纵向上看,宋代社会贫困线的推出,标志着社会保障思想较之前代发生了重要转变,即国家对于贫困问题的正视与责任;横向上看,与迟至十七世纪才开始履行国家济贫责任的英国相比,宋代的济贫实践无疑具有超前性。

宋代的贫困救济包括灾荒救济与日常贫困人员救济两个方面。神宗熙宁十年(1077年),朝廷颁布"惠养乞丐法",将没有能力养活自己的人也纳入了救助范围。特别是对于流离失所、无家可归的人,宋廷制定了一套全面的流浪救助政策。

每年冬天,各地衙门要摸排走访因为年老、疾病和贫穷而无法维持生活的人,包括乞丐、流浪者,将其一一登记在册,并且每人每天发放豆子、大米等必需品,一直要持续到第二年的春天。

如果少年时家穷,读不起书,宋廷会给贫困生发放补助,并报销书费和伙食费。朝廷在考试之前设置广文馆,免费或低价让学生补习功课。进京赶考的时候,朝廷还免费给考生提供交通工具,不必去卖房、借钱凑盘缠。

宋代非常重视教育。当时各地的公办学校都是不收学费的,有的县则象征性地收一两个钱,而实在交不起费用的学生,官府则会免掉所有费用,包括食宿等。若就读于国家和省级的重点学校,朝廷还会补助学生一些费用。如就读于太学(相当于现在的大学),读书不收费,每个学子每月还能领到一千文钱。南宋百姓受教育程度之高,令世人惊叹,史载"人人尊孔孟,家家诵诗书",全国的文盲也是少之又少。

后来，宋廷还设立了一系列具有创新性的福利制度，如贡士庄、学田制等。学田制就是说学校有一定的田产，把田地出租之后收租金，然后补贴贫苦学生的学费和伙食费；贡士庄为专门接纳好心人、富人的社会捐赠之处，然后将所获捐赠用于补贴学生。在宋代，全国各地基本上都有贡士庄，如湖北鄂州的贡士庄一年收入达六千多贯，资助了大量贫苦学子。史书记载"学校之设遍天下，而海内文治彬彬矣"。如果没有这些机构，宋代的读书人、文化人不可能那么多，其文化绝不可能那么繁荣。

如果青年时期没钱做生意，又没考上进士，那么基本上只能以种地为生。朝廷为了补贴农民，大兴常平仓，以保障底层百姓的利益。粮食丰收的时候，谷物的价格特别低，这个时候朝廷会提高收购价以补贴农民。灾年的时候，朝廷则会降低粮食售卖价，让农民买得起粮、吃得上饭。常平仓设立的初衷，就是为了防止谷贱伤农、谷贵害民，是用来保障农民收入和生存的一项重要制度。神宗熙宁二年（1069 年），常平仓的粮食发放制度有所改变，除少量仍无偿发给老疾贫穷者外，其余粮储均与常平仓一样平粜，即"遇贵量减市价粜（卖出），遇贱量增市价籴（买入）"。

宋代是一个更加关心荒政的朝代，备荒仓廪建设成果斐然。宋代的常平仓、义仓得到了进一步发展，同时还创设了广惠仓、惠民仓、丰储仓等全国性的备荒仓种。南宋时期，以社仓为代表的地方性备荒仓种也纷纷涌现，为备荒仓廪制度的完善注入了新的活力。在宋代，最终形成了以常平仓和义仓等全国性备荒仓廪为主、社仓等地方性备荒仓廪为补充的备荒救灾仓储体系。

如果发生了中年危机，一场病、一次灾而使百姓陷入贫穷和破产的境地，朝廷也会派人赈灾，让流浪者、贫民和乞丐有个安身之处，并提供必要的食物。宋人一旦有病，就可以去朝廷设置的平价门诊部诊疗，然后去平价大药房取药，药局只"收本钱不取息"。宁宗时期（1195—1224 年），军民多有疫病，朝廷就"令和剂局取拨合用汤药，分下三衙并临安府，各就本处医人巡门俵散"。免费发放药物，其目的就是让百姓能免除疫病之苦，并减轻相应的经济负担。由此可见，当时的朝廷为了维护百姓的健康安全，不惜付出一些人力和经济上的代价。另外，在宋代，季节性、突发性的天灾发生之时也有临时性福利，如霜降时有雪寒钱，阴雨天或干旱天有赈恤钱米，每到新年也有"每岁常例"。

在宋代的大街上没有乞丐，因为乞丐都被朝廷收养了，吃住看病一直到死，国家都承担起了相应的职责。史料记载，"若丐者，育之于居养院；其病也，疗之于安济坊；其死也，葬之于漏泽园。遂以为常"。

在宋代，由于交通不发达，经常会有人在举家搬迁、探视远亲、远足旅游、外出经商的途中染病，也会因医治不及时而丧命。"有病于道途，既无家可归，客店又不停者，无医无药，倾于非命，极为可念。"于是，针对这些流动人口，朝廷专门设立了收治患病旅客的免费救治机构——安乐庐（也叫安乐寮）。如南宋时，建康府（今南京）人口流动频繁，常常有旅人途中生病，朝廷便设立安乐庐。宋廷规定，凡"行旅在途"之人，发现身有疾病后均可向安乐庐求医，"全活者不胜计"。还规定，旅店如果发现有病人投店，不得将其赶走，而应就近延请大夫治疗，然后报告官府，报销相关医药费。

在《清明上河图》中，我们发现了很多做各类小生意的人，那万一这些个体户做生意失败了该怎么办呢？宋廷的做法是给平民发放低息或无息贷款，以帮助其渡过难关、恢复生产、东山再起。不仅可以贷钱，平民还可以向朝廷贷粮食、种子等生活必需品。这可以说是利国利民的好做法，与我国疫情下对小微企业的支持有点类似。《宋史》中就有朝廷借贷相关的记录："牛疫，死者过半"之时，"官借钱"让老百姓到江淮地区去买牛。

宋代的租赁业十分发达，包括交通工具的租赁、耕牛等生产工具的租赁，以及桌椅、服饰等生活用品的租赁。另外，廉租房制度也是在宋代完善的，待遇好、规矩少，房租非常便宜。从推行一开始，宋代的廉租房规模就非常大，平均维持在两万间以上，而在仁宗在位期间达到了近三万间，每间月租只需一百七十文。

宋代在国家主导的福利体系之外，其实还有一个由士绅主持、覆盖更为广泛的民间救济体系，如史弥远设立的福贤庄、范仲淹设立的义田和义庄，都是带有民间性质的福利机构。宋代，中央集权达到顶峰，地主官僚为了维护统治地位和保持世代荣华，建立了以"尊祖敬宗收族"为标志，以宗族谱牒、宗族公产、宗族祭祀、族塾义学、家法族规和宗祧继承为具体手段的六大宗族制度。这种制度在帮助统治者达到自己目的的同时，含有普

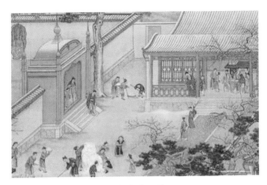

宋代的廉租房

惠底层民众的福利性质。

宋代的贫困救济事业比较发达，救济面较广，救济项目也非常丰富，既有长期性救济，也有季节性救济。除了对贫民的婴幼儿救济、贫困老人救济、医疗救济和安葬救济等日常救济外，由于传统农业经济的季节性波动，宋代的济贫恤穷还呈现出季节性特征。其救济内容主要是赈灾和济贫，包括春夏两季的医疗救济、冬季的饥寒救济和春季的匮乏救济；其保障对象大体可以分为灾害人群、饥荒人群、贫困人口（包括乞丐与游民）、弱势群体（老人、幼儿、妇女和残疾人）、特殊群体（包括贫宦、寒士、学生、归正人和少数民族）等五类人群。

在乡村救济中，贫民与穷民的待遇是不同的。首先，饥荒救济中，穷民会得到更多的照顾，老弱废疾者优先实行救济。如为时人所称道的"李珏赈济法"，首先将灾伤民户分为仁、义、礼、智四等抄劄："仁字系有产税、物业之家；义字系中下户，虽有产税，灾伤实无所收之家；礼字系五等下户及佃人之田并薄有艺业，而饥荒难于求趁之人；智字系孤寡、贫弱、疾废、乞丐之人。除仁字不系赈救，义字赈粜，礼字半济半粜，智字全济。"

宋代对穷民的救济，有三种主要形式：一是减免负担，包括免役、免税、允许留丁侍养等；二是不定期赏赐，主要是粮食、布帛等生活必需品，有时也有酒、肉等高档食品；三是收容养恤，包括定期提供食物、临时收容、长期收养等方式。

　　无论是用于备荒的仓储，还是济贫的机构，大多位于城市，进而造成宋代救济资源分布重城市而轻乡村的倾向。两宋时期，由于救济资源过度集中于城市，产生了城乡二元对立关系，给乡村的社会保障带来了许多困难。董煟任温州府瑞安知县时，恰逢灾荒，粮食颗粒无收，百姓流离失所，城乡一片荒凉。他全力实施赈济、赈粜、赈贷等办法，使流民得到妥善安置、灾民得到有效救济。此后，他向朝廷进献所著的《救荒活民书》，五万余字，全面系统地提出了救荒"五法""十六项"的政见。宁宗赵扩召见并嘉奖他"忠惟报国，诚在爱民"，赏赐绢帛，升为通议郎，并称赞其书为"南宋第一书"，诏令刊发到各郡县。

　　董煟在书中提出了许多富于建设性的思路。包括在中心乡村设储备仓以解决运输问题；加强管理和监督以杜绝里正舞弊问题；发挥市场的导向作用，遵循经济规律以达到平抑粮价的目的。总体而言，以董煟《救荒活民书》为代表的宋代乡村社会治理和灾情保障思想主要体现在以下三个方面：一是通过对农民的救济，确保乡村社会稳定与农业生产恢复；二是通过"劝分"等方式，动员民间力量参与乡村社会治理和保障，以补充朝廷保障的不足；三是发挥市场机制的引导作用，不抑价、禁遏籴，在不使用强制措施的情况下使粮价保持平稳。

　　宋代，在乡村以救助穷民为主，由此可见，那时对乡村弱势群体的重视要高于前代。在保障程序上，根据不同的保障对象而采用"等级差序"的方式，这体现了救助的轻重缓急原则，也体现了应对贫富差异的理性策略。董煟提出的解决乡村社会保障问题的思路，以及所反映出的对乡村社会保障问题的重视，对此后元、明、清三代的乡村社会治理思想产生了重要影响。清乾隆帝称董煟的《救荒活民书》"实有经济，与同时空谈性学者殊"，诏命重新刊行。

　　在重城市轻农村这一救助格局的影响下，宋代对乡村的社会保障思路也是以救济重度饥荒为主，而贫困问题则以民间自我保障为主。这包含了两层意思：一是民间有责任预防贫困的发生；二是民间有责任协助解决穷民问题。这种血缘救济模式呈现出一个小的同心圆：家庭处于最内圈，第二圈是家族，最外圈是姻族。其救济次序正是按照这一"等级差序"格局进行的，即当家庭出现问题时，家族救济先之，姻族救济次之。也就是说，两宋时期的穷民救济原则是亲属第一、邻里第二，即血缘责任第一、地缘责任第二。

在宋人看来："夫人爪牙之利，不及虎豹；膂力之强，不及熊罴；奔走之疾，不及麋鹿；飞扬之高，不及燕雀。苟非群聚以御外患，则反为异类食矣。是故圣人教之以礼，使之知父子、兄弟之亲。人知爱其父，则知爱其兄弟矣；爱其祖，则知爱其宗族矣。如枝叶之附于根干，手足之系于身首，不可离也。"因此，朱熹提出："士君子修一家之政，非求富益之也。植德而已尔，积善而已尔……有无欲其相通，凶荒欲其相济，患难欲其相恤，疾病欲其相扶……"在这些思想的影响下，宋代士人大多重视家族互助和邻里帮扶。

两宋时期，乡村邻里保障圈大体包括三种形式：一是个体性的救济行为，表现为某个富裕者对居住地乡党的救济行动。如淮南士人邹如闵在旱灾发生时，"置籍而粜，止收元价"，其他地方饥民成群，而其"所居岗门一二千家，嬉嬉如平时，独无贵籴饥窘之忧"。二是家族合作的救济行为，表现为某几个家族之间通过合作以救济乡党的行动。如庐陵永新县就记载有当地几个大家族分任赈恤之事："某家发廪，某家给薪刍，某家药病者，某家瘗死者。以是流殍稀鲜。"三是以结社名义所进行的互助行为。这些结社虽然夹杂了业缘、教缘等因素，但作为最基础的地缘认同属性一直存在于民间。如北宋初期，敦煌地区就有名目繁多的各种互助组织，如社邑、渠社、青云约、黑金社等。

而从功能上看，这些互助社可分为两种类型，一类以佛事活动为主，另一类则是以经济互助活动为主，也有一些兼具上述两类私社的职能。以经济互助活动为主的私社，一般由同一地域之人自发结合而成，最主要的活动是合社集资集力营办丧葬，有的还兼营社人婚嫁、立庄造舍的操办襄助，以及社人生活困难的周济、疾病的慰问、宴集娱乐、远行和回归的慰劳等。私社的活动经费均由社人缴纳和捐助，称为"义聚"，其目的在于"备凝凶祸""赈济急难"。如流行于福建地区的万桂社，就是由一些读书人为解决赶考费用而结成的互助社。社员在缴纳一定数量的金钱后，如遇赴考而缺乏旅费，即可于其中支取一定数量的川资，从而起到互助应急的作用。在这些社团中，规模大者如莆田，成员可及千人之众；规模小者如温陵，仅有三百余人。

北宋时期，朝廷的保障圈主要位于县及县以上城市，而县城是保障乡村的第一道防线。一般而言，县城设立常平仓、义仓、居养院、药局等设施，是朝廷保障圈最主要的资源组合。每当乡村饥荒严重时，由常平仓、义仓实施赈济，或低价粜卖、低息借贷，或直接赈给；当乡村贫民、穷民进入县城时，或集中放赈，或收入居养院，分类处置，不一而足。南宋时期，除上述常设施外，一些地方衙门也往往自筹经费设立一些地方性的救济设施，以补充常平仓、义仓之不足。此外，南宋时期一个最主要的变化，就是在乡村设立义仓，使得乡村居民可以不离乡土而解决常规性的春荒与轻度饥荒问题。

朝廷保障圈可分成三个层次：县、州（府或郡）、路。其中，最内层是县城，处于保障乡村的最前沿；第二层是州（府或郡），处于县城之后，对县城形成强有力的支持；第三层是路，尽管宋代多数救济政令发自朝廷，但路是宋代基本的财政区划，掌握着大量资源，是救济权力和财力的实际掌管者。

所以，从结构分析的角度看，宋代乡村社会保障模式呈现出一个三层结构的同心圆：第一层是亲属保障圈，即建立在血缘认同基础上的民间自我保障系统；第二层是邻里保障圈，即建立在地缘认同基础上的社会保障系统；第三层是朝廷保障圈，即建立在朝廷职责基础上的国家保障系统。其实际的运作过程是这样的：当乡村出现贫困与饥荒问题时，亲属保障圈首先发挥作用；当这一保障圈能力不足或失效时，则邻里保障圈开始发挥作用；当上述两层保障圈都失效时，朝廷保障圈开始介入，对乡村贫困问题尤其是饥荒问题进行干预。这个同心圆比较大，与前面提到的血缘救济同心圆和朝廷保障圈既有联系，又有差异。

两宋时期，饥荒分为三个等级——小饥、中饥、大饥，所对应的灾损程度分别为20%~50%、50%~70%、70%~100%。不同的灾损等级，决定了何时启动救助以及采用何种救荒措施。北宋时期，灾损70%以下，施行有偿赈粜；灾损70%以上，施行无偿赈给。南宋时期，改为灾损50%以下赈粜，50%以上赈给，标准有所降低。但总体上看，两宋时期施行无偿赈济的起点介于灾损50%到70%之间，即中饥与大饥之间。

宋代乡村社会保障的基本思路是以保障贫民最低生活水平为目标，以保障贫民度过饥荒，而非普惠性的赈给策略。所以无论是有偿赈粜、出息借贷，还是无偿赈给，都是有对象限制的，主要考虑户等条件和受损情况。一般而言，赈粜的限制最少，但也主要限于贫民；借贷一般有明确的户等限制，往往三等以下可以借贷官粮；赈给的限制最严，均为乡村下户与客户。所谓下户，是指乡村五等户中的第四、第五等户。其中，宋代的第四等户拥有土地大约二十亩以下，即所谓的贫民；而客户是指无地的贫民，依靠租佃土地为生。从定量来看，赈给的标准一般为成人日支米一升、小儿减半，只能维持基本的生存需求。

从总体上看，两宋时期城市的仓储种类较多且储量大，乡村的仓储较少且储量小。并且，城市级别越高，储量就越大；城市级别越低，储量就越小。基于这两个特点，宋代对乡村的饥荒救济也随之呈现出以下两个特征。

一是乡村饥荒问题的解决，主要依靠自力更生和乡邻互助。首先依靠乡村自身的能力，其途径无外乎社仓救济、民间捐赠、乡村互助等。当乡村自身无法解决饥荒问题时，必须依靠来自城市的救济，即设立于城市的常平仓、义仓等储粮的释放。随着饥荒程度的加重，来自城市的仓储支持级别也相应提高。换句话说，在通常情况下，乡村饥荒救济模式呈现一个由内向外扩张的同心圆：当饥荒程度为乡村可承受之时，由乡村自行解决；饥荒程度一旦超过乡村的承受能力，距离乡村最近的城市（通常是县城）仓储开始发挥作用；当饥荒程度超出县城承受能力时，州府级城市开始发挥作用；当饥荒程度超出州府承受能力时，则继续向上一级城市求助，直至京城。

二是随着乡村饥荒程度的加重，灾民会自发地涌入县以上的城市。理论上，饥荒加重时会等待上一级城市的救助，而实际上，由于乡村饥荒情况的上达通道并不总是通畅的，并且，朝廷在处置乡村饥荒时，往往以县城为放赈的集中地。因此，乡村饥民往往会在饥荒程度稍有加重趋势时，就开始纷纷涌入最近的县城，主动寻求放赈的机会。如果县城无法承担对饥民的救济，则饥民会向上一级城市流动，以求活命。这就形成了这样一个态势：当乡村饥荒自身能够承受的时候，饥民往往倾向于固守不出；当乡村无法予以救济时，饥民会流向县城；当县城无法予以救济时，则饥民会流向更高一级的城市，直至京城。

另外，宋代济贫机构的设置地点自始至终都集中在城市，并且，城市的级别与济贫机构的种类和数量成正比关系。由此，城市人口受益的机会远大于乡村人口，高级别城市人口受益的机会也远大于低级别城市人口。据此，对乡村的贫穷救济不力会造成以下两方面的影响：

其一，变相鼓励乡村人口流入城市。两宋时期，尤其是南宋年间，城市里总是存在大量的流浪乞讨人口，究其来源，大多出自乡村。这些人主要包括三个部分：一是饥荒期间的离乡农民；二是乡村失地农民；三是无依无靠的乡村穷民。其中，前两种人多为短期滞留，一旦饥荒缓解或找到新的谋生之道，多数会从街市消失；而后者则会长期滞留城市，成为职业乞讨者。对此，朝廷通过在城市设置济贫机构予以收容，即形成了所谓的济贫事业。从济贫机构的收养对象来看，多为贫民，而且也只是在患病无依或冬季失业等情况下获得暂时性收容，病愈及开春复业后则被清除，劝其回乡谋生。济贫机构的存在和暂时性的收容政策，对于乡村贫民来说，也具有一定的吸引力，变相成为乡村人口流入城市的动力。

其二，变相鼓励乡村人口流向更高级别的城市。两宋时期，大城市尤其是京城往往集中了更多数量的流浪乞讨人员。在这些人中，小部分直接从乡村流动而来，大部分则是从其他中小城市尤其是从县城流入的。原因很简单，大城市尤其是京城集中了更多的就业机会和更多的救济资源，得到救助的机会也更多。这种救济机会的不平衡性，除了基于人口多寡因素的考虑外，还有宋代君主的盛世情结在起作用。有宋一代，由于外有少数民族强敌逼迫，内有汉唐盛世的标杆引导，宋王朝的这种盛世情结更为强烈，尤其是徽宗时期。为此，清除街市流浪乞讨者的目标就成了关乎王朝评价的大事，而作为天子脚下的京城，自然会集中更多的救济资源，以阻止更多的乞丐流落街头而影响市容市貌、损害国家形象。

总体来说，宋代所创设的这一乡村社会保障模式影响深远，此后的元、明、清三代乃至民国时期，都在一定程度上延续了这一传统。其实，中国历史上一直都有针对贫民的福利待遇，但是宋王朝所设立的贫民福利政策，是最全面、最发达的，不仅超过了之前繁荣的汉唐，而且也是后来元、明、清几个朝代无法超越的。

第五节　官员和军人福利

纵观历史，宋代公务员的工资水平和医疗福利保障可以说是空前绝后的。"恩逮于百官者，惟恐其不足。"历代官吏俸禄之厚莫过于宋代，执行高薪养廉制度的朝代也只有大宋。太祖早在开宝年间就宣称："吏员猥多，难以求治；俸禄鲜薄，未可责廉。与其冗员而重费，不若省官以益俸。"

由于五代十国频繁的战乱，宋王朝开国之初，人口稀少，小县只有二百户人家，大县也不过千余户。所以，太祖一共废了十六个州，并精简了州县的官吏。二百户以下的小县，只设主簿一人；二百至四百户的县设主簿和县尉各一人；四百至千户的县设县令和县尉各一人；千户以上的大县才设县令、县尉、主簿各一人。也就是说，一县的官员最多也只有三人。每州皆有刺史一人，小州有司户参军一人，大州则有录事、司法、司户参军各一人。这就是说，一州的官员最多也只有四人。开宝六年（973 年）六月，朝廷只有七百多个官员，后又淘汰了四百人。州县官员编制精简后，太祖下《省官益俸诏》，每位官员加俸五千钱。

此后，范仲淹、王安石等人都主张高薪养廉，"养民之时，必先养贤。养贤之方，必先厚禄。厚禄然后可以责廉隅、安职业也"。只有"使其衣食得足，婚嫁丧葬之礼不废"，然后才"可以责其廉节，督其善政。有不法者，可废可诛"。后来太宗也说："廪禄之制，宜从优异，庶几丰泰，责之廉隅。"因此，北宋从太祖至徽宗，都曾为百官养廉而不断增俸。

以宋代的一品大员（宰相、枢密主官）为例，即使没有爵位，其月薪也可达到三四百贯，是汉代的十倍、清代的六倍。包拯的工资条是这样的："二万余贯铜钱、二千余石大米、近二百石小麦、近五十匹绫罗绢、百两绵、十五秤木炭、七百余捆柴禾干草。"清官包拯尚有如此的工资水平，其余那些高官除了"高薪养廉"的那笔钱财之外，还有其他"额外收入"和各种福利，收入之高，让人羡慕不已。

除了工资，也就是正俸（钱）之外，朝廷还会发衣赐（服装）、禄粟（粮食）、茶酒厨料、薪炭、盐、随从衣粮、马匹刍粟、添支（增给）、职钱、公使钱以及各种恩赏等。官员的保障不仅包括对在职的老年官员给予优待和特殊礼遇，而且对致仕（退休）的官员也给予了许多物质和精神上的补偿。

另外，当官员去世时，还给予一定的优恤。

其实，宋代官员还有一些变相的俸禄，如发券以补充旅途的食宿所需，对地方州郡长还会给予一些日常的办公和招待经费，一年高的可达一万贯，低的也有数百贯。再者，官员还可以获得额外的钱物赏赐，如南宋官员王纶曾替高宗书写《嫔妃进位制书》，颇得皇帝欢心，因此受赐万贯；而官员家庭的赋税、徭役减免，也是官员的变相俸禄收入之一。

两宋时期，随着物价的上涨，各级行政官员的俸禄也多次相应增加。到了南宋中后期，俸禄数额已是北宋的七八倍，占到一年财政支出的12%，这一庞大的财政支出成了沉重的经济负担。然而，宋代为了解决这个问题，大多数时候采取只裁员而不减薪的办法。

宋代不但开设了农历四月一日的"天祺节"、六月初六的"天贶节"等新节日，更是逢节必休。官员的休假大致分为公假和私假两种。公假有节假、旬假、国忌假、外官上任假、唱名后假、朝假，以及各种特殊情况的给假。私假则有婚嫁假、丧假、病假、探亲假、私忌假等。休假的主要方式为"朝假"和"休务"。朝假即皇帝不上朝，官员也不必赴殿朝参，但需安排值班官员处理日常公务；休务则不必安排官员值日办公，官员可以选择在家或自由外出。

据统计，宋代的官员平均每年有一百十三天的假期。也就是说，每隔三天，官员就有休息日。而且，这些假期是照样发工资的，用现代的语言来讲便是带薪休假。宋代广义上的春节时间很长，包括忙年、过年、闹年（春）三个时段，元宵节也是"年"的一部分。冬至放假七天、春节放假七天、元宵节放假七天，而到了真宗时期（998—1022年），又加了一个"天庆节"，还要放假七天。另外，宋代衙门有"封印"和"开印"的规定，各级衙门在腊月二十这一天统一"封印"。也就是说，从这一天开始，就要停止办公了。此时，外地的官员就可以高高兴兴地荣归梓里，正月二十赶回衙门"开印"就可以了。这就相当于现在的探亲假，整整一个月之久，真是惬意之极。在我国古代，人力成本其实并不高，但能够给予官员假期的想法就已经很先进了。因为官员们闲暇的时间比较多，间接促进了市井和都市休闲文化的发展，也折射出了古代吏治中的人文关怀和精神追求。

大宋官员只要不耽误公务，在上班时间可以休闲玩乐，也可以喝酒饮茶。遇上大雨、大雪的极端天气，则不需要赶早朝，这是人性化的体现。宋代皇帝为了增进君臣之间的友谊，经常和属下臣僚宴饮，"给赐过优"。除了平常赐肥羊、美酒，立春赐春盘，寒食送神餤、饧粥，端午赐粽子，伏日送冰红茶，重阳节送糕，并时有酒水赠送。另外，一到三伏天，每五日一赐冰，给臣子们送清凉。

仁宗于嘉祐年间（1056—1063 年）正式制定"禄令"，详细规定了文、武各级官员的俸禄数。如规定宰相、枢密使每月俸料为三百贯，春、冬衣服各赐绫二十匹、绢三十匹、冬绵一百两，每月禄粟各一百石。东京畿县五千户以上的知县，升朝官每月俸料二十贯，京官十八贯；三千户以上的知县，升朝官十八贯，京官十五贯；各路一万户以上的县令二十贯；等等。

宋代官员的休假日跟唐朝差不多，但是比以前的假日更多，也更人性化。如在大臣父母、祖父母的忌日，也有一天的休假。等到年纪大了，中央的高级官员还可以申请到地方担任知州，名为"请郡"。古代官员"致仕"（退休），一是看年龄，二是看是否犯有赃罪。宋初沿袭唐朝，遵守"士大夫七十而致仕"的古制。而且退休官员的待遇也非常好，真宗时设置"宫观官"这样的闲职，很大程度上就是为了优待退休的官员。

另外，仁宗于景祐年间（1034—1038 年）在汴京朱雀门外设立了朝集院，这是专门接待地方官员的官方馆舍。其筹建的初衷是为改善地方官员在京之际寓居逆旅的窘迫现象，食住统一由官方负责，官给公券，因公出入可乘马，并有值班兵士随从。现在看来，这种类似驿站、办事处的馆舍具有接待官员、政治监督和士人交流的功能。

京城的朝集院是唐宋社会变迁下的时代产物，与进奏院、公使库之间又有着相互交错的复杂关系，既是统治阶层监督入京地方官员的一项防弊、衍生之策，也是出于仁政理念，为地方官员在京期间的生计所虑而设置的恤官、优礼之措。

进奏院则是地方行政机构的驻京办事处，与当下的"办事处""联络处"相类似，一般只有省一级单位才有设立驻京机构的资格。宋时进奏院的官员由朝廷委派，主要职能是向地方传达宋廷的政令，并收集地方的相关信息。当时苏州、吉州、明州、沅州、舒州、抚州、台州、信州、泉州、鄂州等地还设有公使库，相当于现在的政府招待所，以留宿和招待来往的官吏，使他们无"旅寓之叹"。随着社会的发展，公使库的职能变得复杂多样，到了北宋中后期则成为管理地方衙门公务经费的机构。而公使库利用一些创收经费自行刻书并馈赠他人，则是宋代刻书的一个典型案例，也是宋代文化繁兴的一个缩影。

写过"江山代有才人出，各领风骚数百年"的清代学者赵翼，在其历史学著作《廿二史札记》中说：宋代对待士大夫的宽厚，使得他们完全不必为生计而忧烦，从而能把全部精力用在对国家兴亡、民族兴衰的考量之中。"惟其给赐优裕，故入仕者不复以身家为虑，各自勉其治行。观于真、仁、英诸朝名臣辈出，吏治循良。及有事之秋，犹多慷慨报国。绍兴之支撑半壁，德祐之毕命疆场，历代以来，捐躯殉国者，惟宋末独多。虽无救于败亡，要不可谓非养士之报也。"宋代对知识分子的优礼，赢得了士大夫们全身心的投入和超常的回报。这些有良知的知识分子知恩图报：平居，则严于律己，教育子侄；为官，则清正廉洁，为民请命；被贬，则思念君王，心忧天下。当国家民族面临生死存亡的紧要关头，他们义无反顾奋身投入；而在拯救无望时，则以身殉国，绝不苟且存活于世间。宋代为国家牺牲的烈士数量之多，在中国古代历史上没有任何一个朝代可以与之相提并论。

但是，另一方面，高工资和高福利的联动，刺激了宋代公务员的贪渎，以及对工作的不负责任。高薪没有养廉的主要原因，就在于官员给宋代"打工"的出发点极其庸俗而现实。仁宗时，高官宋祁点着华灯、抱着歌姬醉饮作乐、通宵达旦、恣意纵情。他哥哥宋庠听说后，派人提醒他说："闻昨夜烧灯夜宴，穷极奢侈，不知记得某年上元同在某州州学内吃齑饭时否？"没想到，宋庠派去的人回来把他弟弟宋祁的"当年在州学内读书受苦，就是为了做官享福"的"神回复"带了回来，弄得宋庠一时语塞，哭笑不得。

后来，对那些贪图禄位或到期不愿退休的官员，宋代采取了特令致仕、停止转官、不准荫补子弟、降官等惩罚性措施。仁宗时期进一步规定，官员年及七十，若不自请退休，则由御史台出面特令其退休，不再给半俸的待遇。

皇族及官员的医疗福利建制方面，翰林医官院是服务宫廷的主要医疗机构。因为，翰林学士有天子门生之称，而翰林医官就好似皇帝的私人医生，可以任由其调遣。同时，还设有御药院、尚药局等用药机构，负责验查药方、秘制药剂，以备皇帝及宫廷之用。另外，宫中还建置了供宫人养病的专门机构——保寿粹和馆。

对皇族及官员的医疗福利制度，主要体现在保健、医疗、用药三个方面。就保健制度和措施而言，包括征询养生之术、保障饮食卫生、进行起居保健、设置宫廷医官、调遣名医入宫、征召民医诊疗、外出医官随行、官员生病给假、致仕荫补制度、医护宫中诞育等。相对于军人士兵和平民百姓的医疗福利制度，这是上层统治阶级独享专用的层面，也是统治阶级享受的一种特殊优厚待遇。

在宋之前，大多数上层社会的家庭都配有受过医疗训练的仆人。当家中有人生病的时候，这些仆人就派上了用场。但到了宋代，当时的士大夫阶级认为自己在任何领域都能够发挥作用，包括医疗保健。因此，他们也就自然而然地承担起了照顾病人和自我保健养生的工作。

在这种思想的影响之下，当上层阶级的男人生病后，他就会找来同事对自己进行医治，有时甚至自己给自己下处方。因为在当时的各种朝廷机构中，有许多受过专门培训的内科大夫，也有一些自学成才的儒医。与普通的郎中相比，由于他们并没有明确的社会组织，因此他们的社会地位并没有那么高，影响也没有那么大。

在儒家思想的影响之下，男女之间的性别划分是非常严格的。当病人是女性时，请男医生来为其进行诊治显然是违背儒家道德标准的。在这种情况下，特别是那个年代女性医生少之又少之时，女性的健康就很难得到保障。当时的社会中，女人生病之后，只能将症状大概描述一下，拉根线搭个脉，让医生根据症状来分析病情和诊断，以及制定下一步的诊治方案。这样，相比于男性来说，女性的有效医疗保障在很长一段时间内都难以实现。

但是，北宋的妇女生活很自由，也比较健康，不管是经商、打工，还是学习、居家，都有很宽松的社会条件。在北宋，女子还有继承遗产的权利，甚至可以独立入户。女子嫁人、离婚也很自由，也可主动提出离婚，而且有法律强有力的支持，如：丈夫没有能力养活妻子，妻子有权提出离婚；丈夫离家三年，妻子也有权自行改嫁；女子离婚、改嫁后并不会受到外人的歧视。

在宋代，募兵的硬性指标之一就是身高，因为这也是当时的健康指标之一。从太祖到哲宗，基本上都是按身高来挑选士兵，正规军标准一米七，一米七五以上才能入选上等禁军。另外，身高还意味着军饷的多少。身高一米七五以上，月薪一千文；一米七二以上，月薪七百文；一米七以上，月薪五百文。那时有个身高两米的人叫戴兴，被太宗看中后，就让他随侍于御马左侧。

军人的福利，包括医疗福利待遇，与普通人是不一样的。宋代对军人士兵的医疗福利制度，从防病、医疗、抚恤三个方面进行了建置。

一是防病制度与措施：主要是确保饮食安全、避开险恶驻地、享有日常休假等。其目的和初衷是预防军兵染病。出于对军兵饮食、驻地选择、给予休假方面的考量，随军军医要从军事战略中防备敌军侵害的视角，全力保障军兵的身体健康。从气候的角度考虑，为了稳定军心，统治阶级一般会在冬、夏两季给予士兵一些特殊的恩赐，对那些驻守在严寒、酷暑地区的士兵也会给予特别的优待。

宋廷非常重视军兵的饮食卫生问题，光喝水就有五个警告和五个不喝：当心井水投毒、流泉入毒、死水有毒、溪塘水质不洁、水中有毒虫五种情况；不喝不流动的死水、不喝低水源的水、不喝发黑变质的水、不喝有粪便的水、不喝漂有尸体的水。另外，宋廷实行戍守换任制度，每一至二年换防一次。宋代军兵的休假包括日常假期、寒暑循期、轮休假期等，其日常休假名目繁多，但休假的时间比一般官员更短一些。

部队发放冬装的日期一般是当年的八月五日。骑兵春冬衣各七件；步兵春衣七件，冬衣六件。除此之外，每年春、冬季节还会发些衣料。如熙宁四年（1071年），朝廷给河北崇胜、河东雄猛、陕西保宁等地驻军发放了绢、布、绵等。而到了南宋淳熙三年（1176年），由于军队大量屯驻在南方的温暖地区，冬天已经不发放绵等保暖性能较好的衣料了，只统一发放绢料。

军人士兵医疗福利机构的建置方面，首先，一些中央直属的医政机构承诏参与军士的救治，这些机构包括翰林医官院、太医局等。官药局亦受朝廷调遣而负责随时为军兵提供药物，军中还在伤兵较多时设置医药院予以集中救治。其次，还有一些非专业的医疗行政机构，虽不具备军兵救治

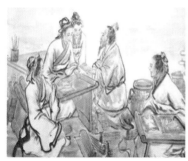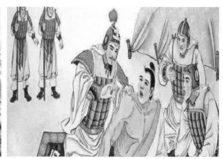

军医与医官救治军人

的医疗能力，但在对军人士兵的医疗过程中承担查验伤员、运送伤员、通风报信、监督救治等职责，这些机构包括军头司、排岸司、通进司、经略司等。

二是医疗制度与措施方面：当时宋代军队中的医疗任务是提高官兵的免疫力、降低发病率。派遣医官巡诊、军医进驻随诊、采用应急方案、建立军中医药院、发放所需药品、护理伤病人员等，这些制度针对军中不同的伤病情况而建立。如以派遣医官巡诊的方式救治军中伤员；以医官随军的方式随时勘察伤病人；以建立医药院机构的方式集中治疗伤病员；以发放赐给药物的方式保障军兵及时用药；以专人看护的方式照顾伤病人员等。如上种种措施与制度均以最大限度地挽救军兵生命为目的。

三是在军人医疗福利制度中还特别设置了抚恤制度与措施，用于安置老弱伤病军士，是宋时军人医疗福利体系的一大特点。这与当下的退役军人事务部相似。由于军事医疗在国家医疗福利的建置中具有特殊的地位，所以，为了维护政权、防御外敌，朝廷对于军事医疗给予了充分的重视。在医疗福利的实施中，针对军人士兵建立的医疗福利制度是相对完备的，并以人性化的方式确保了国家军兵的有效战斗力。

军医是军事活动的重要组成部分，早在先秦时期，军队中就有了类似军医的相关人员。秦汉至隋唐，军医的作用渐趋明朗化。五代后唐时期，更是首次提及"军医"一词。经过漫长的发展和完善，宋代的军医队伍得到了不断的充实。

宋代军医的职责比较明晰，有预防与医护之分。这也便于加强对军医的管理。依据军医的治疗记录，宋廷会在考核的基础上进行严苛的赏罚，管理上更加规范统一。然而，宋代军医的发展仍然具有一定的局限性，不免掺杂一些碌碌无为、医术不精的庸医。

宋、元、明、清是古代军医的完善期，宋代更是其发展的关键期。在战事频繁之际，以及所遇伤情多样化的情况下，军医的作用逐渐得到了重视。为了适应战争的需要，军医不断地积累实践经验，提高了对人体骨骼的认识，促进了外科和创伤科的发展。

在宋代，明确了人医和兽医的分类。为抵御少数民族政权的军事进攻，宋代尤为重视马政。虽因气候不适、马政不昌，牲畜疾病较多，但反过来也推动了宋代兽医技术的进步。宋代的兽医机构相对比较完善，置牧养上下监、皮剥所、药蜜库等机构。牧养上下监是以治疗马病为主的兽医院，并根据病情深浅和严重程度划监治疗；皮剥所主要用于解剖，以探求病理、病因和病机为主；药蜜库则主要负责配制兽药。

宋代军医主要负责军队将士和军兽的预防医护工作。古代军医发展到宋代，其建制、技术和保障相对较为完备了。他们由太医局、翰林医官院等选派，或通过地方招募，按照军队人数的一定比例进行配备。此外，驻屯内地与边防的驻泊医官，也由翰林医官院加以培养。当时的军医教育是与一般医学教育合为一体的，其考试和考核也与一般医官相同。

为保障军队的有效战斗力，稳定军心，宋代常由官方机构配制医药，赏赐给军士和将领；或由和剂局支付，派发医药钱物。官兵伤情严重时，也会派医生诊视，或转送至地方医疗机构进行救治。

北宋熙宁九年（1076 年），征战交趾（今越南）。十万南征大军还未离开国境，就已经染疾"病死"许多。神宗急命"太医局合治瘴药三十种，遣使臣赍付安南行营总管司"。后又听闻广南西路邕州（今广西南宁）将士感染瘴疫严重，神宗亲自批示下诏，命医官院"选习知治瘴者五七人，令从政率领之，乘驿速往"。

此外，统治者还会下发临时性的紧急救助诏令，以加强对军队有生作战力量的保护。乾道元年（1165 年），孝宗颁布《医治流民疾疫诏》，令翰林医官院选派八人诊治临安府的军民疾疫，所用医药均由户部从和剂局支付；又命驻泊医官治疗地方州府的军民疾疫，所用药物从诸州岁赐合药钱中支付。

宋代的医学教育较为系统全面，另外朝廷的积极倡导、政策的有效保障、医疗的全面进步，为培养合格的军医打下了坚实的理论基础，使得宋代军医不断地发展壮大。

第六节　"福利病"的启示

与前代相比，宋代城市的官方医疗救助具有制度化、系统化、规范化的特点，但同时也存在诸多不足和局限，实际效果较为有限。根据史料记载，宋代部分发达地区的福利制度已经十分超前，甚至达到了"扭曲"的程度：部分州县的福利机构不仅为救济对象提供生活必需品，还提供肉食等稀缺品。更有甚者，有的地方竟提供保姆负责救济对象的日常起居……以至于当时的很多人都想着法希望进入这种福利机构。

在这样的制度之下，不可避免地产生了懒人，整天无所事事地赖在福利机构不走。另外，很多人没有了进取之心，甚至田也不种了，还想着让国家给自己分配媳妇……这些过着悠闲生活的"社会蛀虫"，没钱了就去领朝廷发放的补贴，生活补贴花光了就去占"医疗补贴"的便宜。

仁宗时期，庆历新政失败后，社会积贫积弱、三冗问题已经到了无以复加的地步，国家财政一度非常紧张，直到神宗时期才得以缓解。随着宋代福利制度的不断完善，国家面临的开支也越来越大，让宋廷力不从心。看似五花八门的财政收入，也抵挡不住庞大的福利支出，迫使宋代通过加征税收的方式来缓解财政压力。当时百姓的一个谚语，也从一个侧面说明百姓税收负担之重："朝廷不养健儿，只养乞儿。不管活人，只管死人。"

可以看出，宋代的福利制度充满着皇恩浩荡的意味，隐含着对百姓进行封建道德教化的功能。很多贵族的施舍，也都是为了在封建社会得到一个乐善好施的口碑和美名，形式主义的色彩非常浓重。他们乐于去救助那些社会上大家都知晓的贫困人，很少有人是真正想要去帮助百姓的。这就不可避免地导致了救济领域的腐败现象，部分心怀不轨的人为了得到福利资金，便与官员串通，假装贫困人群去骗取资金和财物。

宋代实行的是针对贫困人群而非全民共享的福利。既然是国家拨款办福利机构，那么就难免会出现过度福利、变味走形或趁机敛财的现象。如

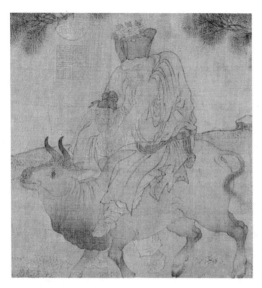

教导与教化

在居养院配备炊事员、保姆、乳母、勤杂工，居养待遇达到了奢侈的程度；有些居养院自行提高生活标准，致使支出经费不断增多；还有些居养院掺杂了一些少壮者，混吃混喝、冒领救济；机构内部的贪腐案也时有发生。

《梦粱录》中记载，杭州西湖一带，"湖山游人，至暮不绝。大抵杭州胜景，全在西湖，他郡无此。更兼仲春景色明媚，花事方殷，正是公子王孙、五陵年少赏心乐事之时，讵宜虚度？至如贫者，亦解质借兑，带妻挟子，竟日嬉游，不醉不归。此邦风俗，从古而然，至今亦不改也"。终日游玩的人，不但有"公子王孙、五陵年少"这等富贵子弟，还有一些"解质借兑"者，类似于今日"贷款旅游"的城市贫民。

《梦粱录》又载，端午时节，"其日正是葵榴斗艳，栀艾争香，角黍包金，菖蒲切玉，以酬佳景。不特富家巨室为然，虽贫乏之人，亦且对时行乐也"。这些贫乏的市民为什么能够及时行乐，乃至敢于"借兑嬉游"，就是因为南宋杭州市民所享受到的福利是非常丰厚的。

福利制度看起来很诱人，但天下没有免费的午餐，羊毛一定出在羊身上。而且，不是出在这群羊身上，便是出在那群羊身上。宋廷维持福利机构运转所需的经费，如果"常平所入，殆不能支"，通常就只能挪用其他用途的财政款项或增加老百姓的税收了。

洪迈的《夷坚志》中有一则"优伶箴戏"的故事，辛辣地讽刺了两宋时期的福利制度。故事说的是两名伶人扮演成僧人，在内廷演出时一问一答，以类似今天对口相声的形式调侃起宋人的"生老病死苦"。

问："敢问生。"

答："本朝京师设有太学、辟雍，外郡即使是下州偏县，凡秀才读书，都有朝廷给予助学补贴，华屋美馔。科考中试，上可以为卿相。国家给予'生'的福利没的说。"

问："敢问老。"

答："从前老而孤独、贫困，必沦沟壑。今各地设立孤老院，养之终身。国家给予'老'的福利没的说。"

问："敢问病。"

答："今人不幸而得病，家贫不能拯疗，于是有安济坊使之存活，免费差医付药，责以十全之效。国家对'病'的福利也是没的说。"

问："敢问死。"

答："死者，人所不免，唯穷民无所归葬，如今朝廷择空隙地为漏泽园，无以殓，则与之棺，使得葬埋。春秋享祀，恩及泉壤。国家对'死'的福利更是没的说。"

问："敢问苦。"

这时，应答的伶人"瞑目不应"，露出伤感的表情，"促之再三"，才皱眉答道："只是百姓受无量苦。"

这两个伶人是想告诉皇帝，朝廷为维持庞大的福利支出，不得不增加税收，已经使老百姓"受无量苦"了。看演出的徽宗听后，"恻然长思，弗以为罪"，倒也没有怪罪讥讽时政的伶人。

后来，徽宗在诏书中提到："闻诸县奉行（福利救济）太过，甚者至于设供张，备酒馔，不无苛扰。"这里的"苛扰"，便是指朝廷增税骚扰了民间。《宋史》也称，宋时的居养院、安济坊、漏泽园"糜费无艺，不免率敛，贫者乐而富者扰矣"。"率敛"也是增税的意思。由于宋代的赋税主要由富户承担，而福利机构的救济对象为贫民，所以便出现了"贫者

137

乐而富者扰"之讥。

"以铜为鉴，可正衣冠；以古为鉴，可知兴替；以人为鉴，可明得失。"要扶贫，更要扶志；要共富，更要富精神。在扶贫解困、福利待遇方面，要坚决杜绝一味地给予，以防止懒汉现象的发生，"授人以鱼，不如授人以渔"，更要教会贫困者如何脱贫，而不是一味地给钱、给物。

尽管宋代的社会保障制度存在一定的缺点和弊端，但是在千年之前就能达到如此高的福利水平和幸福指数，而且制度全面、实施到位，可以说十分不易，也难能可贵。两宋期间建立起来的国家福利体系，为历代最为完备，不但超越了前代，而且为后世所不及。宋之后的元、明、清三代，国家福利其实是收缩的，也是倒退的。

所以，我们不能因为出现福利病就否定宋代的福利制度。要知道，一个没有基本福利兜底的社会，是不可能安宁的。避免官办福利弊病的办法，也不是取消福利本身，而是应当发展强大的民间福利体系和商业保险体系来弥补。

生活在宋代简直是一种享受，因为宋代是一个保障性福利极好的朝代。大宋给后代做了一个榜样，也树立了一个很好的案例。那就是，不管一个国家还是一个民族，把百姓放在首要的位置，民本为要，民生至上，一心为人民着想，这个国家一定是最强大的。

第五章 宋代医事组织与医事管理

宋代非常重视医药卫生事业的发展，并加强了民间医药保障机构的建设。其客观原因之一就是宋代疾疫高发，所以，为控制疫情而设置的、面向民间的救助机构也相应增加。可以这样说，宋代以防疫为核心的医事体制独树一帜，其所采取的法律措施也影响广泛而深远，跨越千年的历史时空。

宋代的公共医疗机构有了长足的发展，尤其重要的是，出现了专门售药的"熟药所""卖药所"。卖药所的设立，是成药在宋代得以发展和盛行的重要保证。另外，还出现了一些医疗慈善机构。这些机构有不少虽不始建于宋代，但至宋代得到了一定程度的拓展和完善。从性质上看，它们大都以医疗贫病为宗旨，有些还带有义务慈善之意。

在王安石变法之后，中国出现了第一所正式的官办医院——太平惠民药局，在宋、元、明三朝发挥了十分重要的历史作用。在元、明时期，它与医户合作，基本上解决了平民的医药问诊难题。而到了清朝的时候，就没有惠民药局了，改由太医馆统领各州县的医官给平民看病。

宋代医政处于一个"鼎新革故"的时代。这一时期，宋廷制定和采取了一系列新的政策措施，医疗福利也由宫廷医疗向平民医疗转移，医政建设呈现出空前的活跃状态，构建了针对皇族及官员、军人士兵、平民百姓的三大医疗体系。同时，朝廷通过抑巫扬医、培养人才、检束医官等方式加强对医疗人员的管理，以保障医疗福利制度得到贯彻落实。

宋廷及官吏针对广南西路、川峡四路等地信巫不信医之风炽盛的情况，实行了禁巫兴医的一系列举措。考其原因，主要有以下三点：巫觋所为是有悖儒家伦常之举；防止有人利用巫术生事，妨碍社会的安定和政权的稳定；基于拯救百姓性命之考虑。

第一节　宋代的医事机构

北宋时期疾疫频发，与酷热、干旱、蝗灾、饥荒、战乱和水灾有关，也与城市人口相对密集、流动性大有一定关系。至南宋，江南地区经济繁荣，州县人口繁衍迅速，随之而来的是污秽、垃圾的增加，水体污染严重，卫生环境逐渐恶化，从而导致了疾疫的流行。为防治疾疫，宋廷设置了完备的医事组织，主要机构有翰林医官院、御药院、太医局和惠民和剂局等。其中，作用和影响力最大的是翰林医官院和惠民和剂局。

宋代从中央到地方皆设有阶梯式医政机构，分中央医事机构和地方州郡医官制。宋代地方各郡也有医官，"宋县设官……医学教授、学正、学录各一员，惠民局官医提领一员"。这就为医事诏令的上传下行创造了必要的条件。

朝廷从上到下的管理环节中，各有清晰的职责划分。越是向上，责任和义务越大，如要求帝王内省自身，"以厚黎元"，要求诸臣了解民情，直言君主；越是向下，越体现具体的职责，如太守"散药饵以救民疾"，县令"散施药饵以救民"。在最上级和最下级之间，设有监司纠察官吏。宋代医疗福利制度的实施与运行，体现了宋人先进的行政管理思想，也体现了宋人的智慧和能力。

皇族及官员身负治理国家之重任，军人士兵担负国家防御之要责，贫苦百姓面临无法生存之危急状态，这三类人群对于医疗的需求较为迫切。宋廷以有限的医疗资源，针对不同的人群，建置了不同的机构，用以满足不同阶层的医疗需求。

宋代为了在赈灾时维护纪律，专门设立了"提点刑狱司"这样的临时部门，作为特殊时期的刑罚和监督机构，以帮助赈荒机构维护社会秩序，防止抢夺、偷盗和暴乱的发生。除了建立一些物资赈灾体系，宋廷也制定了募工政策，让一些有劳动能力的灾民参加工作，以获得工薪来养家糊口。

一、中央医事机构

"翰林"和"翰林医官"始建于唐朝，五代沿袭，而北宋仍沿后周制，"令太常寺考校翰林医官艺术，以（刘）翰为优"。"开宝五年（972年），太宗在藩邸有疾，命（刘）翰与马志视之，及愈，转尚药奉御……太平兴国四年（979年），命为翰林医官使……"由此可知，医官使刘翰是当时医官院的最高长官。

翰林医官院是中央品位最高的医疗兼行政管理机构，其职责是供奉朝廷医药，诊治内廷、朝臣的疾病，并在军旅、学校、民间发生疾疫时，派遣医官进行治疗。医官院受翰林院管理，而翰林院又隶属于内侍省，下统"天文、书艺、图画、医官四局"。翰林医官院一般设院使、副使各二人，共同管理院事，下设"直院四人，尚药奉御六人，医官、医学、祗候无定员"。仁宗宝元元年（1038年），规定医官院人数为一百零二人。嘉祐二年（1057年）诏："翰林医官院自直院以下，自今以一百四十二人为额。"虽然医官院常对业不精者进行罢免，但因院内医官供奉皇帝医药，可以获得更多的晋升机会，导致人员冗滥现象日趋严重。

北宋元丰五年（1082年），改名为翰林医官局。初期，医官编制庞大，宣和二年（1120年）自和安大夫至祗候竟然达到一千余人。后经裁汰，至宣和三年（1121年）额减为三百五十人，绍兴二年（1132年）更减为四十三人。徽宗将医官职位由武阶改为文阶，"自和安大夫至翰林医官凡十四阶……直局至祗候凡八阶"，共计二十二阶。和安大夫、成和大夫、成安大夫为从六品，是官品最高者，而翰林医学为从九品，是官品最低者。翰林医官的录用条件，一是四十岁以上，二是经过本科经义或方脉用药的考试，以通六七分以上者为合格。

北宋至和二年（1055年）九月，宋廷要求试医官须引《医经》《本草》以对，"每试十道，以六通为合格"。为了补充医术精良的医官，淳熙十五年（1188年），诏命文武大臣，从各州县民间医生中保举人才，经初试合格后，参加次年"省试、场试、经义三场共一十二道，以五通为合格……八通补翰林医学，六通补祗候"。经严格筛选，全国优秀的医药人才被陆续选进翰林医官院内。

宋代宫廷医官的来源主要有四种：一是选民间医术高明者，也就是征召口碑好的医生入宫；二是推荐，官员推荐或在职医官推荐皆可；三是自荐，只要自认为水平足够，就可以自荐参加考试，合格后便可作为医官留用；四是太医局的医学生，又称为局生。医官的成长之路和职业生涯基本如下：

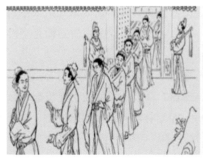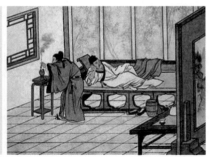

医官考核（左）与诊疗病人

年十五岁以上，由命官、翰林院医官及太医院学生联合作保方可入局；听课一年以上并参加入学考试，合格者才可正式入学；三年之后再参加医官考试，通过者方可成为医官。

进入医官院之后并不代表万事大吉。为督促医官们不断地提高自己的医疗技术水平，从业医官也有临床考核制度，并有相应的奖罚，不合格者会被罢免。如负责医学机构的"判局"（副校长），除了须具备优秀的管理能力，其诊疗水平也要求高于一般医学教授；负责教学的医学教授，除了学识技艺俱佳外，还要定期接受"教学评估"，以学生的学习状况来反映其教学能力。严格的考核制度可将那些没有真才实学、试图鱼目混珠的"庸医"挡在门外，同时也杜绝了腐败，刺激了学术的发展和进步。

如果医官诊疗有功，就可以得到皇帝的赏赐，包括转官、赐称号、赐服、赐钱物等。医人赵自化由于对秦国长公主疗疾有功，"表为医学，再加尚药奉御"。医官刘翰、道士马志治愈了太宗的疾病，太祖就将刘翰"转尚药奉御"，赐马志"玄秘大师"称号、通议大夫阶，并赐两人"银器、络钱、鞍勒马"。真宗咸平三年（1000 年），冯文智因治愈明德太后之疾，"加尚药奉御，赐金紫"。真宗还对擅治箭伤的医官阎文显"赐绯"、对医学刘赟"赐白金、迁医官"。

但如果宫廷医官诊治无效，或发生医疗事故，则会受到不同程度的处罚。雍王赵元份病重，医官使赵自化因"诊治无状"，被真宗降为副使。哲宗第四女懿宁公主三岁夭折，负责诊治的"翰林医官张永元追一官，勒停，石与龄、班公权并特勒停"。"追一官"比降级更为严重，是将官阶降至上次升迁时的那一阶；"勒停"是指勒令停职。由此可见，误诊误治的处罚是相当严重的。

二、地方州郡医官制

宋代各州郡也有医官。元丰六年（1083 年）规定了医生的配置数额：京府节镇十人，内小方脉三人；余州七人，小方脉二人；县每万户三人以上，小方脉一人。政和元年（1111 年）还规定：京府及上中州设医学博士、助教各一人，下州设医学博士一人，如诸州医学博士、助教阙，在本州医生中选医术精良者补充。

三、军人医疗机构

宋代的军队由禁军、厢军（各州的镇兵）、乡兵和蕃兵组成。禁军是宋军的重要组成部分，由朝廷直接统领。宋代部队中的医生均由太医局派遣，当时负责京师部队医疗任务的有太医局的医学生和医官。神宗时规定，太医局的上舍生、内舍生应轮流治疗三学（大学、律学及武学）学生和各营将士的疾病。太医局的分科与教学课程中有疮肿兼伤折、金疮书禁等，均与军队外科医生的培养密切相关。

按照常规，太医局医官也担任京师部队的军医工作，驻屯内地与边防的驻泊（常驻）医官，也由太医局指派。但在北宋全盛时期，三百二十六个州只有八百多名翰林医官，每州还分配不到三名军医，更何况还要为州府的吏民治疗疾病。

地方军医的组织始于宋代。仁宗景祐三年（1036 年），在广南地区为兵民设置了医药机构。靖康元年（1126 年），金人大举进攻南宋，军民遭受了严重的伤害，赵将之首先在磁州（今河北磁县）创立了"医药院"以收容溃散的伤病员。这可以说是最早的地方性军医院。

战争中为了消灭敌人的有生力量常常不择手段，投毒及中毒的事件时有发生。所以，防毒与解毒也是古代军医的一项重要任务。历代兵书多有记载：凡为行军指挥官，在驻扎敌人下游之地，或占领敌人城池之前，首先发出的号令就是防毒。《武经总要》提出："凡敌人遗饮馔者，受之不得辄食；民间沽卖酒肉脯醢麸豆之类，亦须审试，方可食之。"《虎钤经》

中对水土的美恶、水泉的来源、四周的环境都极为注意："领军之地，水流而清澈者，食之上也；水流而黄浊有沙者，食之次也；流之黑者，食之下也。……水停而不流者，勿食；水流而上源在敌者，勿食。水多粪草者，勿食，食者病。水上有人、狗、麂之尸者，勿食。"

《虎钤经》中还专门列有"疫气统论"，指出驻扎卑湿之地、水土不服及饮食不宜是军队发生疫病的三个主要原因。为了防止部队发生疫病，宋代在夏秋或疾病流行季节，常由太医局定方，配置夏药、瘴药及腊药，或令惠民和剂局支付，发给各军一些常备药物。除进行医疗防疫外，还将不习惯炎瘴的部队调到北方，而不能耐寒的部队则调到南方；将部队从传染病或地方病高发区移至低发区，或在其他地区休息、休整等。

此外，宋廷规定，只要条件允许，对死亡将士的掩埋、死者家属的安抚，都应尽力做好相关工作；将校要亲巡医药，"如弃置病人""气未绝而埋瘗者"，将受到严惩。

四、平民医疗机构

宋廷十分重视平民百姓医疗福利机构的建置。数目众多、类别不同的组织机构，对平民医疗福利的实施起到了至关重要的作用。在药局机构建置方面，设有官药局、熟药所，为百姓提供低价惠民的药品。遇有灾害、疾疫时则免费诊疗、施药，并建立夜间急诊值班制度，以保障百姓的急诊用药。以往朝代的医疗福利制度仅重视皇族、官员和士兵，而宋代的医疗福利制度真正跨入了平民化进程。

第二节 宋代的药政机构

宋代的药政系统由官方主导。从中央设立的御药院、尚药局，到地方的惠民局、和剂局诊病和制售药物，再到民间蓬勃发展的药物交易市场，形成了彼此关联、相互辉映的药政体系。

宋代的药政较为进步，有许多特色和亮点。在药物管理方面，宋廷设有尚药局，专门负责御药、和剂、诊疗疾病；又设御药院，为皇帝御用药房，多由宦官主管。

一、官药局

官药局为六尚局（尚食、尚药、尚酝、尚衣、尚舍、尚辇）之一，设有典御二人、奉御四至六人、监门一二人及医师若干。此外，尚食局设有食医四人，经管皇帝的膳食，类似于今天的营养师。

北宋熙宁九年（1076年），宋代京都汴梁创建的第一个官办药店，是我国和世界上最早开办的国家药局。古代官药局，作为造药、卖药、管药之所，经历了宋代兴盛、金元继承、明末衰亡三个阶段，前后共五百余年。到明代万历年间，因政治腐败、药局内部管理混乱、官商作风严重、竞争力不强等而最终衰亡。但它在宋元时期取得了辉煌成就，留下了高层重视、定位惠民、标准管理、选用人才等重要启示，尤其是将医药的惠民宗旨和药品的安全性、有效性，上升到关系百姓健康长寿、社会幸福和谐的高度，是留给我们的宝贵财富和核心价值。

随着官药局的兴起，中国药业出现了官营、民营两种所有制并存的局面。这有利于药业发展，是中国药业史上的重大事件。官药局在性质上可称为官营商业机构，以制造、出售和管理药品为主要任务，以惠民、便民为责任，而不以获取利润为目标。至宁宗后期以及理宗在位期间，在朝廷尊崇理学的背景下，一批有理学思想的地方官员开始在各地设立新型的官药局，致力于将官药局由官营商业机构转化为薄利型慈善机构。

在建立之初，官药局隶属太医局，徽宗崇宁二年（1103年）改隶太府寺。这种隶属关系的改变，既是官药局规模扩大后的现实需求，也是官药局由社会福利性机构向营利性机构转变的结果，更是官办医疗机构医药分业的开始，继而进一步推动了民间的医药分业。

宋代药物被列为专卖品，由卖药所经营。熙宁九年（1076年）五月，神宗诏令撤销、合并原有的熟药库、合药所、卖药所，在京城开封设置太医局熟药所，又称修合卖药所，通称药局，并派遣官员以监制和销售成药。与既往的生药相比，熟药所出售的成药使用方便、携带容易、易于保存，很受医生和病人的欢迎。

崇宁二年（1103年），熟药所增加至五所，另设"修合药所"两处，作为制药作坊。政和四年（1114年），"修合药所"被改称为"医药和剂

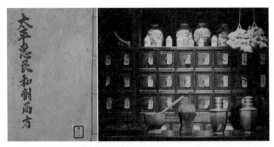

《太平惠民和剂局方》（左）与宋代药店

局"，而"熟药所"被改称为"医药惠民局"。南宋绍兴六年（1136年），于临安设熟药所四处，其一为和剂局。绍兴十八年（1148年）改为"太平惠民局"，除日常以优惠价格向民间出售药物，向地方批发、交换药材外，还制定了施医给药制度、轮流值班制度、药品检验制度等。这些制度的制定及实施促进了医药事业的发展，在中国医药学史上有其积极的意义。

南宋的"太平惠民局"在元代被改称为"惠民药局"，对富人是要收费的，但对拿不出医疗费的广大贫民则是免费的。朝廷给"惠民药局"拨银五百锭作为规运之本，让它用来放贷，永续利用，所得利息用于维持医院的公益性，择良医以疗贫民之疾。南宋景定元年（1260年），元世祖忽必烈正式建立了太医院，其主要官员为正二品，掌医事、制药物、领导下属医职等。后又建立了大都惠民局和上都惠民局，其主要官员为从五品，掌收官钱、经营市药，以惠贫病之民。元代还有"赤脚医生"，属"医户"，世代承袭，服务民间。著名戏剧家关汉卿就是其中之一，他在杂剧《拜月亭》中就写有一段非常专业的临床诊病记录。"医户"也是自耕农，缴赋税但不服劳役，实际上是以免费行医去抵充。

绍定四年（1231年），吴渊在苏州创办的济民药局"为屋三十有五楹"，规模颇大，制药的场所、器具一应俱全，其所采药物"凡川广水陆之产，金石草木之品，无珍不致，无远不取"。和剂局作为宋廷的国有制药厂，以国家法令为支撑，保证了配制方剂的品质，并配备质监人员，保障了其生产的药品质量。

北宋时创建的惠民局，是面向普通民众开设的药品销售机构，负责售卖和剂局生产的药品，相当于今天的国有药店。这也是朝廷为加强药品统一管理、推广中成药的一个创举。

古时交通不便，住在偏远乡村的人，若是得了急病，往往只能听天由命。而且，宋时以农为生，炎炎夏日，蚊虫滋生，农民顶着太阳辛苦劳作，疾病的发作也比平日多些。所以，徽宗时期，每到夏天，惠民药局都会定时派大夫下乡送医送药。夏日送药，让农民足不出户就可以享受家门口的医疗服务，这是宋代首创的。其实，当下也有类似的送医下乡、快递送药服务，以及未来社区、未来乡村健康小屋的慢性病诊疗。

这些药厂和药店的设立，使《和剂局方》得以推广，成药使用有所普及，给民众医治疾病带来了便利。这是宋代药政的一个创举，也是宋代医学发展的特色之一。

《东京梦华录》中记载，朱雀门外街巷有"熟药惠民南局"，大内西右掖门外街巷有"熟药惠民西局"，"货药济四方，甚盛举也"。今天开封宋都御街上的"惠民和剂药局"，就是继承宋时传统而创建的著名大药店。到南宋时，官办惠民药局在淮东、淮西、襄阳、四川、陕西等许多重要地方都有增设，达七十余个，初步形成了遍布全国并由国家控制的医药产销网络。

药品专卖制度发端于北宋，南宋以后得到了进一步的发展。大量地方文献的记载表明，南宋各路、府、州、县所创立的地方官药局非常活跃，客观上改善了城乡的医药供给结构，对防范假冒伪劣药品、打击投机垄断、增进百姓健康、抵制民间巫医之风产生了一定的积极影响。

隋唐时期，中成药虽有了长足的发展，如孙思邈的《千金要方》和《千金翼方》，但真正能称得上中成药发展的鼎盛时期，则是宋代。究其原因，显然与宋代官药局的设立有密切关系。崇宁元年（1102年），徽宗下诏，允许各州郡用当地的药材等价交换官药局的中成药，这一措施深受地方和百姓的欢迎。

宋代官药局的设立，对我国中成药的发展起到了很大的推动作用。它所创制的许多有名中成药，诸如苏合香丸、紫雪丹、至宝丹等，经过八百多年的医疗实践检验，迄今仍具有良好的治疗效果。

政和四年（1114年），尚书省向徽宗上奏：官药局获利过多，有违医

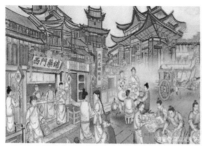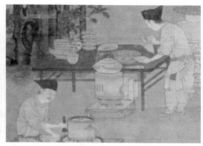

《西门药铺》（左）与御药院的医官

药惠民之意。徽宗准奏，令减药价，使官药局突出了便民特色和惠民宗旨。

　　由医药和剂局编撰的《和剂局方》是世界上最早的官定药局方，对中外医药学产生了重大的影响。这部成药标准颁行于南宋绍兴二十一年（1151年），比国外最早的药局方还要早六百余年。由此，具备一定文化程度的平民也可以直接通过《和剂局方》来对症取药。当然，官方也有派驻到药局的"职官"（坐堂大夫），可以帮忙问诊，并指导用药。当今的中药店里也有中医大夫，继承了中医与中药合而为一的传统诊疗模式，只是现在的功利性更加明显了。另外，官药局不但安排专人收集民间单方验方，还有人专门从事药物炮制配伍的研究，旨在总结前人的经验，改进和提高制药技术。

　　药局下设"收买药材所"，专门负责药材的收购和检验。为保证质量和用药安全，还专设了辨验药材及负责制药的官员，"以革药材伪滥之弊"。这可能是我国历史上最早的市场监督和药品监督管理人员。

　　除计划性常规生产成药外，药局还会根据一些地区的突发疫病情况生产一些急需成药。这也与当下疫情突发变异，紧急研发生产抗病毒新药和新冠疫苗相类似。宋廷每年出资收购大量药材，其来源可分为宋王朝的内部来源和外部来源两大类。前者包括地方上缴官方的土贡、官方自营的药园及官方出资采购等渠道；后者主要是其他国家的朝贡与边境贸易等渠道。而地方药局的药材主要由中央官药局提供，部分也可自行采购。

　　太府寺对官药局的管理十分严格，归纳起来有以下一些措施。

　　一是药局的日常管理方面：生产成药的处方，经太医局验证有效后才能被选用；设"收买药材所"，并置"辨验药材官"以鉴定药材的真伪优劣；禁用不合格的生药来制造成药，对陈损药材予以烧毁；配方、制药按《和剂局方》要求，由"修合官"负责实施；药品包装、内装和外贴仿单（药品说明书）要有"和剂局记"的印记商标；成药出局时由官员负责检查（相当于现在的质控员），销售时又各有监管；官府派兵丁对药局巡防保护，和剂局派十人，惠民局派四人。

二是药局规定的奖惩措施方面：制售假药刑一年；晚上不值班、遇百姓患急病不及时卖药、利用职权从廉卖药、占公家便宜及谎报实情者，杖一百；辨验药材官作伪鉴、修合官制药不合格，经核实者罢职；局内人偷药、食用成品,告发者赏钱二十贯,监官未察觉者罚钱二十贯；偷药、虚报冒领者，以偷盗论罪；保管不善造成霉烂损失的则要负责赔偿；派能够胜任者担任药局的管理和技术人员；对办药局有功之人，可提前破格晋升。

两宋在中央和各级官员的重视下，很多地方积极创建官药局。但受经济发展水平、官员重视程度等因素的影响，多数地方并不能完全执行中央的政令，建立时间迟早不一，创建方式与规模也有所不同。另外，早期因为过于重视营利效果，导致其在经营过程中饱受争议；后期又因为管理不善导致官吏贪腐成风，严重影响了官药局的社会信誉和职能发挥。

但整体而言，宋代官药局的建设与推广客观上降低了普通百姓的医疗成本，改善了地方上的医药卫生条件，对当地的医疗风气改善也有积极的影响。

二、御药院

"唐尚药局有内药院，宋朝太宗至道三年，又置御药院于禁中也。"太宗末年，将官药局的内药院更名为御药院，这样便形成了官药局、御药院共同供奉御药的局面。太宗之所以会创立御药院，有两个原因：一是当时太宗身患疾病，创立御药院是为了给自己医治；二是因为太宗也十分热爱医学。后来，御药院超出御用之职能是始于仁宗时期，活动之频繁则以神宗、哲宗两朝为甚。

御药院始置时隶属内侍省，其职责是检验秘方、秘制药剂，以及采购药材，保管、加工、炮制国内外进贡的药物。此外，官员也常奉敕出使，如代表皇帝向驻边臣帅赐药，率太医给疫区送药。所以说，御药院并非只承担御医之职责，其职能已经扩展到皇宫内外。

崇宁二年（1103年）御药院并入殿中省，其供御汤药的事改归官药局管理，后又增置内臣监官四人为奉御。起初，御药院由内侍三人掌管，仁宗天圣四年（1026年）又置上御药，上御药供奉增至九人。文献记载，"御药院供进汤药方书不许传录出外。如违，徒二年"。由此可以看出，御药院的职能是非常重要的。

第三节　宋代的医院和慈善机构

与人民群众生活密切相关的公共医疗慈善机构，在中国古代的历朝历代都存在，但以宋代最为完备，不仅设置齐全、分类明确，而且管理周密、运行高效。宋代的慈善组织众多，虽名称各异，但慈幼、养老、赈穷、恤贫、宽疾、安富等一应俱全。有收养乞丐、残疾者和孤寡老人的福田院；有施医给药的安济坊和惠民药局；有负责安葬的漏泽园；有专业收养遗婴弃儿的举子仓、慈幼局和婴儿局；有负责灾荒救济的广惠仓、常平仓和义仓；还有承担家族内互助的义庄。

宋代的慈善，种类之多，参与人员之众，都是历朝历代最为突出的。因为，那时的经济文化水平是最高的，正所谓"仓廪实而知礼节"。这些机构一般分为三种，即官办、民办及官府监督的民办。

由官方创办并负责经营管理的慈善机构，包括借用佛家"福田"之名而创办的福田院，以及居养院、安老坊、安怀坊和安济坊等，主要集中在

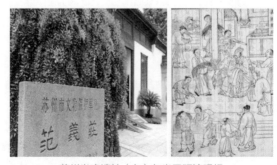

苏州义庄遗址（左）与义田赈济现场

城市；具有民办性质的慈善机构，包括义庄、义田等，主要集中在乡村；官府监督的民办慈善机构，如漏泽园等，一般由僧人管理，逢年过节进行祭拜，由官府支付酬劳。漏泽园中的僧人和其他临时工类似于今天的"合同工""钟点工"。

宋代的官员和富人乐善好施，蔚然成风。据记载，夏天富人发放解暑药、冰水、散饭的帖子满天飞；冬天富人派人沿街发放棉衣、被子，把银子铰碎后趁夜色塞到穷人家的门缝里。通州知州吴遵路还给那些从灾区逃荒来的百姓建了上百间草房，拿自己的薪水买粮食、蔬菜，每天供给饭食茶水，还延请医生对患病者进行医治。

一、安济坊和养济院

宋代面向民间的医院被称为养病坊、安济坊或养济院，有中央朝廷独资修建的，也有地方官员集资建立的，相当于现在的公立医院。另外，有地方富豪投资私建的，也就是现在的私立医院；还有官员和富商合资的公私合营医院，相当于现在的混合制医院。不管公立还是私立，这些医院都具有慈善公益的性质，目的是让那些没钱看病的贫苦人获得必要的医疗帮助。

北宋嘉祐八年（1063年），仁宗赵祯曾以宝胜、寿圣两座庙宇为基础，各添修五十栋房屋，成立了两家医院。每家医院可收治三百余位病人，如此规模的医院就是放在今天也是比较可观的。

两宋期间，见于《宋史》等正史的瘟疫共发生了四十二起，平均每七年就发生一次较大规模的瘟疫。其中，发生在汴梁和临安两座京城的瘟疫就达二十余起，极大地影响了社会的稳定和百姓的日常生活。一旦发生疫情，宋廷就会"遣吏挟医，分房治病"。除太医院派遣名医审视疫情、检视病情外，朝廷还会为受灾民众"免单"，设立安济坊、养济院、实济院、广惠坊、利济院等来收容穷困无依靠的病人，给予免费的医药照料，待病愈后再给钱米遣还乡里。收养所的名称虽然由于地域的不同存在一些差异，但总体上讲，以每个府州设置一个穷民收养所为原则。根据现存的宋代地方志记载，当时每个府州都设立了一个穷民收养所。

安济坊将庇护所和免费医院合二为一，所以说，北宋的安济坊和南宋的施药局，就是我国最早的县级免费惠民医院。宋廷将安济坊交由僧人来管理，因为信佛的人心地善良、待人和气。再者，这些人看淡财物，朝廷把财务交给他们掌管比较放心。

南宋在京城临安府仁和、钱塘县设立了养济院，相当于现在的县级福利院，以收养乞丐和流浪人员。退伍军人生活不能自养和自理的，由原来的军营安置收养，不让他们流离失所。所以，有些军营设置了军医院、军人疗养院等。

宋代颁布的有关防疫救治的诏令就有一百九十条。一旦疫情出现，宋廷就特别重视病人的隔离，"以病人轻重而异室处之，以防渐染"，而且厨舍、汤药、饮食也要分别置办，病危将亡者还要隔离在"将埋院"。这应该是中国历史上第一个传染病隔离方舱医院，是千年前的"雷神山"和"火神山"。

宋代除了设立公立性质的医疗设施外，一些热心的地方官员或富绅也会自发地建立医疗救助机构以救济民众。如北宋的富弼、曾巩和南宋的吴渊、陈居仁等，都以仁爱之心竭力为百姓服务。神宗时期，越州知州赵抃，面对"吴越大饥，人多病疫，乃做病坊"。这个病坊就如同现在集中隔离的方舱医院。而富弼认为，集中隔离会造成二次传播，所以征集住所十万余间，"散处其人"，以降低传染的概率。绍定四年（1231年），吴渊创济民医居，开庆元年（1259年）马扬祖重建，"马医科巷"以此得名。

据记载，南宋赵汝愚曾捐百余万钱在隆兴府创办了一所养济院，以使"四方宾旅之疾病者得药与食"。后其子赵崇宪又加以修复和完善，发展成为江西境内一所重要的慈善医疗机构。

孝宗时期，隆兴府知府钱佃曾于城外置养济院一所，用来收养贫病无依之人。淳熙三年（1176年），苏州地方官陈岘将一些废置的"居养安济院"进行重建，以收养"癃老之无子妻，妇人无夫，幼失怙恃"之人。

元祐四年（1089年），苏轼在杭州为官。他捐献五十两私房钱，和公家的经费合在一起办了一所病坊，名叫"安乐坊"。三年间，医好了一千多位病人。这应该是中国历史上第一个公私合办的混合制医院。医院里的设置比较完备，由官方派人领导，员工方面有乳母、女使，病人的衣被器用一律由医院供给。朝廷要求院里的医生达到十全的效果，可见当时的医生都有相当高的本领，而且朝廷和民众对医生的需求也是相当大的。多年以后，苏轼早已经离开杭州，在朝廷任翰林学士。一个朋友因苏轼的帮助而致以银一百五十两、金五两的酬谢，而苏轼既不愿接受这笔钱，又不想拂逆朋友的盛意。于是，他就把这笔钱转送给了杭州的养济院，用于养老公益，"助买田，以养天民之穷者"。

安济坊在全国范围内得以推广，这与被我们唾弃千年的"大奸臣"蔡京是有关系的。这在前面的章节也有所提及。

蔡京对于道教极为尊崇，而徽宗又是一位很有想法的皇帝，希冀恢复熙宁、元丰时期的政事。在蔡京的帮助下，徽宗开始了大刀阔斧的改革，其中就包括安济坊的推行。在不到两年的时间里，朝廷就下了三次诏书，对地方上推广安济坊不力的官员进行问责，还安排了相关人员进行巡视，以检察各地的执行情况。

在蔡京的大力推动下，宋代的救济制度呈现出了前所未有的繁荣局面。但是，也存在一些地方官员为了政绩而过度施行，最后导致了安济坊的开支越来越大，甚至出现了"养懒汉"的现象。

其实，当初安济坊的救助对象是非常明确的，主要有以下三类人群，体现了宋时公立医院的公益性，并不是所有人都可以去乞求安济坊的救治。

第一种就是无依无靠的病人和由于贫困而无力求医的人。《宋大诏令集》中就有相关的记载，"若疾而无医，则为之置安济坊；贫而不葬，则为之置漏泽园"。在《吴兴志》中也有相关的记载，"安济坊以养老疾病之无归者"。安济坊起初收养的是六亲无靠、孤苦伶仃的病人，"养民之贫病者"。但是随着安济坊的推行，朝廷也拓宽了救助范围，将那些因贫困而无力求医的人也囊括在内。

第二种是兵士及其家属。那些在战争中受伤的兵士，也会被送到安济坊来救治。而那些因伤病不能够继续在军队服役的兵士，以及兵士的家属，也是安济坊救助的对象之一。

第三种就是病囚、乞丐、官宦人家的雇工等。

安济坊的病人如果病重而死亡，就会被埋葬在漏泽园。而我们现在所知的有关安济坊救助对象的资料，就来自死者墓前的砖铭所记。

安济坊不仅给病患提供医药费，而且提供定量的饭食和银钱。如在冬天还会添加一些炭火钱，大约五文钱，这是成人的标准，小孩子则减半。

所以说，安济坊其实和现在的疗养院或救助站更为相似。

二、居养院

宋代经常发生饥馑，每次发生时都会有大批的流民，多时达到数十万，甚至数百万。元符元年（1098 年）淮东路设官房，居养鳏寡孤独、贫困不能自存者，月给口粮，病者还给予医药。后来，徽宗赐名为"居养院"，并下诏，"国家实行仁政的首要大事之一，是对天下鳏寡孤独和贫而无靠之人给予救济和收养。京师虽然设立了福田院，但收养人数不多。每逢严冬盛暑，仍有许多无家可归和患病的老年人流离失所，他们都是令人同情和怜悯的"。崇宁元年（1102 年）秋天，徽宗下令在京城也设立居养院，以户绝无人继承而没官的财产充当经费。居养人的口粮、日用钱、冬季柴炭钱等发放事宜，朝廷也都有具体的规定。北宋时的居养院主要由国家直接补助，而南宋则转由地方财政承担。

后来，徽宗从建章立制、完善制度上入手，在全国范围内实行"居养法"，建立居养院，为鳏寡孤独、贫病无依者饥中送饭、寒中送衣、病中送医，创造性地开展工作，取得了良好的社会效果，并成为行政救助的样板而一直沿用至清代。

每遇水灾、火灾或地震，朝廷就会派官员到受灾者的家中慰问，并根据房屋的压塌、损坏情况，给予相应的补贴。宋代的百姓不用上保险，一遇到天灾，朝廷就会派人主动上门进行慰问、抚恤，并进行人员伤亡、财产损失的评估和登记。另外，凡是冻倒、病倒在路边的人，都会被送到就近的居养院。

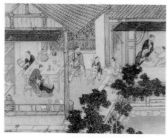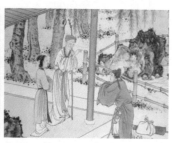

居养院与宋代对鳏寡独居老人的照顾

南宋时的苏州居养院，有房屋六十五幢、居室三百余间。楼宇整齐排列，其间有长廊相连，院中还设置仓库、水井。官府拨给官田一千六百余亩，出租后每年可得米七百石，以此作为其运营经费。另有僧人主持老年人的医药发放及死后安葬事务，成为当时地方居养院的典范。

居养院的建设是高标准、高规格的。饥有食、寒着衣、居其所，室内冬暖夏凉，所用炊具器物描金绘彩，极尽精致与富丽，甚至被褥都是绫罗棉毡。居养院还为产妇配备了月嫂，为婴幼儿配备了乳母、保育员，为老年病人雇请了陪护和打杂。如此一来，一些游手好闲之辈看到居养院吃得好、住得好，就干脆冒充下岗失业、没有生活来源的人住进居养院。这种福利，看起来确实有点过度，以至于"诡名冒请""少且壮者，游惰无图"。南宋初，户部侍郎王俣忧虑，在养老救济中，"倘官吏失于措画，则宜收而弃，以壮为弱。或减克支散，或虚立人数，如此之类，其弊多端，不可不察"。

所以说，大部分居养院的财政基础是极其脆弱的，没有长期维持运营所需的财源。居养院财政基础的脆弱性与规模的零散性、居养院所收容的人员构成有着密切的关系。居养院中，除了收容一些确实需要救济的穷民之外，为维持社会治安，还必须收容一些无赖之徒。

三、福田院

中国古代第一个由官方创设的救济赡养机构，就是梁武帝时期的"孤独园"。唐朝也有"悲田院"，为收容贫困者之用，宋代沿袭其例，改为"福田院"，也叫"贫子院"。"福田"的含义来源于佛经，意思是积善行可得福报，就好像"春天播种田地，秋天收获果实"一样。

福田院是孔子仁政思想的具体实现，其费用由皇帝自行负担。创立之初，每年从内务库中拿出五百万作为运营经费，后来将寺院得到的施利钱也纳入其中，拨款增加到了每年八百万。

每当严冬来临、朔风吹号、寒雪纷飞之时，也正是福田院最为忙碌的日子。此时，京城开封府的主管官吏就要到大街小巷巡行，把举目无亲或流浪街头的老年人、失去双亲的儿童以及乞食街头的饥民，都收容到福田院中进行统一管理。

福田院收养的人数，平时有定额的限制，一般为三百人，但在冬天可以额外增加。每天由福田院的官吏把收养人数上报中书省，核定后按规定拨给相应的钱米。直到春回大地、天气转暖、老年人可以自由行动之时，才停止钱米的供给。

北宋崇宁五年（1106 年），在京西北路提举司的请求下，各地的福田院全部统一改名为居养院，使得全国的老年人救济和收养机构整合在一起，任务也更为明确。居养院收养的标准，在神宗时规定为六十岁以上的老年人，但在徽宗大观元年（1107 年），又将收养的年龄降低到五十岁以上。

四、漏泽园

中国的公墓制度，最早可追溯至东汉时期。北宋与金元时期，战乱频频，人民饱受战争之苦，其间多有客死他乡而无人认领的尸体，也有因家贫而无力丧葬者，朝廷就集中埋葬，称其为"漏泽园"，又称为"义冢""义阡"，取"泽及枯骨，不使有遗漏"之义。园中建有屋舍，供守园僧人居住，四周还建有围栏，以阻止闲杂人等进入。这种北宋时期的贫民"公墓"，与今天的社会性公墓类似，只是那个时候完全免费罢了。漏泽园的建立，客观上也改善了环境卫生，消灭了传染源，对防止疫病流行具有一定的积极意义。

元丰年间（1078—1085 年），神宗诏令创立漏泽园。后徽宗再次命各地择高旷不毛之地予以推广，"诏天下州县置漏泽园，殡客死无归之士"。漏泽园会详细登记死者的生平，并对葬穴面积、深度等制定了相应的标准。首先，建立义冢，"序有表，总有图"；其次，确定主管，"规其地之一隅以为佛寺，岁轮僧寺之徒一人，使掌其籍焉"。《宋会要辑稿》中还记载："人给地八尺或九尺，深三尺，以为墓地。方砖二口，以千字文为号，记死者姓名、乡贯、年月日以为标志……并置屋以为祭奠之所，听亲属享祭追荐。"

五、慈幼局

慈幼局，又称小儿钱米所、婴儿局、及幼局、慈幼庄等，可谓世界上最早的官办孤儿院，相当于现在的儿童福利院。南宋淳祐七年（1247 年），理宗给官田五百亩，于临安创建慈幼局，以收养被遗弃的新生儿，并延请

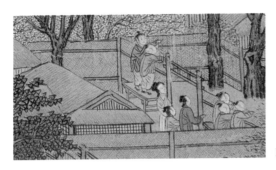

慈幼局

乳母喂养，无子女者也可来领养，"许来局中取去为后"。"盖以贫家子多，辄厌而不育，乃许其抱至局，书生年月日时，局设乳媪鞠育之。""使道路无啼饥之童"，这是宋代历朝君主的慈幼理想。由此可以看出两点，一是如果普通百姓抛弃新生儿而被当地衙门发现，就会被判处罪行，从而接受极为严厉的处罚。无故抛弃婴儿者不但会被公开处刑，在日后的从业过程中也会遭到他人的唾弃。二是宋代对孤幼的救济已经呈现出制度化、普遍化、专业化的特征，其"厚养于民，而惠泽之周"的理念远远领先于当时的世界。

南宋嘉定十年（1217年），理学家真德秀在建康府设立慈幼庄，收养因饥荒而被遗弃的婴儿和流离失所的流浪儿童，拨置一千三百亩官田作为慈幼庄的恒产，并制定了完备的管理制度。这个慈幼庄运营了四十余年，还是"相仍不废"。

马可·波罗在他的书中非常详细地记录了南宋的慈幼制度："其国诸州小民之不能养其婴儿者，产后即弃，国王尽收养之。记录各儿出生时之十二生肖以及日曜，旋在数处命人乳哺之。如有富人无子者，请求国王赐给孤儿，其数惟意所欲。迨诸儿长大成人，国王为之婚配，赐资俾其存活，由是每年所养男女有二万人。"这里说的"国王"，便是宋理宗。

六、保寿粹和馆

唐时曾在太医署中设"患坊"，为宫廷当差的人员治病。宋代又为宫人治病专设了一家医院——保寿粹和馆，并配备有若干良医。在这之前，

157

宋时宫人有疾多送至妙法广福寺治养，很少有生还者。后来，"神宗悯之，著为条约，使太医为治"。政和四年（1114年）七月，徽宗诏令于宫城西北隅建馆宇，作为宫人的养病之处。宣和七年（1125年），徽宗又下诏予以撤销。

七、病囚院

此院亦称病牢，专为监犯治病的医院。咸平四年（1001年），真宗依据"恤刑缓狱""布德恤刑"的狱政思想，令诸路置病囚院，医治持杖劫贼、徒、流以上病囚，而其他病囚则允许保外就医。这种人性化的狱政政策，在当时的历史背景下应该说是相当先进了。

其实在五代时期，就已经出现了专门针对病囚的医疗机构。两宋时期沿袭五代之制，使这一制度更加完善。病囚的医疗费用由官府负责，非重罪病囚则允许其家人入侍陪护。宋代甚至规定，轻罪病囚可以保外就医；病囚必须脱去枷锁等刑具，并免服苦役；对病囚讯问时不许用刑等。另外，在预防疾病方面，也制定了严格的规定和具体的措施。

宋代处于中国封建社会发展的转型阶段，经济繁荣发达，使得宋廷有实力面向民间进行医疗救助和社会救济。那个时代，类似医院和社会福利院的机构逐渐增多，先期以官办为主，后期则更多由地方官集资兴建或地方富绅投资建立。

第四节　宋代的防疫机构

在熙熙攘攘的民生百态之下，宋代始终潜伏着一个巨大的隐患，那就是瘟疫。北宋历经一百六十七年而亡，竟然有近六十年发生了瘟疫灾害，尤其是仁宗在位时最多。水、旱、风、蝗等自然灾害造成的饥荒，往往也会增加疫病流行的概率。因而，继之于灾荒之后的次生性疫病时有发生。王安石《送李宣叔倅漳州》中的"山川郁雾毒，瘴疠春冬作"诗句，即是对当时瘟疫的描写。

北宋初年，皇帝就把预防疫病灾害列为仁政统治的措施之一，对疫情防控极度重视。真宗时期，更是提出了一个宋版的"除四害"，分别是旱灾、水灾、畜灾和疫灾，而且朝廷会派专门的官员下基层，教导百姓如何去应对这四种灾难。防治疫情也是国家战略之一，两宋时期一共颁布了一百九十多条与防控疫情有关的诏令。在政绩考核时，官吏不仅要熟知这些诏令，甚至还要清楚防控疫情的基本做法。

宋代的防疫体系和运作机制相当完整。淳化三年（992年），开封暴发了一场大型瘟疫灾害。疫情发生以后，皇帝迅速召集文武百官进行商议。先是派出太医为百姓诊治，然后为疫情地区的百姓减刑减税、赐钱赐药。另外，派遣专门的官员前去慰问并督查地方防疫工作，对于有良好效果的治疗办法会将其及时传达各地，并对想出办法的人给予奖励。

北宋时期，一旦面临疫灾，朝廷就会立即拨付专款、选派专人，到疫区进行救助。奔赴疫区的医生是全国各地最好的，而药费则由朝廷无偿买单。徽宗还倡导"治病良法，仁政先务"，三省六部作为中央的最高行政机构，主要负责疫情的分析研判、政策制定、组织协调与文书下达，以及信息渠道的沟通与人财物的保障等。为确保信息畅通，宋廷还令内廷官宦的"中黄门"作为监督官，向皇帝直接通报疫情，并考核、奖励和惩罚参与疫病救治的相关官员和医生。

宋代建立了以朝廷为主导、社会力量为辅助的疫病防治体系，不仅设立了专门负责疫情防控的医政部门，而且十分注重医学教育和医学人才的培养。太府寺和剂局制造各类药品，惠民局负责销售各类药物，官员亲临疫区第一线，医生尽力尽责……国家行政部门各司其职，民众竭力配合。而且，在疫情严重时，宋廷会在地方上紧急建设临时医院，类似于现在的方舱医院，一般由道观或寺庙加以改造，名叫安济坊、病囚院（隔离所用）、施药局等。

"封城""隔离"这些瘟疫防治的创举正是在宋代首先应用的。在长期与疫病对抗的过程中，宋代的地方官吏提出，为了预防传染，应当建立不同层级的医疗机构以分散病人，把轻症和重症按等级进行隔离治疗。这与之前的异地隔离、动态清零、精准防控十分类似。

宋代极为重视防疫办法的创新和应用。苏轼的《圣散子方》切于临床，简便实用，广泛推行，并出现了《伤寒总病论》《南阳活人书》《太平圣惠方》《庆历善救方》等疫情防治的经验良方。《传信适用方》见于《宋史·艺文志》，后收入《四库全书》，据考为南宋吴彦夔所撰写，多为疗效切实之防疫经验方剂。其中有关瘟疫的用方，注明"不问阴阳二证、染患浅深，凡时行瘟疫……悉皆治之""专一连进，无不取效"，按方治疗，可"免瘟疫之疾"。法医学的创始人宋慈甚至还发明出"戴口罩"的办法，把预防医学推向了一个新的高度。

宋代医学具有深厚的底蕴，统治者和老百姓对疫病也有一定的认知，无论中央还是地方都对民生救助、医疗救治有所关注。所有这些，为全民参与的公共卫生防疫体系建设奠定了很好的基础。

宋廷不仅在疫病发生时能够及时采取有效的措施加以控制，而且在平时也特别注重预防。据《虎钤经》记载，当时防治疫气的药方就有"时气疫方""霍乱吐泻方""山瘴疟方""瘟疟方"等。神宗年间的虔州瘟疫，其源头是上游被污染的水源。眼看疫情越来越严重，新任知州刘彝果断采取措施，以"雨污分离"的思路建成了著名的"福寿沟"，以确保污水绕开生活区。也正是用了这一招，虔州瘟疫才被彻底遏制，而后也没有发生类似的疫情。

宋代是中国古代疫病频发的时期，同时也是我国古代防疫体系建立的关键时期。瘟疫的流行，迫使宋代官府、医学家和官僚士大夫等对疫病的成因和治疗进行探索与实践，为世人留下了珍贵的历史遗产。

第五节　宋代的医政管理

最早的"医政"记载，一则见于淳熙三年（1176年）南宋学者程迥的《医经正本书》，另一则见于庆元六年（1200年）南宋学者潘自牧的《记纂渊海》。

《医经正本书·医政·有唐医政第一》中载："太医令掌诸生医疗之法，其属有四，曰：医师、针师、按摩师、咒禁师。皆有博士以教之。其考试、登用，如国子监之法。""唐代太医署有令二人，从七品下；丞二人，医监四人，并从八品下；医正八人，从九品下。"《医经正本书·医政·本朝医政第二》中载："太医局，九科学生额三百人。大方脉一百二十人，风科八十人，小方脉二十人，眼科二十人，疮肿兼折伤二十人，产科十人，口齿兼咽喉科十人，针兼灸科十人，金镞兼书禁科十人。……置职医助教，京府及上中州，职医助教各一名。医生人数，京府节镇一十人，余州七人，万户县三人，每万户增一人，至五人止。余县二人，试所习方书义一十道。"

《记纂渊海》一书中记载了宋代礼部长官尚书的职责："其属有三：曰祠部，礼典医政、道释、祠庙之事隶焉；曰主客，蕃国朝贡及国信礼物之事隶焉；曰膳部，牲酒、膳羞、宴设、给赐之事隶焉。"由此可知，宋代的"医政"之事隶属于礼部之祠部，与道释、祠庙之事同列，标志着医学的地位在宋代有所提升，医政管理受到了统治阶层的关注。

对医药机构的管理方面，宋代也有其可圈可点之处。如其对官办药局的管理，采用层层把关的多重监管制；在应对疾疫方面，宋廷通过多种救治措施进行救助；在改变民间愚昧习俗方面，经过宋廷与地方官员的多方努力，巫退医进、巫抑医兴，收效不小。另外，在医学教育与医官考核方面，宋代吸纳了前代的经验，并在其基础上进行了一些改革。除翰林医官院、太医局专门负责培养医学生外，徽宗时期还设立了国子监"医学"（太医学）以总揽医学教育，将医学教育与取士制度结合起来。另一个值得称道之处，就是宋廷在医药文献方面所作的努力，而创建于仁宗时期的校正医书局更可谓是宋代医政管理中的一个创举。

一、宋代医官的管理

医官是指在中央和地方医政机构任职的医务人员，享受国家俸禄，接受朝廷管理，负责诊疗病患、编校医书、传授医学、防控疫情等工作。在宋代，为朝廷工作的医官涵盖了从中央到地方、从朝廷到军队、从医疗实践到医学教育和培训的各个领域。宋代的民间医生，既有主流男医生，也有非主流女医生；不仅有法律鼓励的家庭医生，也有在夹缝中求生存的巫医；既有以医学为专业的职业医生，也有以积累功业为目的的僧人和道医。此外，没有官方身份但执行公务的法医和监狱医生，也是宋代医生群体中的一员。

宋代是中医发展史上一个非常重要的时期，医官也在其中扮演着极其重要的角色。宋代医官的教育、考试、选任、差遣、奖惩等各方面有其特色，对当今有效地实施医师管理和住院医师规范化培训，充分发挥其社会作用，缓解紧张的医患关系，亦具有较为深刻的现实意义。

隋唐以降，医官的选任趋向多样性，包括生徒、贡举、制举三种形式，医官的考核、奖惩管理也趋向制度化。宋代实行土地私有产权制度，可以自由买卖，商品经济得到了巨大发展，人口迅速增多；宋代实行"抑武兴文"的基本国策，朝廷提倡"仁政"，重视"医乃仁术""尊儒崇医"的文化，使得医学具有了发展的土壤；习医人数增多，使得医官的选任获得了可靠的来源。同时，宋代将医官管理从武官官阶改为文官序列，科举取士、论才选人的方式也应用于医官的选任。这就是当今仍在沿用的"试选法"，即应试教育下的考试选拔。

宋代的医学机构设置主要包括医政管理、药政管理、医学教育、医疗救助四类。宋初，官办医学教育尚未建立，医官的人数配置相应较少；北宋中期以后，医学教育趋向专业化，试选法、征召法、荫补法、荐举法等方式大量得到应用，导致医官人数略有冗滥；南宋时期，由于战乱频发、朝廷财政紧张，医官人数大幅度减少。朝廷通过对医官主要职责的考核，确定其俸禄、升迁、奖惩，以达到高效管理医官的目的。北宋后期至南宋末年，为加强医政管理，凸显医官的职能，朝廷施行了独立于文武官员的二十二阶医官官阶，最高为从六品，皆着绿服。如遇皇帝恩赐，也可着绯服或紫服。

宋代的医官管理制度主要包括下述六个方面的内容：

一是教育管理。宋初，由太医署负责医学教育的日常，当时的医学分为九科，医学生分为医学和针学两大类，由医学博士和助教负责教学工作。北宋中期，朝廷专设太医局，实行专业化医学教育，该方法一直沿用至南宋。北宋后期，实施"太医学三舍法"，采取分科、分级、分斋的教学模式；医学生所学的内容既有经典医籍，也有宋廷编修的方书。以上这些方面充分体现了宋廷对医学教育的重视。

二是考试管理。宋代医学生的入学考试称为试补。朝廷对入学资质、考试内容、考试题型、录用标准等均有详细的规定。医官如想获得差遣或升职，需参加铨试，即由礼部和太常寺主持，对医官的医术水平、人品德行、言语表达能力等进行综合考察。各类考试主要考查经典医籍、方书、本草等内容，并注重临床诊疗考查；考试题型包括墨义、脉义、大义、经义、运气、假令病法六种。为保证考试的公平和有序，宋廷严格采取锁试、禁挟书、通行试卷、弥封誊录等制度，以杜绝考试作弊。以上种种迹象说明，宋代医官的选任制度已经较为成熟了。《宋太医局诸科程文格》为太医局和安大夫何大任编撰，记载了大量医学考试原题，也就是当时的医学考试题库。

三是选任管理。试选法是宋廷选任医官的主要方式，每三年开展一次。北宋后期，朝廷还将医学生平时的考试成绩和日常表现结合起来加以考选。而征召法、荫补法、荐举法则是宋廷选任医官的辅助方式，通常是在医官人数缺乏时使用。选任医官的主要依据是参试者的医治水平；荫补法则是基于皇帝对医官的恩赐，而授予其子弟医官资格的特殊行为，但受赏者如需获得任职或升迁，仍需参加正常的考试。总体来说，宋代医官的选任方式较为多元和多样。而那些不愿被征召入宫的医官会受到严厉的处罚，"规避赴阙者，其所属处亦不得盖庇"，算是那个时代医疗资源紧缺之非常时期的非常手段。

四是差遣管理。包括特旨差遣、翰林医官院差遣、破格差遣三种方式。宋廷结合医官工作的实际状况，确立了考试成绩高低、供职先后、实际需求、专职分配等差遣原则。为避免差遣时出现混乱和不公，朝廷还建立了医官差遣薄，使得在实施过程中有据可查、有章可循。同时，还对医官违反差遣规定的行为予以规范和纠正，并将其违规细节纳入医官考课的范围。

五是考核管理。宋代采取磨勘和考课相结合的方式，以综合考察医官的任期年限、医治水平和医德水准。家状和手历是医官磨勘、考课的主要文书。磨勘注重医官的任职期限，通常任期满五年，即可升迁品秩，这与现在的晋升年限一致；考课则注重医官的医治水平、医疗过错和治愈人数。

无论在哪个朝代，是官方还是民间，都不反对医者向病人收取合理的诊费与药费，所禁止与抵触的是收取额外的财物，也就是现在所说的"红包"。官府专门掌管医事的官员负责对从医者进行考核，主要指标是从医者所治疗病人的存活率，以此来决定他们的级别及待遇。

与现代医院考核相似的是，考核过程都在年终进行，由主管部门对登记在册的从医者进行严格考核。当时杭州府有一家安济坊，对从业者的"医案"是这样考核的：每年治疗一千人以上，十全八的，奖度牒一道；每年治疗五百人以上，十全八的，赏钱二十贯；每年治疗一千人左右，十全九的，则有特别的奖励。度牒相当于现在的身份证或资格证，不但记有持有者的详细信息，而且可以依此证获得免除租税、徭役的特权。如果从医者冒充或杜撰病人病情而骗取钱物（相当于现在的骗保），则杖打一百；如果从医者收取病人钱物，一经查实，轻则杖打一百，取消全年俸禄，并取消从医资格，重则充军劳役，比现在取消从业资格还要严厉得多。这说明两点，一是宋代就已经有了一套对从医者考核奖惩、晋升晋级、发放俸禄的管理制度；二是在宋代，医生收"红包"要冒很大的风险。

六是奖惩管理。宋代的医官奖励措施以行政奖励为主、经济奖励为辅。行政奖励主要包括升改章服、迁转、免试、减磨勘（相当于现在的免检）等；经济奖励则包括赐绢、听寄资（预支俸禄或领取高一官阶的薪水）等方式。惩罚措施则包括刑事处罚、行政处罚、经济处罚三种形式。其中，刑事处罚主要有医绞、编管、徒刑、以盗论等；行政处罚含除名、勒停、追官、降官、薄责降职、戒励等形式；经济处罚则主要是罚铜。

宋代的医官管理制度具有专业化和制度化的特点，医政建置和管理格局具有系统化和整体化的特点，也具有鲜明的专业性、一定的灵活性、较强的稳定性，起到了提高医官社会地位和医治水平、促进宋代医学发展的作用。

二、宋代的医事管理

宋代历朝皇帝均重视医学，宰辅大臣中知医懂医的也不在少数。在他们的推动下，宋代的医事管理有许多创举和亮点。

定都汴梁以后，朝廷特别注意医政设施的更新和医事制度的改革。与前代相比，宋代的医政管理与医学教育不再混融，各自独立、各司其职，并有了很大的发展。翰林医官院负责医政，专门掌管医事政令和军旅、官衙、宫廷、平民的医疗事务，而由太医局专管医学教育。在宋代，学习和考核注重理论与实践两个方面，这确实是医学教育的重大进步。两宋时，太医局虽多次变动，但考试制度一直未变。除中央外，各州郡也仿照太医局，开办地方性医学院校，置医学博士教习医学，有些则是由精通医术的官员兼任教师。

宋代的医政法规规定了医生的职业道德要求，以及对于医疗事故的惩处办法。仅从制度本身来看，可以说宋代比前朝有明显的进步，但由于封

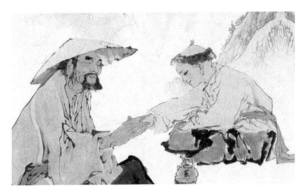

和谐的医患关系

建社会的种种弊端，有些措施的贯彻是很勉强的，甚至名不符实。

宋代方勺的《泊宅编》记载了这样一个故事：浙江萧山有一个医生擅治痔疮。有人慕名前来治疗，结果他在手术过程中，"方议报酬"。这个时候，病人的肠子都被拖出来了，谁还敢和他计较诊金呢？于是，只有拿出所有的盘缠充当酬金。至于一些医生因为嫌诊金低而见死不救的事情也时有发生。

在唐朝以前，官方处理这类医疗纠纷没有专门的机构，就由属地的衙门按刑名问罪。《唐律》中则有处理医疗事故的专门条文"医合药不如方"："诸医为人合药及题疏、针刺，误不如本方，杀人者，徒两年半。""其故不如本方，杀伤人者，以故杀伤论；虽不伤人，杖六十。"也就是说，医疗事故致人死亡者，处以流放；伤人的，以故意伤害论；虽然不伤人，但只要有过失，也要进行杖责。疏议中还特别重申，在配制药物、题写用药说明、针刺时，如果不符合古今药典和本草，即便"于人无损，犹杖六十"。

宋代法律规定："诸医违方诈疗病而取财物者，以盗论。"宋代将医生的欺诈作假、骗取钱财的行为当作盗窃罪论处，而盗窃罪在古代是相当重的罪名。由此可见，宋代统治者对医生诈伪"骗保"行为的惩处是相当重的。此外，根据诈伪的动机不同，又分为诈伪以求财、诈伪以规避两种。动机不同，处罚措施及轻重亦不同。前者处罚较轻，多处杖刑、徒刑；后者较重，但根据规避的目的不同，处罚又不相同。如医生帮助他人假装有病，逃避服役或妄求休假，与其同罪，处杖刑，且以规避"公事"为此罪成立之前提；如医生帮助他人"故自伤残"，则不论有所避或无所避，亦不论是否致残，只要有此行为，即与其同罪，"若故自伤残者，徒一年半。……其受雇倩，为人伤残者，与同罪；以故致死者，减斗杀罪一等"。因为其行为损害了封建国家的劳动力，增加了社会负担，两者同属妨害封建国家管理罪，故处罚较重。

《宋刑统》规定，"诸合和御药，误不如本方及封题误者，医绞"；"料理拣择不精者，徒一年；未进御者，各减一等；监当官司，各减医一等"。未依药方制药、"药品说明书"有误、挑选药材不精良，看似一些小小的失误，都会被处以徒刑乃至绞刑。当然，这只是针对有损帝王生命健康而言的。如果是危及普通百姓，只要"徒两年半"或"杖六十"即可。

以毒药（投毒）伤人会被处以绞刑，买卖毒药而未用者则处以流放刑。《宋刑统》规定："诸以毒药药人及卖者，绞；即卖买而未用者流二千里。""脯肉有毒，曾经病人，有余者速焚之，违者杖九十；若故与人食并出卖，令人病者，徒一年；以故致死者，绞。即人自食致死者，从过失杀人法。"对于事关生命的食品和药品，严厉的惩罚措施有助于保障大众的生命健康和人身安全。宋时的这些刑罚显然比现在要严苛得多。

古代对庸医的处罚，大致经历了"宽—严—宽"的轨迹，这与传统文化关系密切。因为，民间就有"谋事在人、成事在天""治得了病、救不了命"的说法。历代皇朝也都鼓励仁义、中庸、与人为善的民风，大力制裁医闹中的"刁民"、讼棍，这些或多或少会影响到民众对待医生过失的态度。

宋代延续唐代的有关制度，从法律上加强对官府医生的职责要求，并通过加强医生的"法定义务"，以加强宋代医官与病人之间的信任。宋代对于医官罪过的界定，在立法上注意"故意"与"过失"的区别，在归责原则上确立了"严格责任"的适用规则。从整体上看，宋代医患关系相对比较平稳与和谐，医患之间的矛盾并不十分凸显，这与宋代法律制度下所形成的一整套医者执业规则有很大的关系。在医患矛盾突出的今天，宋代法律下的医疗秩序构建，或许能够为现今的医患关系破局打开一条有益的思路。

第六节 医事诏令和医政法令

医学在古代中国作为"仁政"之学，受到宋代皇帝和朝廷的高度重视。宋廷发展医学的政策和措施，以及所实施的医学活动，主要通过医事诏令和医政法令的形式体现出来。医事诏令和医政法令的制定、决策、发布与执行，体现了宋代的国家意志与社会需要。

医学诏令是中国古代皇帝发布的、关于医学政策和医学活动的最高命令与行遣文书，具有最高权威性、命令性和强制执行性的特点。宋代的历朝皇帝都相当重视医药事业，屡次制定、颁布关于医药卫生的诏令和律令。据《宋史》、《宋会要辑稿》和《宋刑统》等记载，仅北宋时期颁布的医药卫生诏令就有两百多条，整个两宋时期先后发布了两千八百余条医事诏令和医政法令，不仅数量庞大，而且内容丰富，是历朝历代无法比拟的。这充分说明，宋廷对医学采取了积极扶持和重点发展的态度。

在这些医事诏令中，以派遣医生防治疾病者最多。此外，还颁布了一系列医事改革的诏令：征集、校正、编撰医学书籍；举办社会慈善机构和医院；改革与普及医学教育；提高医学与医生的社会地位；改革旧习俗和禁止巫觋；开办卖药所，实行进口药专卖；修订或颁布本草专书；重用道士医生和草泽医生等。这些诏令和法令明示了来自庙堂的决心，也见证了宋代医学事业的巍然而起。

宋代，部分医事诏令成了国家法律的必要补充。在这些诏令的推动下，宋廷组织实施了一系列具体的医事活动。主要有前代医学文献的校定，新医学著作的编撰，针灸铜人的研发与铸造，重大传染性疫病的应对，成药的生产与买卖，海外香药的输入与管理，医学机构的建立与管理，医学教育的分科与改革，医官的选任与磨勘，运气学理论的阐发与应用，以及巫医的控制与改造等。

中国古代，巫医巫术盛行已久，在民间生病求巫也大有市场，只是随着时代的进步，医的风头慢慢压过了巫。而宋时巫术的内容和组织形式较前代有了较大变化。巫术的流行，对儒家正统思想产生了极大冲击，同时也不利于医学知识的传播和发展，并在一定程度上危害着民众的生命健康。为此，宋廷采取了限制、打击和改造等措施，强制巫医和从事巫术研究的知识分子改学官方医学或农学，且多次颁布诏令禁巫兴医。太宗淳化三年（992年），针对两浙地区颁布诏令："两浙诸州先有衣绯裙、巾单、执刀、吹角，称治病巫者，并严加禁断，吏谨捕之。犯者以造妖惑众论，置于法。"这是中国历史上第一条明令禁止巫师治病的法令，表明了统治者回归医学正统的决心。咸平五年（1002年），真宗又下诏宣布："医师疗疾，当按方论。若辄用邪法，伤人肤体者，以故杀伤论。"严禁医生从事巫师等旁门左道，若有此类行为，以故意杀人、伤人论，将处以严酷的刑罚。由于巫术根深蒂固，加之部分统治者亦迷信于此，故不可能完全铲除这些迷信行为。但宋代的这些做法有利于引导人们转变观念，避免讳疾忌医、迷信邪术、损害生命健康，在一定程度上推广了医学、宣传了医药。

《宋刑统》中记载："诸有所憎恶而造魇魅，及造符书咒诅，欲以杀人者，各以谋杀论减二等。""造畜蛊毒及教令者，绞。"魇魅咒诅，是指利用巫术，制造魇魅及符书进行咒诅，借以杀害憎嫌之人或求亲主爱媚之行为。造畜蛊毒，是指制造和藏存毒虫、毒药以杀人害命者。由于其属于"危害公共安全罪"，故惩罚相当重，一是惩罚牵连甚广，二是处罚很重，三是执行极严。如此严厉的打击，有利于维护社会的安全稳定，保障民众的生命安全。

在印刷术开始照亮人类文明旅程的岁月里，众多新修医书以纸张为翼，从京城飞向每一个城市与乡村。各级官府仿佛成了精密的链条与齿轮，层层推行着朝堂的诏令和意志。他们收集本地药材、报告突发疫情、举荐医事人才，如同密布全国的血脉与经络，将来自中枢的力量输送到每一个遥远的角落，将公共卫生的网底紧紧地兜住。庙堂的决策和决心从此变成了人们的努力方向，经过无数次艰辛与磨合，医书中的要义融入了生活中的细节，终于成为传承百代的习俗。每一碗寒暑疫病时的药汤，每一件四季更迭时的衣裳，每一个看似平常又顺理成章的养生保健习惯和生活习尚，都可能是某封宋代医事诏令在人间的余响。

医事诏令不仅成为宋廷发展医学的法律保障和政策依据，而且极大地促进了三个世纪中国医学的进步、创新和发展。宋代皇帝和朝廷在医学发展中，发挥了政策制定者、组织实施者和成效管理者的角色，在中医基础理论、中医文献学、中医传染病学、中医临床学、中医方剂学、中医教育学、中医兽医学以及医学管理等方面作出了突出的贡献。

关于医药卫生的法规虽然随时代不同有简有繁，但直接规范医生诊疗活动的法律则基本沿袭了《唐律》。宋代也是如此。只有清代对庸医杀人作出了比以前更为详尽的规定。

古代医事法规具有如下几个特点：一是不对医生的诊疗水平进行评价。古代律令中处罚医生最常见的原因就是"不如本方"。古时医生看病同现在差不多，诊断病情后，先开出处方，然后再照方抓药。所谓"不如本方"就是指在照方抓药的过程中出现了与所开处方不一样的情况，还有一层意思是，医生所开的处方不符合经典方书之规定。古代医事法规仅对此进行处罚，但这个处方究竟是否对症则不在法律考量的范围之内。二是充分考虑到了医学的特殊性，严格区分故意和过失。在对医生的诊疗行为进行规范时，如果属于失误，则按特定的法规进行处理；如果是故意，则比照其他法规进行处理，如致人死亡的比照故意杀人罪等。通常情况下，宋廷对医生的处罚不会太重，其出发点是保护医生的权益、促进医学的发展。三是对医疗行为失误的处罚还有逐渐减轻的趋势，其治疗对象越富贵，则要求越严，处罚也越重，如治疗对象是平民，则只要"徒二年"。

《宋刑统》是宋代的一部法典，对有关医德、医疗事故、民众医药、饮食卫生、卫生保健、囚犯医药卫生管理、军队医事管理等事宜都制定了相关的惩处条例。律令将医生的责任事故、技术事故区别对待，使医生不致遭误判、误杀，也对工匠、奴婢、士兵等下层人的医药保障问题作了具体规定。在饮食卫生方面，凡犯食禁者将被处以绞罪或杖罪，这实际上就是宋代的食品卫生法。《宋刑统》对病囚的医药保障也有明文规定，应给予衣食医药，有病未愈者不准拷打；为保障婴儿生命安全，防止流产，规定犯罪的孕妇应在产后再行拷决，违者视情节轻重将给予处罚。

总的来说，宋代医政法令中的许多措施，在当时有其进步意义。但是，有些法令是专为封建统治者服务而制定的，或间接与统治者的利益相关连，且条文规定往往与具体执行并不一致，甚至是徒具形式而已。对此，我们现代人应该有一个正确的认识，不可妄加推测，也不可一味地盲目追捧。

第六章　宋代医疗技术与医学进步

　　宋代医学的兴盛是多个方面力量推动的结果。其中外部原因主要有：医药的巨大经济价值刺激了医学的繁荣，激起了全社会对医学的关注；士大夫参与医学，将儒家仁爱思想渗透到了医学之中，医术成为一种仁术，提升了医学和医生的社会地位，打破了相对保守的医学传授习俗，促进了医学知识的传播；宋廷大力扶持医学，整理刊印历代医学典籍，改进医学教育体制，创办和剂局并编撰《太平惠民和剂局方》。这三个方面的原因造就了宋代医学的辉煌。

　　病者有其医，医者有其责，制药有其规，这种良性的医药秩序，是确保两宋时期医患关系总体和谐平稳的重要原因。医者、病人、医院、药商、药局等这些主体，在宋代医药法律体系中，遵循着各自的规范，相互依存、有序运行。宋代通过法律构建了医生自中央到地方的准入体系，设置了关于医生的遴选、考核、职责等具体制度。对于医生而言，宋代朝廷体制内的法律管控是其行医合法性的保障，同时也是对其身份、地位的确认。宋廷通过法律建立了对编外医生的管控，强调其工作职责、工作流程，确立了宋代对执行公务职责的"参公式"管理范式；通过法律确立了民间草泽医生、女性医生、僧道医生执业的合法性，并确认了国家对医术卓越者的赏识和任用，从而对民间向医风气的形成起到导向性作用。

　　法律管控下的宋代医生，各司其职、各守其责，形成了宋代相对平稳的医疗秩序，以及相对普惠性的医疗保障。在宋代法律的引导下，民间渐渐形成了抑巫向医的风潮，民众也逐渐形成了对医生的信赖，促进了宋代独特医患关系的形成。但是，在这种法律体制管控之下，不可避免地强化了官府医生的公益属性，而其市场属性被淡化，甚至被抹杀；医而入仕的法律政策，的确起到了引导社会向医的主流风气，但不可避免地成为一些士人投机钻营的契机；法律政策的不稳定、不连贯性，导致巫医坑害民众性命和谋取不义钱财的事例无法禁绝。

宋代设置了自上而下、相对完备的医疗机构体系。既有医疗管理机构，又有医学教育机构；既有公立医院，也有私立医院和公私合营的医院；既有综合性医院，也有专科性医院；既有宫廷医院，亦有普通平民医院；既有地方医院，亦有军队专科医院。此外，更是设立了历史上第一个官办药局。在宋代医疗体系的建构中，体现出了官方主导、民间为辅的格局。在国家"信用背书"的前提下，宋代的医疗体系初步具有了实现"效率医疗"的基础性条件。但是，不容否认的是，宋代的医药机构在制度落实过程中，的确出现了矫枉过正的现象；因制度缺乏全局性、延续性的必要设计，影响了医药机构发展的规模性、整体性格局。

宋代对药材市场进行全方位的管控。首先是对药材市场"准入"关口的严格把关，进而对药材税收进行调控，并干预药材的对外贸易，打击假伪和劣质药材的泛滥。确立国家对药材市场的主导管理，客观上的确对药品质量的整体提高起到了促进作用。但是也出现了一些问题，以至于宋代药材走私现象、药材作伪现象并未禁绝。整体上看，在医药法律的促动下，宋代的医疗领域表现出崇尚医学、普惠福利以及理性责任等特点。

宋代发达的医药体系，在《清明上河图》里就有所体现。众多药铺、一大批创新性成果相继问世：朝廷设立了最早的官药局、最早的医学院太医局，出现了针灸铜人，诞生了法医专著《洗冤集录》，出现了一大批经典医籍……

宋代的读书人都以懂医知药为荣，地方官吏也积极宣传医药知识，破除巫谶迷信。全国上下积极应对瘟疫，终于在医巫之争中，使中医占了上风，从而改变了"民尚淫祀，病不疗治，听于巫觋"的社会现象。另外，中外医药交往频繁，苏合香的进口就是例证。《本草纲目》对此就有记载，"此香出苏合国，因以名之"。

"善医者，必先读神农之书，以遍识天下之药。""凡为医者，须略通古今，粗守仁义。"宋代医生是一个层次较高的专业知识分子群体，多是半医半儒，而且大部分是先儒后医。儒医之说的兴起，以及"大夫""郎中"尊称的出现，是宋代医生文化水平内涵与形象方面的最大变化，也是其较高文化水平的一个侧面反映。宋代医生无论是整体还是个体，文化水平均超越前代，而正是这些高水平医生的集聚推动产生了一大批医学著作，极大地丰富了传统医学的宝库。北宋末期，官医约一万两千人，遍布城乡的民间医生约两万五千人，总计约三万七千人。其中，京师开封大约每千人就有一名医生，这在当时全国乃至全世界都是绝无仅有的。

宋代之前，因为书籍印刷技术的限制及战乱的频发，保留下来的医书典籍并不多。然而，就在这些残存医籍文本的字里行间，处处透现出汉唐中医精辟的医道观。汉唐中医以天、地、人三才为背景，充分研究和剖析了人体的生理和病理，并教导人们少生病、不生大病的各种方法。汉唐间以医成名的人物大多有道家的背景，如东汉时的张仲景、三国时的华佗、东晋时的葛洪、南朝时的陶弘景，以及孙思邈、王冰等。这充分显示了医道一体、医源于道的发展脉络。这个时期的中医可称为"道医"。

从宋代开始，中央政府把始于南朝的医学教育普及化，不再只是为皇家培养医疗人才。政府为了规范医生的行为、提升医生的技术，制定了一些从医人员的基本要求和行医准则。宋至清的中医以人体上、中、下三才为背景，从另一个角度研究和剖析了人体的生理和病理。本着"良医救人救世"的观念，这一时期的医生大多有着儒家的背景，如《儒门事亲》的作者张从正、《格致余论》的作者朱丹溪等。这个时期的中医可称为"儒医"。

出于传统与习惯的原因，太祖与太宗身边重要的宫廷医家，均来自道士集团。建隆观道士王怀隐作为太医院的首席医生，因奉命撰写《太平圣惠方》，成为朝廷里最受尊崇的医学家。而到了仁宗时代，皇帝利用他的政治权威，把医学话语权赋予儒家学者。可以这样说，这种根本性的改变，表明一个医学的新时代正式到来，同时也意味着这个儒医新群体正式形成。

第一节　儒学与医学

中国传统哲学起源于中华先民的慧识，立足于"人""仁"，以"中""和"为主题，并一直以儒学为正统。中国哲学讲究"气"与"天人合一"，讲究"阴阳"与"五行"，更讲究"整体观"，这与中医的哲学思想是一致的。

宋代官方尊崇儒学，倡导孝悌，而中医学被视为履行孝道的重要手段。"不为良相，当为良医"，在这样的崇医环境中，大批科举失意的知识分子涌入医学领域。知识分子由儒入医，改善了医生的文化素质和知识结构，

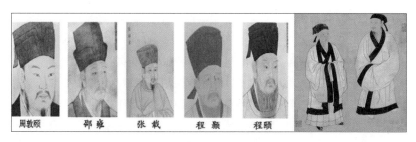

北宋五子（左）与儒医

改变了宋初攻外科者"多是庸俗不通文理之人"的状况，使医生的社会地位相应得到了提高。

儒学发展到宋代，呈现出了显著的时代特点：坚持"性善"说、重视人伦五常、强调以承担社会责任完成自我道德的升华和自我价值的实现。宋代统治者重视医学的导向作用和儒生必当知医的社会风气，为儒医的出现提供了必然性的条件，也是宋代医学伦理思想形成的基础。

宋代交通发达，信息传递速度也日益加快。医学家向大城市集中，青年医学生负笈四方、拜访名师，并深入民间作实际考察，以及相对稳定的政治环境，为医学经验的积累和传播、医学理论的深化和创新创造了有利条件。

受儒学思想的影响，怀着"上以疗君亲之疾，下以救贫贱之厄，中以保身长全"的志向，士大夫习医成风，亦文亦医是那个时代很普遍的现象，如《嘉泰会稽志》中记载"羲之雅好服食养性"。他们虽不以医为业，却熟读《内经》《伤寒论》和本草典籍，也能为人诊病处方，疗效也甚佳。当然，对他们来说，医药只是一门该掌握的学问，为人诊疗也不过是"游于艺""尽孝道"罢了。另外，他们反对将行医作为谋生的手段，而强调行医乃是行圣人之义。

由于儒学在封建社会各学派中处于至尊至高的地位，因而"儒医"是医家中最崇高的称誉。尤其到了宋代，医学被认为是实现儒家理想的重要途径。当然，要想成为儒医，就必须有一定的儒学修养。所以，宋代设立了特有的教育机构——太医学，它完全仿照太学之例。徽宗还颁诏，将医学从专管宗庙礼乐的太常寺脱离出来而隶属于国子监，从而使医学被纳入儒学教育体系，以"教养上医，广得儒医"。并且，宋廷按等级任命医官，使儒医的地位得到确立，从而开辟了一条"医而优则仕"的道路。

宋明理学的敬静观，作为其认识论和价值观的重要组成部分，虽未形成如西方哲学那样缜密严谨的理论体系，但敬静观确实蕴含着对于修身习业的指导意义，集中体现于居敬持静。在医患冲突频发的当下，居敬持静对中医药从业者"妙手仁心铸医魂、克念作圣修医德、精益求精强医术"具有重要的启发与规约作用。

包括越医在内的中医学与儒学是相通的，所以从医者常常有儒者风范。儒学对中医学的影响和渗透是全方位的，也是深层次的：从对医学内涵的认知到医家道德品质的修养，从诊疗原则的确立到药物的配伍，从学术观点的阐述到医学理论的探讨等。

儒家学说成于春秋战国，孔子一生"删诗书、定礼乐、修春秋、序易传"，殚精竭虑，留心于"仁义"之地，行乎于"礼乐"之间，成为中国文化的"集大成"者。儒家的核心思想是"性服忠信，身行仁义，饰礼乐，选人伦。上以忠于世主，下以化于齐民，将以利天下"。从"知、止、定、静、安、虑、得"的"七证"，到"格物、致知、诚意、正心、修身、齐家、治国、平天下"之"八目"，孔子所提倡的"仁孝"思想，与儒家对医学的认识也有较为密切的联系。

孔子指出："父母之年，不可不知也。一则以喜，一则以惧。"喜的是父母年高寿长，惧是父母体衰身弱。孟武伯问孝，孔子答："父母唯其疾之忧。"关心父母的病痛、顺从父母的意愿是孝之根本和关键。孔子非常重视对疾病的防治，"子之所慎：齐、战、疾"。《论语》中说"南人有言，人而无恒，不可以作巫医"，孔子还认为知医绝非易事，需要恒久不懈的努力钻研。这说明孔子对治病救命的医生颇为重视。

宋代及以后，儒学真正成为影响中国历史两千多年的官学，对后世产生了深远的影响。由于儒学的官学地位，其对医家也产生了很大的影响，两汉至唐代的五十二位著名医家中，儒者多见。

儒医的特点包括：一是孝亲尊师，医德高尚。儒医崇仰孔孟之道，践行忠孝之本，是以"药品酒食，非孝不能备也""为人子者，不可不知医"。儒与医皆求"仁义""精诚"，仁者爱人，医者精诚，将行医治病、救死扶伤看作医家的本分和笃行"仁道"的自然之理。二是格物致知，著书立说。宋后的著名医学家朱丹溪，"不仅自己不曾放弃在理学上的学习，还将此种要求贯彻于其弟子。故他的弟子或再传弟子中很多都有'儒而知医'之称"。"盖以医家奥旨，非儒不能明。"儒医十分重视历史文化遗产的继承，现存的古代医药典籍大部分由儒医、儒家所著。三是坚持真理，反对巫术。儒医坚持实事求是的原则，反对封建迷信，使得"巫"文化之影响逐渐被剔除，促进了医药科学的发展。扁鹊的"六不治"之一就是"信巫不信医"；宋时的医家也坚决反对滥服"丹药"、十分厌恶巫术。儒医以儒学为依归，不语"怪、力、乱、神"，排斥"外道邪说"。

"医家十要"要求医生：

> 一存仁心，乃是良箴，博施济众，惠泽斯深。
>
> 二通儒道，儒医世宝，道理贵明，群书当考。
>
> 三精脉理，宜分表里，指下既明，沉病可起。
>
> 四识病原，生死敢言，医家至此，始至专门。
>
> 五知气运，以明岁序，补泻温凉，按时处治。
>
> 六明经络，认病不错，脏腑洞然，今之扁鹊。
>
> 七识药性，立方应病，不辨温凉，恐伤性命。
>
> 八会炮制，火候详细，太过不及，安危所系。
>
> 九莫嫉妒，因人好恶，天理昭然，速当悔悟。
>
> 十勿重利，当存仁义，贫富虽殊，药施无二。

医分"大医""儒医""匠医""侠医""匪医"。"不为良相，当为良医"的"大医""儒医"在构建和谐社会的今天仍有深远的现实意义。"大医"和"儒医"虽是医生中的少数，但其影响力和榜样作用是巨大的。培养成就更多的"大医"和"儒医"是时代的需要、百姓的需要，也是和谐社会的需要。

宋代统治者通过医学提升身体素质和生活质量的同时，借助于医学实行仁政、感化民众，希望通过民心所向以巩固政权，并竭力建立完善的国家医疗救助机制来遏制人口的损失，减少疾病所带来的经济损失和社会混乱，在很大程度上保障了国家的正常运作。

但对于宋代儒医的出现，也有不同的声音，因为儒医并没有从根本上改变医学地位低下的格局。另外，有学者认为，儒医破坏了中国传统医学的临床知识和技艺系统；儒家学说强行植入医学之后，结果是我国古代"师徒相传""专门授受之医学"至宋而亡；中医伦理学继承了儒学的传统，阻碍了专门的职业伦理学体系的形成。叶梦得虽不赞同士大夫转而业医，"士大夫固不可轻言医"，却认同医术的重要性，认为业医可以惠乡邻、保君亲，是士大夫不可或缺的一项技能。

从实际效果来看，宋医的发展，确实在减少人口的死亡数量、增加劳动力、增强将士作战力、防止疫病传播、挽救人民生命和社会财产等方面，起到了至关重要的作用，亦为大宋经济的繁荣昌盛奠定了基础。

第二节　释道文化与医学

生命是精神和躯体的高度统一。所以人只要活着，就同时存在着"心理"和"身体"。而且，几乎所有的疾病都存在着精神因素和躯体因素，这两种因素之间又相互作用、相互影响。医学和宗教其实是同源的，因为前者可以从肉体上治疗疾病，而后者则可以从精神上治疗疾病。

医学与宗教客观上存在着广泛的联系，两者相互影响并彼此渗透。在各种慢性病、老年病成为"苛疾"的今天，医务人员在充分利用技术优势的同时，应走出专业主义、技术主义的壁垒，去关注宗教的精神和心理调节作用。

一、佛教文化与医学

佛教传入中国以后，与传统医学相互碰撞、融合，形成了具有中国特色的佛教医学。在佛学的知识体系中，有所谓"五明"的说法。"明"为学问、学科之意，"五明"即指五门学科，包括声明、因明、医方明、工巧明、内明，其中的"医方明"便是指医药知识。仅在《大藏经》中，涉及医药知识的佛经便有二十部，如《佛说佛医经》《佛说佛治身经》《佛说咒齿经》等。

而从实用的角度看，佛教徒修行往往选择人迹罕至的清净之所。虽然环境适宜，但僧众难免会遇到肉身的疾患。如果此时仅仅依靠专业医生救

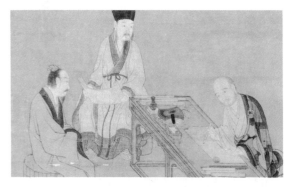

佛医

助的话，极为不便，因此，僧人掌握一些必要的医药知识也是情理之中。类似的情形其实在道教中也存在。所以在众多的僧道之中，精通医术、有独门秘方者大有人在。

北宋年间，丹阳普宁寺有两个僧人，神济和其师兄慈济，因医道高明而名扬天下。他们本是焚香默坐、读经修行之僧人，偶遇一位"神仙桑君"，得授"黑锡丹方"，悉心钻研，深究医理，洞明医道，察脉如神，遂悬壶行医，普济众生，声名鹊起，"以药名天下"。

徽宗政和年间，慈济为普宁寺住持，因行医需要，特筑药师楼、三圣院，为民诊疗施药，名噪一时。从此，普宁寺不仅是晨钟暮鼓、香火缭绕的僧人居地，也成了远近闻名的医疗中心。两人不仅在寺内为上门病患治疗，有时还悬壶出诊，为那些行走不便之人治病。"凡有人以医招之，必往。用药谨慎，不以贫富使二心。"

南宋进士马先觉曾这样写道："慧聚僧神济，善医，能知人死生于数岁或数月之前。或有奇疾，则以意用药无不差者。"神济在行医生涯中，曾三次肱骨骨折，可见其行医之艰辛。根据文献记载，神济与慈济有高徒名道渊，也善医道，传承师傅医术，"活人亦多"。到嘉定年间，另两个传人志恭、永全"尚世其业"。可见，普宁寺僧人行医是有传统的。其实，这也是寺庙的重要收入来源，不仅可以满足僧人们的衣食需求，还有余资用于寺宇的修缮。

两宋中医药文化的繁盛为我们留下了许多宝贵的遗产。其中，鼎盛的慈善医疗事业发展明显受到佛教慈悲理念的影响。由于佛教香药的大量输入，改变了原有经方的一些内容，在某种程度上也促进了局方学的进步。一些以"恤贫疗疾"为宗旨的社会救治福利机构，许多都是官方委派医生进行诊治，并由僧人照料病患。

两宋期间，整理出版了一大批佛经。如《佛说医喻经》讲述了良医知病识药应该具备的四种能力和标准，并介绍了四种法药，强调"苦集灭道"四圣谛才是解脱众生苦难的根本方法，为"无上法药"。生理上的疾病痛苦可由良医施药治愈，而生命"老病死忧悲苦恼"之病，则需以佛法为药才能彻底解脱，才能"诸苦永灭"，以断除一切生老病死的折磨。《菩萨本生鬘论》讲述了佛陀为一位比丘治疗恶疮的医案。佛陀以慈悲为怀、平等待人的胸襟，不以其恶疾而弃之不顾，真不愧"大医王"的称号。

历史上僧人行医者众多，寺院医学的发展也很快。究其原因，首先是僧人对佛教理念的遵从；其次是寺院多建于偏僻山林之中，缺医少药，往来不便，更兼僧人常挂单云游，难免患染疾，这样的环境条件迫使他们必须掌握一定的医药技能，以方便自救；再次，行医卖药也是谋生的手段之一，可以增加寺院和僧人的收入，去帮助更多的穷苦病人。

宋代的寺院医学具有自身的医药特色，成为佛医学的重要组成部分，同时其在官方医疗体系中的地位得到了显著提高。有时，寺院会承担部分为国家药局提供成药的制药工作，同时也会担负起施医给药、赠粥散粮的社会责任。僧医以寺院为中心施医赠药，或以医药所得造寺建塔，促进了当时医疗慈善事业的发展。

二、道教文化与医学

上古时期，巫仅次于王权。那个时候，医、巫不分，巫就是医，医就是巫，故"医"字从"巫"而作"毉"者。先秦时期，"醫"与"毉"此消彼长，"醫""毉"分离。春秋战国时期，毉还在担当祝由和医疗保健的大任。

醫兴起后，逐渐从毉的手中接过了治病权和话语权。到了扁鹊时期，巫的影响就很小了，毉开始边缘化，老百姓开始信医不信巫了。到《黄帝内经》成书之时，医终于从"巫"的手中夺过了治病权，并与当时最先进的道教哲学思想结合在了一起。

　　道教是我国最早的宗教形式。它也源于原始社会后期的巫术，形成于东汉末年，与中医学有着许多共同关心和讨论的领域和问题。可以这样说，在中医学发展的历史过程中，道家学者作出了巨大的贡献。

　　古人从"天人合一"的视角出发，认为人是天地所生；与天地共有基础物质（气）；与天地共守基本规律（道）；人的形态与功能都与天地相对应；人要健康长寿就必须置身于天地之中，顺应天地之道。道教认为，生命的本质是"气"的生化运动，而不是形，而气的生化运动只能在机体存活的状态下存在。因此，我国古代医学不重视对尸体的解剖和观察，而采用对活体的功能观察和演绎。并且，古人认为脏腑和气机虽隐而不现，但"形精之动，犹根本之与枝叶也，仰观其象，虽远可知也"；脏腑的气象性用必显于外，故医生可以"司外而揣内"。

　　"医乃道之绪余"，医道相通。实际上，古代医家的一系列论述，如"医道通仙道""阳中之阳为高真""阳中之阳，天仙赐号""天地阴阳，五行之道，中合于人。人得之可以出阴阳之数，夺天地之机，悦五行之要，无终无始，神仙不死矣"，已经表达出医道相通的哲学思想。

　　医巫分离之初，道教正处于鼎盛时期。因此，中医受到道家哲学的影响甚深。道家认为《黄帝内经》就是道家的经文，而将其收入道教经典巨著《道藏》之中。医道融合、医道同源，特别是道家求仙与养生方面的实践，是各种方术和中医学的集合。应该这样说，道教的养生术与炼丹术，为中医学养生理论和制药工艺指明了方向。

　　道教祝由符咒最早是由苗父开创的，现在有人称其为"道医"。中医典籍《说宛·辨物》中记载："上古之为医者，曰苗父。苗父之为医也，以菅为席，以刍为狗，北面而祝，发十言耳。诸扶而来者、舆而来者，皆平复如故。"意思是说，苗父用草织成一只狗，作为祈祷之祭物，面向北方念了十句咒语，病人就立刻康复如初了。

　　从现代医学的角度来看，这种治病方法就是一种心理疗法。病人在求符时，一定要诚心诚意，不能将信将疑；只有病人深信符咒，才能收到良好的效果。另外，道教在采用祝由符咒治病时，并不排斥药物、针灸等疗法，而是将这种带有宗教迷信色彩的符咒治病术与药物疗法相结合，以期发挥更大的治疗作用。

中医将心理治疗称为"意疗"，在很大程度上受到了道教的影响。唐宋医家在养生疗疾的过程中善用五法，其中就有符、咒两法。他们所倡导的五法"有汤药焉，有针灸焉，有禁咒焉，有符印焉，有导引焉"，强调这五法都是疗疾养生之术，要综合加以应用，反对偏执一法。

现在，我们称医学技术为"医道"和"医术"，然而其内涵实不尽相同。两者有形上、形下的区别，道为形而上，术则为形而下。

宋金元时期，中国经济和科学技术日益发展，学术文化领域百家争鸣，涌现出了众多的思想家和中医学学派。这些思想家的革新精神，为中医学理论的原始性创新和突破性进展提供了有利的文化背景。宋代陈无择著《三因方》一书，提出了三因学说，并产生了最负盛名四大学派：刘完素倡导火热论；张从正力倡"攻邪论"；李杲提出"内伤脾胃，百病由生"的理论；朱丹溪创造性地阐明了相火的演变规律。

因此，道教医学源远流长，内容也十分丰富。从其发生和发展来看，它肇端于秦汉，形成于魏晋南北朝，在唐宋时期发展至鼎盛，是我国传统医学的瑰宝。

宋代陆九渊认为："宇宙便是吾心，吾心即是宇宙。"后来王阳明也认为，人要想认识事物，只要转向人的内心，依赖人的直觉、意会、想象和冥思，就能达到目的，因为"心外无理"。

两宋时期，道教提出"敬神与德治"来为封建统治服务，受到了统治者的庇护。这也是道教发展繁盛的保障。道教医学作为一种宗教医学，其一切行为都是为宗教信仰服务的。追求长生、传道布道，这就是道教的宗旨，而其医术和药物本身具有浓厚的道教修炼特征。宋代不仅是道教发展的昌盛时期，也是我国古代科技发展的鼎盛时期。那个时候，道教医家积极投身医学事业，取得了诸多方面的新进展，如外丹的衰落及向医药疗疾的转化，内丹的繁盛以及内丹理论体系和技术的发展完备，脉学理论的丰富和养生领域的创新。

人要健康长寿就必须置身于天地之中，顺应天地之道。道家"天人合一"的思想，同样对宋代医学的发展起到了很大的促进作用。"人之情，莫不恶死而乐生。告之以其败，语之以其善，导之以其所便，开之以其所苦。虽有无道之人，恶有不听者乎？"中医学植根于中国传统文化，具有其十分鲜明的人文医学特征。中医十分强调医疗活动的人文性，认为医生应以病人而不是以疾病为中心，把病人视为一个整体而不是一台受损的机器。在诊疗过程中，贯穿"尊重病人、关怀病人"的思想，主张建立医患之间的合作关系，并将"医乃仁术"作为医学的基本原则。

从北宋开始，历朝皇帝都很崇信道教。如太祖赵匡胤纂修《开宝本草》时，就吸收道士马志参加；太宗纂修《太平圣惠方》时，主撰者王怀隐也曾当过道士。太宗还曾诏见华山道士陈抟，并赐封号，而至真宗时，则命他续修《道藏》。徽宗对道教更加崇信，曾封道士林灵素为"通真达灵先生"，而自封"教主道君皇帝"。在这样的历史背景下，赵佶主持编纂的《圣济经》和《圣济总录》，其中就有相当多的篇幅反映了其崇信道教思想的内容。道教医家积极参与传统医学的构建，在方剂、本草方面有突出贡献，在古籍注释整理等方面做了大量工作，在体现自身特色的养生理论建设方面也多有创新。

宋代医学具有较强的开放性和包容性，而道教色彩浓厚是宋代医书的鲜明特点。宋代在建构传统医学的医疗体系时，将道教医学的内容，包括符箓咒术、医方编撰、药物配伍、民众日常医疗行为，直接拿来使用或稍加变动，并在借鉴、吸收的过程中展开了一定的批判性反思。

道家的医术大致可分为两大类：一类是中医通用的治疗方法，如汤药、针灸、按摩等；另一类是道家特有的治疗方法，如丹道治疗、术数治疗、符箓咒禁等。对于世人来说，道医具有浓厚的神秘色彩，让人觉得玄之又玄、神妙莫测。究其原因，有如下三个方面：

一是神奇独特的医疗方法与疗效。《曹州志》记载了一位宋代道医："黄冠道人，姓名不传，熙宁间曾见于楚丘枣垌村，黄冠青衣，以医名一方。有疾者往求，一与之语，不药而愈。居数月，忽不见。人皆神之，疑为扁鹊，立祠祀焉。"《宣城县志》也记载了一位善针术的道医徐文中，受邀为患重病的镇南王妃扎针，而王妃毫无感觉，次日便病愈了。这位道医还能用符咒求雨，"振袂一挥，云冉冉北方，大雨如注，迅雷震天"。

二是道医善治疑难杂症。《嵊县志》记载："道人无名氏，不知何来，戴华阳巾，披鹤氅衣，自言精方药。凡针药所不到者，能剜割漉洗，若华佗然。"此道医竟能进行外科手术，道法之广大，可见一斑。

三是符咒魔力的神秘性。祝由符咒治病，在古代医疗机构中有一定的地位。唐朝有咒禁师，唐后的太医院亦设祝由科。道家典籍中，有关符箓咒禁之术的论述十分丰富；道医亦常以此为手段，"但按法施行，功效出于意表"。祝由咒禁的神秘机制，与药物、心理、精神、气功、人体特异功能等因素有一定的联系，是一个有待深入研究的课题。

《夷坚志》中记载了许多道教的医疗故事，也记录了道教的医治方法、医疗效验、医疗人群等，展现了南宋时期日常社会生活中道教医疗的全貌。道教的医治方法主要有施用法术和世俗疗法两种，且以施法为主、医药为辅，而道教法术仪式则集中于雷法和符法的使用。可以这样说，道教医学对现代的养生保健仍然产生着较大的影响。

在养生保健领域，宋代的养生理论与方法逐渐完善，体系日趋合理和科学，出现了一批有影响的道教医学养生著作。如宋代茅山处士刘词撰的《混俗颐生录》、曾慥所辑的《道枢》，以及作者佚名的《胎息抱一歌》《养生秘录》《太上保真养生论》。其中的《混俗颐生录》分述了饮食、饮酒、患劳、患风、户内、禁忌及春夏秋冬四季的养生原则与方法，提出了"大渴不大饮、大饥不大饱、大乐不大忧、大劳不大息"的保健思想。

另外，道教医学在脉学、针灸、内丹修炼等领域颇有建树，在内炼实践中对经络学说也有许多创新。其中，尤以北宋金丹派南宗所奉的开山祖师张伯端贡献最大。张伯端著有脉学专著《八脉经》，对奇经八脉的分布、路径提出了新的见解，大大丰富了传统的经络学说。至南宋，出现了以道医崔嘉彦为祖师的西原脉学流派。崔嘉彦和弟子刘开各著有脉学专著《脉

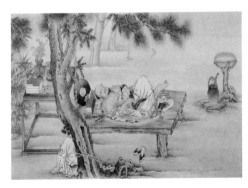

道教睡功功法

诀》，在脉学理论上有很多创新，独树一帜。崔嘉彦及其流派强调"以浮、沉、迟、数为宗，风、气、冷、热主病""更看三部""更看五脏"，把脉象、三部、脏腑结合起来阐述脉证之规律，建立了"四脉为纲"的辨脉、辨证新体系。

宋代的医者群体分为一般医者和特殊医者两大类。前者包括宫廷医官、地方医官、军医和民间医生，后者则包括巫医、僧医和道医。宋代的宫廷医官在朝廷备受重视，他们一方面促进了官方医学的繁荣，另一方面则逐渐远离了基层社会，对民众的实际影响越来越有限。地方医官和军医的设置、管理则虽有进步，仍不能满足地方官府和庞大军队的需要。此外，不可计数的民间医生积累并创造了许多医药成果，不仅令饱受疾苦的民众受益，也使上层社会的就医选择范围扩大。然而，由于当时历史条件的限制，人们的认识中仍然存在着大量的误区与盲点。不论是在上层社会，还是下层民间、京城重镇和乡野僻村，巫医、僧医、道医之类，因其具有存在的客观理由和历史空间而不可能完全清除。其中，道医虽然有些医术，但由于道教在宋代的畸形发展，且许多道士为皇权所用，所以他们所取得的医药学成就远不及魏晋时期。

第三节　疫情防控的进步

宋朝是中国历史上第一个人口过亿的王朝，宋代也是历代城市人口占比最高的时代。整个北宋时期，自然灾害很多，"大灾之后，必有大疫"，虽然有记载的疫灾年份近六十个，但其中不少是自然灾害的次生和衍生灾害。综观历史，疫病在宋代得到了较好的控制。

瘟疫发生和流行，首当其冲的是地方衙门。每一次重大疫情的发生，均会引起大批民众死亡、土地荒芜、流民增加、巫术盛行，而这些问题给地方统治带来了极大的冲击和挑战。因此，地方衙门处理和应对疫病的能力，直接决定着一个地方官吏的命运，也决定着一方百姓的生死。地方官吏一方面积极贯彻朝廷应对疫病的诏令，另一方面在各自的辖区内第一时间进行自救，积极采取医学救治、发放药物、散发粮食、建立病坊、安置病民、控制巫术等措施。

在宋廷的重视下，一些地方官吏会深入疫区一线，观察和记录疫病发生的病因病症，摸索出了一些规律性的东西，为后续的抗疫防疫积累了第一手资料。例如，认识到水源污染、气候反常和天行疠气等是瘟疫的主要原因；某些地方官吏在长期防治疫病的过程中，精研医理，探求疗法，不仅积累了大量宝贵的临床秘方、验方和效方，而且撰写了许多有名的医药方书著作，记载了大量对后世产生深远影响的医药方剂；有些地方官吏亲临疫区指挥，调动各种力量，积极加以救治，这一过程中涌现出了一大批令人敬仰、可歌可泣的好官吏，如宋珰、滕元发、韩纬、曾炳、刘安节、田昼、丁志夫、谯令宪等，其中有一些官员因遭受瘟疫感染而殉职。田昼在任河南淮阳知县时，恰逢瘟疫暴发。他逆行而上，为百姓送医送药，不幸染上瘟疫而卒，被称为北宋的"最美逆行者"。

中国自古以来就有对付传染性疫情的历史经验，但宋代的贡献尤为突出。例如，作为宋廷福利性救助机构的官办义冢漏泽园，其创建与宋代灾害频发、军兵众多、疫病多见相关。该助葬制度在妥善处理尸骸、隔离病源、预防疾疫和维护公共卫生方面发挥了积极作用。

宋统治者秉持"守内虚外"的立国之策与"任法而治"的治国方略，把法律视为"理国之准绳，御世之衔勒"，崇尚"法制立，然后万事有经，而治道可必"。尤其是对防疫的关注以及所采取的法律措施远远超过以往各个朝代，并对后世的公共卫生治理产生了极其重大而深刻的影响。

在整个中国封建时期，两宋属于瘟疫频发的高峰期。究其原因，是受当时冷热交替的自然因素影响。北宋建隆元年（960年）至咸平三年（1000年），正好处于我国气候变化的第三个温暖期，年均气温比现在还要高；北宋咸平四年（1001年）至南宋祥兴二年（1279年），又处于我国气候变化的第三个寒冷期。当然，还有其他原因，如两宋时期北方游牧民族南下、战事频发、南北交融、难民流窜，为病毒的传播和流行创造了机会。

两宋时期的瘟疫，时间上主要集中在三、四、五月，地区分布上主要集中在京都。北宋发生的十四次瘟疫中，有六次发生在都城开封；南宋发生的三十五次瘟疫中，有十六次发生在行都临安。据《梦溪笔谈》记载，南宋绍兴元年（1131年），浙江大疫，"流尸无算"；绍兴十二年（1142年）和绍兴十六年（1146年），临安又接连暴发疫情；绍兴二十一年（1151

年），浙江温州再次暴发一场大规模瘟疫，"被害者不可胜数"。

据《宋史》记载，仁宗知道境内发生瘟疫、百姓受苦受难之时，不是下令处罚官吏，而是"脱下天子的龙袍，暂离正殿，不受朝贺"，诚恳表示愧于奉天行道的天子职责，并责罚自己的失责、减少自己的膳食，停止娱乐、戒惧内省，以省察自己的掌政是否有违人道和天道。明道二年（1033年），陕西关中地区发生了一场干旱与蝗灾叠加的"饥疫"，陕州知州范雍便"自减廪食以为民先，富人皆争出财，助官贷，活数万人"。熙宁九年（1076年），江西"大疫"，时任江南西路洪州军州事的曾巩，"命县镇亭传，悉储药待求，军民不能自养者，来食息官舍，资其食饮衣衾之具，分医视诊"。绍兴二十六年（1156年）夏，"行都又疫，高宗出柴胡制药，活者甚众"。绍定四年（1231年），平江府遭受春疫，知府吴渊派出医官去各地问诊施药，前后历时半年之久。

宋代的灾害祈报文是官方在灾害应对过程中所使用的文本，其内容构成主要包括对信仰神的祈报、官员对自身的反省、对灾害情况的记录以及对灾害防治的看法。通过灾害祈报文，既能够更加全面地了解宋代自然灾害的发生情况，又能够较为系统地了解那个时候对自然灾害的文化应对方式。从祈报文中所见，宋代共发生五种主要自然灾害五百五十三次，其中旱灾三百六十次，水灾一百七十一次，虫灾、地震和火灾二十二次。这说明宋代的自然灾害频发，尤其以水旱、蝗螟等农业灾害对宋代的影响最大，引起了官方与民间的重点关注。因为，宋代以农业经济为主，靠天吃饭，一旦发生自然灾害，百姓就处于水深火热之中。另外，灾害后次生的瘟疫又雪上加霜，严重影响社会的稳定和百姓的生活。

人们经过长期与疫病的斗争，已经积累了很多防疫知识。当时已经有了"传染"一词，知道疫病会发生动物传人和人传人，"交相染易"，而且人们已经知道隔离可以避疫。但是，古代并没有专业的医疗机构和公共卫生防疫队伍，一旦有人染疫，只能由亲人给予照顾，这又必然置亲人于可能被传染的危险之中。那个时候，避疫与亲情、伦理，显然构成了一对矛盾。

中医药在这个防疫抗疫的过程中，发挥了很好的防治作用。多种防疫药物，如屠苏酒、辟温粉、千敷散等在民间广泛应用，客观上促进了宋王朝疾病防控体系的完善和防疫抗疫能力的提高。虽然，那个时候的医疗设备和技术没有现代发达，也有将瘟疫的发生视为天怒人怨的看法，但基本的隔离措施和民间应对瘟疫的方法和现代没有多大的区别。

两宋时期，江南地区以其独特的自然地理环境和社会基础成为疫病的高发区。而民众的应对，既包括比较科学、进步的卫生观念和保洁行为，也含有迷信的民间信仰和生活习俗。但总体来说，民间的力量和地方上的资源所发挥的作用甚微。由此，朝廷大力普及医药知识、创建医药保障机构，同时通过禁止巫觋、打击淫祠来抵制民间炽盛的"信巫不信医"之风。无论是在行政控制还是意识形态方面，朝廷在瘟疫发生时所扮演的角色一直处于主导地位。

天花在中国被称为"虏疮"，天花病毒当时被视为一种瘟神般的存在，"痘疹凶猛，谈痘色变"，所有人畏之如虎。但是，太医院御医朱纯嘏以"救死扶伤、普济苍生"为己任，不畏生死，不怕艰难，对"痘疹"进行了深入的研究。他为皇宫内的王室成员种痘，后又远赴内蒙古等地，培训当地医生学习种痘技术，有效遏制了天花的蔓延，成果显著，名留青史。他还结合自己多年的临床经验和前人的学术成果，著有医学专著《痘疹定论》，其中也介绍了用人痘接种预防天花的历史和方法。

宋代医家将天花病人治愈后的痂皮磨成粉作为"痘苗"，用一根银管吹入被接种者的鼻腔内，使其感染天花病毒，出一次症状略轻的痘，从而获得对天花的免疫力。《痘疹定论》中记载：那个被世人称赞"宰相肚里能撑船"的王旦，"生子俱苦于痘。后生子素，召集诸医，探问方药。时有四川人请见，陈说：峨眉山有神医，能种痘，百不失一。不逾月，神医到京。见王素，摩其顶曰：此子可种！即于次日种痘，至七日发热，后十二日，正痘已结痂矣。由是王旦喜极而厚谢焉"。这也是史料记载的最早的一次天花疫苗接种。清代的官编医书《御纂医宗金鉴》也说："古有种痘一法，起自江右，达于京畿。究其所源，云自真宗时峨眉山有神人出，为丞相王旦之子种痘而愈，遂传于世。"

这一种痘技术也叫作"人痘法"，与后来的"牛痘法"有些区别。起初作为痘苗的痂皮或脓汁，即"时苗"，跟后来的"熟苗"也不一样。可以想象，用"时苗"接种的人痘法，一开始的风险是非常大的，与感染天花几乎没有差异，"苗顺者十无一死，苗凶者十只八存"。也就是说，时

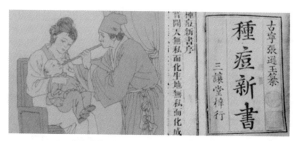

"疫苗"接种（左）与《种痘新书》

苗接种的致死率约为五分之一。后来，医家发现，如果对痘苗加以筛选，选育六七代之后，痘苗的毒力就会大大降低，几乎不再致死。这种选育出来的痘苗，就是"熟苗"。《种痘心法》称："其苗传种愈久，则药力之提拔愈清，人工之选炼愈熟，火毒汰尽，精气独存，所以万全而无害也。若时苗能连种七次，精加选炼，即为熟苗。""种痘者八九千人，其莫救者二三十耳。"这个时候，熟苗接种的致死率已经降至千分之三了。

为防治瘟疫，宋廷十分重视对自然环境的治理和野生动植物的保护。宋代保护林木的最高机构是虞部，"掌山泽、苑囿、场冶之事"。虞部在行都兴建饲养动物的玉津园和栽培花卉的宜春苑，城市绿化率达35%以上。朝廷规定，焚烧山中野草要在"十月之后，二月以前"，而在其他时间"辄纵燎原""则伤生类"，是严格禁止的。

为防治瘟疫，宋廷还非常重视巫医的治理和封建迷信的抵制，主张科学治病、理性防疫。王炎《居民多疫为散药》诗云："不信鸮方可活人，但随巫语去迎神。凭谁妙手如和缓，调护江皋万户春。"据记载，宋时各级地方官吏积极宣传医药知识，破除巫觋迷信，并着力改良和重塑中医文化。宋初李惟清为涪陵（今重庆市内）尉时，"蜀民尚淫祀，病不疗治，听于巫觋。惟清擒大巫笞之，民以为及祸。……然后教以医药，稍变风俗"。周湛通判戎州（今四川宜宾市）时，戎州"俗不知医，病者以祈禳巫祝为事，湛取古方书刻石教之，禁为巫者，自是人始用医药"。另外，宋廷也十分重视监狱的疫情防控和管理。每年当瘟疫易发之时，朝廷就开始大赦，或给犯人减刑。真宗景德三年（1006年）四月，京师暑热亢旱，真宗"御崇政殿临决之，杂犯死罪降流，流徒递降，杖笞释之"。

王安石在《疟起舍弟尚未已示道原》这首诗中描写了疫区病人的愁苦："侧足呻吟地，连蓑瘴疟秋。穷乡医自绌，小市药难求。肝胆疑俱破，筋骸漫独瘳。惭君漫从我，契阔每同忧。"陆游在《头风戏作》诗中也说："出门处处皆桃李，我独呻吟一室中。只道有诗驱疟鬼，谁知无橄愈头风。"王炎则在《次韵韩毅伯病疟》诗中鼓励疫区的老百姓："胸襟玉气吐长虹，扶老犹须药物功。示病维摩非实相，戏人疟鬼助文穷。笔头排闷诗千首，瓮面消愁酒一中。无闷无愁始安乐，此身何日不春风。"

以医书材料为基础，辅以史志、笔记、文集材料，使得宋代防疫知识的扩散十分迅速。宋代的防疫方书出版有以下三个特点：一是重视实用性和普及性，其受众主要是一般民众；二是宋代医学知识的扩散和医学著作的刊印之间呈现一种相互促进、互相放大的机制；三是医学的社会功能和"自疗"的需求都对医学知识的扩散产生了重要影响。

有学者对两宋东南地区的疫病流行与社会应对进行了深入研究。结果显示，疫病在这一地区流行一百多次，具有季节性、区域性等特点。这与两宋东南地区独特的自然环境与社会环境相关，特别是与灾荒、战争、饥荒有着极为密切的联系。水灾直接引发的疫病流行共有七次，旱灾直接引发的疫病流行有五次，战争直接引发的有八次，饥荒直接引发的多达十六次。疫病的流行所带来的损失远远不只是尸横遍野和大量的财产化为乌有，直接影响政治、经济和文化领域的方方面面，更是对民众心态和社会秩序造成了极大的冲击。面对疫病的流行，朝廷采取了包括求神祈祷、打击巫觋、颁布医方、施医送药、设置医疗救济机构、改善公共环境等措施，以控制疫病的蔓延。朝廷的这些措施，在疫病的救助过程中起了主导作用，而民间的救助活动，在一定程度上弥补了朝廷力量上的缺陷，有效缓解了疫病的蔓延。当然，疫病的救助离不开民众和医学家的积极参与。随着城市和乡村两种户口的出现，民众在城市和农村的医疗救济模式也迥然不同。同时，医学家不仅参与了疫病的救治工作，还在疫病的理论研究上也取得了一定的成就。所有这些，其实与之前抗击新冠疫情的一些做法相类似。

宋代时，出于国营牧监南移、气候反常变化、畜舍环境卫生不良和长途迁徙水土不服等多方面的原因，牛疫多次流行。这不仅造成牛群的大批死亡，而且也造成农业畜力的锐减，直接威胁到粮食生产的稳定，对宋代社会产生了重要影响，引起不同社会阶层的关注。宋代对牛疫的认识，主要集中在"未病先防"和"既病防染"这两个方面。宋廷还采取了一些医学措施和经济措施予以防治，如派遣兽医、赐药和颁方，规范养牧法；修改法律，允许耕牛买卖；推广新式农具，防止"耕稼失时"等。通过多方努力，牛疫的防治取得了一定的成效。

北宋时期，皇帝经常派遣太医局和翰林医官院的医官以及从民间选召的医生下基层巡诊，并下赐医药以表达对特定人群的关怀。赏赐的药物主要有四种，分别是治疗病症的药物、养生保健的药物、药方和疗伤的药物。北宋的赏赐活动主要由内侍省负责，中使是赐医药行为的主要执行者。在一些极为特殊的情况下，皇帝也会亲自赐药，主要的赏赐对象是官员、将士、普通百姓、少数民族首领、僧道和隐逸人士等。遣医赐药这一举措，既有利于保障官民的身体健康，也有利于医学成果的推广，还有利于周围藩国医疗水平的提高。而随着遣医赐药规模的不断扩大，国家的财政不堪重负。另外，一些承担遣医赐药任务的使者以权谋私，也给地方上带来了极大的困扰。

中国的历史长河中有一部瘟疫史，更有一部抗疫史。而宋代正是在这种艰难的大考中，交出了一份堪称奇迹的答卷。可以这样说，中华民族是一个多灾多难的民族，历史上曾饱受疫病的侵害与袭扰，但这又是一个智慧勇敢、自强不息的民族。在同疫病的抗争中，我们的先人积累了丰富的智慧，铸就了如磐的意志，传承了无畏的基因，使中华民族绵延不息，得以屹立于世界民族之林。

第四节　基础医学的进步

一、解剖学

到了宋代，我国的解剖学有了进一步的发展，从以往单纯的解剖记录，发展到了实体绘图。北宋先后进行了两次人体解剖活动，并由此产生了两部图谱——吴简的《欧希范五脏图》和杨介的《存真图》。

庆历年间（1041—1048年），广西欧希范等六百多人因参加叛军，被官兵诱杀。其中五十六具尸体被当作标本进行了解剖研究，州吏吴简等仔细观察了内脏器官，并由画工宋景描绘成图，这便是《欧希范五脏图》。遗憾的是，原图早已佚失，难以知其详情。

《欧希范五脏图》不仅在生理解剖方面取得一定的成就，如右肾比左肾的位置略低，而且在病理解剖方面也有可贵的发现，如：蒙干生前患咳嗽，肺与胆俱黑；欧诠少得目疾，肝有白点。

《欧希范五脏图》是已知最早的人体解剖学图谱。不过，就其在历史上的影响而言，实不及其后问世的《存真图》，"比欧希范五脏图过之远矣，实有益于医家也"。《存真图》至清代初期尚存，现已佚失，但其部

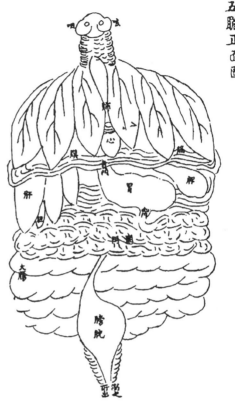

五脏正面图

分内容由一些医书的记载而得以保存下来。从中可知，《存真图》的绘制十分详细具体，不仅有人体胸腹内脏的正面、背面和侧面全图，而且有分系统、分部位的细图。

名医杨介编写的《存真图》纠正了《欧希范五脏图》中的一些错误，并绘出了心脏与肺、脾、肝、肾等脏器的血管联系，这是中国古代生理解剖史上的一个重要发现。宋以后医籍所描述的人体脏腑图形及其文字说明，基本上都取之于《存真图》。

宋慈在多年办案过程中记录下来文字所形成的著作就是《洗冤集录》。

书中也记载了大量的尸体鉴定和救死方法，同时也论述了法医的重要性和相关职责。这本专著对于法医行业的形成起到了巨大的推动作用。

但是，总体来说，宋代的解剖图谱重写意、轻形质，在脏腑位置、形态与生理功能的表达上，存在以图像求证经典的基本立场。所以，在历史上颇具影响的宋代解剖事件与解剖图谱，并没有将医学带向实质性的脏器研究和生理探寻，本应"眼见为实"的医学解剖图谱在经典意识的影响下远离了医学的真实。

中医学作为一种独特的、有着悠久历史和民族特色的医学，在其发展之初便与解剖学结下了不解之缘。在十六世纪以前，人体解剖在欧洲极少见到。而《欧希范五脏图》和《存真图》的出现，说明我国人体解剖学的水平在十一世纪就已经处于世界领先地位。可惜的是，长期囿于封建社会的诸种因素，随着时间的推移，中西医解剖学的差距越来越大。西方医学在中世纪后取得了长足发展，而中医解剖学却发展缓慢，几乎停滞不前。在西方医学突飞猛进的1881年，中国才成立了第一所医学院校，讲授解剖学时所使用的是从西方传入的图表与模型，而曾经辉煌的中国的人体解剖学未能发挥其应有的重要作用。

二、病因学和诊断学

张仲景的《伤寒杂病论》在中医学术史上具有崇高的地位。宋代国内政局的稳定、经济的繁荣、国家层面对医学的关注、发达的科技与文化等，不仅为仲景学说的发展奠定了坚实的基础，而且强有力地推动了中医药的广泛传播。

宋代是伤寒学积累发展的关键时期。经过汉唐八百年的隐秘传承，宋代倡导"经方"的儒家文人、专业医家和基层民众以不同的旨趣关怀，合力推动伤寒学走向成熟。这三个群体在宋代的有所作为，不仅构筑起更加完善的伤寒学体系，也直接引导了金元医家寒温争鸣的医学空间和发展倾向，为之后伤寒学的独立设科奠定了扎实的基础。宋代文人、医家和民众的联合发力，既提升了经方类医学成果的历史地位，也促使中国古代医药事业融入了具有纵深影响的社会文化范畴。

中医在两千多年前就确立了时间医学的思想，而宋代则是其发展的一个鼎盛时期。近年来，时间生物学的蓬勃发展，揭示了生命活动的时间属性，正引起现代医学时空观和理论体系的深刻变革，并在我国中医界激起了空前强烈的共鸣。在关系到如何认识生命本质的重大问题上，历来强调"因时制宜""因时养生""因时进补"的中医，和时间生物学找到了一个共同点。

北宋时期，心与小肠藏象辨证论治的理论进一步完善，临床经验也得到了发展与总结。北宋医家在前人的基础上，对心与小肠病证的病因病机进行研究，提出了自己的观点，使心与小肠的病证理论取得了承上启下的进展，并提出了一些新的治则与治法。同时，临床上治疗心与小肠病证的方药不断推陈出新，该时期创制的许多名方至今仍广泛应用于临床，如参附汤、补心丹、知柏地黄汤、养心汤、归脾汤和吴茱萸汤等。

北宋医家还在前人的基础上，对脾胃病的病因病机进行深入研究，提出了"脾胃虚衰，诸邪遂生""脾胃气虚，冷气乘之，移寒入于大肠""脾胃气弱，饮气下流，溃伤肝肾""半身不遂者，因脾胃虚弱"等观点，使脾胃病的相关理论得到了进一步的发展，对目前临床脾胃病的辨证论治具有重要的启迪和指导作用。

宋代，温病理论较隋唐以前有了明显的发展，其影响因素包括重大的灾害、水系的变化、气候的变化、植被的破坏，以及传染病疾病谱的变化等方面。由于灾害发生频繁、河流改道增多、气候变化迅速、传染性疾病的不断传入，宋时我国的温病发生率明显增高，而且范围扩大，严重影响人们的健康。于是，众多医家，特别是开启温病学先河的庞安时，潜心研究温病理论，取得了重大进展，基本冲破了伤寒学的原有框架。

中医重视"辨证求因""审因论治"，可见病因在诊治疾病过程中的重要性，而明晰疾病发生的原因是指导临床辨证、治疗和预防疾病不可或缺的环节。自唐代至北宋数百年间的医书，论述病因时都沿袭《诸病源候论》之说。南宋时期的医家陈无择另辟蹊径，对历代所积累起来的病因学内容进行高度概括，使病因学理论获得了由博返约、由繁返简的发展，打破了数百年来病因学停滞不前的局面。

陈无择著《三因极一病证方论》，在前人的基础上明确提出了"三因学说"："六淫，天之常气，冒之则先自经络流入，内合于脏腑，为外所因。七情，人之常性，动之则先自脏腑郁发，外形于肢体，为内所因。其如饮食饥饱、叫呼伤气、尽神度量、疲极筋力、阴阳违逆，乃至虎狼毒虫、金疮踒折、疰忤附着、畏压缢溺，有悖常理，为不内外因。"

在这里，陈无择将所有病因归纳为三大类：外因，指气候因素，即六淫，也包括疫疠之气；内因，指情志因素，即七情；不内外因，指内因和外因之外的所有因素，包括不适当的饮食、劳累、房事过度、外伤和事故等。

脉诊在宋代也有重要进步，产生了几部脉学或以脉学为主的诊断学专著，如崔嘉彦的《脉诀》、刘开的《脉诀》和施发的《察病指南》等。

南宋医家崔嘉彦所撰的《脉诀》（又称《崔氏脉诀》《崔真人脉诀》《紫虚脉诀》）是一部以四言歌诀形式写成的科普性脉学专著，以通俗简洁的文笔阐述了脉诊的基本原理和方法。尽管这部书在脉学理论和方法上没有多大突破，但比较成功地将复杂深奥的脉学知识以简明晓畅的形式进行了概括和表述。如此的写作体例，便于初学者习诵和掌握，也易于推广，以至成为后世学习和传授脉法的重要蓝本，反复为其他脉学著作所借鉴。

崔嘉彦的弟子刘开所著的《脉诀》（又称《复真子刘先生脉法》《刘三点脉诀》）撰于南宋淳祐元年（1241 年），也是一部科普性脉学专著。这本书大大简化了脉学的内容，抓住了脉学的纲领，其所提出的"脉象主病"在脉学理论上也有一定的创新。

南宋施发的《察病指南》是一部以脉学内容为主的诊断学专著。字数虽不多，但条理清晰、阐述简明，其贡献在于他首次创造性地绘制了脉象图。施发在《察病指南》的"卷中"将历代脉学文献中提到的三十三种脉象（七表、八里、十一道、七死脉）依其指下感觉一一描绘成图。

以"运气七篇"为标志的五运六气学说，虽然形成的时代较早，但在唐朝以前罕为人知，几乎没有什么实际影响。到了宋代，由校正医书局将含有"运气七篇"的《素问》选作范本，加以校正并颁行全国，大大提高了它在医学领域中的地位，扩大了运气学说在医界的影响。北宋末年，运气学说由于受到徽宗的大力提倡和推广而进入了鼎盛阶段，在《圣济经》和《圣济总录》的编写过程中，都将运气学说置于突出的地位。

刘温舒的《素问入式运气论奥》也对运气学说中的基本概念和基本原理进行了阐明和发挥，立论比较纯正，忠实于"运气七篇"的基本精神，也是中医史上一部比较重要的运气学说专著。

宋代运气学说的一个特点是强调运气有常有变。所谓"常"是指经常性的、规律性的变化，"变"为异常的、特异性的变化。沈括认为，在应用运气学说时，不能胶执于定法而不知变通，应结合其时其地的具体气候加以综合判断。《圣济总录》也承认运气有常变之别：出于种种原因，运气也有变异；对于变异的情况，就不可拘于常理。

第五节　药物学的进步

古代的医疗技术较差，药物就成了人们面对死亡的一道重要保障。随着朝代的更替，后人对药物的认知水平也不断提高，慢慢出现了药业和药行组织。药业是一种特殊的行业，具有一条集药物采摘、加工和销售于一体的完整产业链。早在战国时期就已出现了药业服务，不过大多服务于上流社会和贵族人群。而到了隋朝，商品经济得到了进一步发展，药业在民间开始兴起。

到了宋代，因为执政者非常重视药业，药学也有了一套独立的运行体系。由于宋代的药业格外兴盛，所以很多药材在民间得到栽培和销售。官方有专门服务宫廷和官员的医药机构，民间也出现了很多私人药业。而在药物的管理及使用方面，比之以往的朝代也有了明显的发展。宋代贸易自由，药材市场也格外繁盛，这种商业便利给了种植户足够的信心，也使商人经营药材的动力变得更强。

宋代药物的发展从官方一直到民间，让越来越多的人能够用得上、用得起药物。那个时候，药材比之前朝有了很大的改进，药材种类也变得尤为丰富，有动物药材也有植物药材。另外，在栽培技术上也有很多方法上的创新，以满足庞大的药材需求，使宋代的医药事业达到了空前繁盛。

宋代，大批知医儒臣参与了本草文献的整理，总结了药物的一些新发现和用药的新经验，药物学的研究和编纂工作空前繁荣，使我国的药物学发展到了一个新的高度。

"药理"一词首见于《圣济经》，药效的解释方式和依据主要是"性味"和"法象"。《本草衍义》《圣济经》对药物的"气臭"进一步加以发挥，创立了"气臭学说"。这对于分析药物功效、挖掘中药潜在功能、决定加

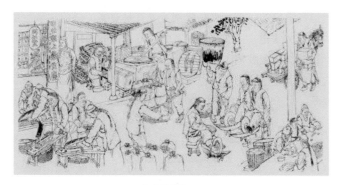

中药炮制加工

工炮制方法、指导临床合理用药等，都有十分重要的意义。

宋人的各种药物著作中共收药达一千八百八十三种，较唐代《新修本草》增加了一千余种，并新增了外来药品近三百种。两宋还留存下了一千余幅药物写生图，沈括、郑樵、初虞世、陈衍、范成大等都对药物学内容进行了文献整理和实地考察。

沈括指出，采集药材不可限于时月，要根据药用部位、地区、气候、种植条件的差异予以区别对待。宋代常用药物的栽培品种超过七十种，包括外来药物，种植面积大、产量高，这与宋人将药物作为重要经济作物进行栽培有关。

宋代药品的炮制加工和药物的剂型选择，已在继承前人经验的基础上渐趋完善和初步定型。从《和剂局方》起，将中药饮片的炮制方法列为法定的制药规范，直至现在，很多仍以局方为依据。

魏晋南北朝的士大夫迷信方术，好服五石散（一名寒食散）以求长生，服后须行走以散发药性，叫作"行散"，也称行药。汉时又谓之"行解"，是中医的辅助疗法。发展至唐宋虽谓之"行散"，但早已超出了当初的概念范围，具体方法也不再局限于"宽衣、步行、移居凉处"，显然还有"食粥""啜白戴浆""饮暖水""服酒""索""灸"等。另外，也大大超出了当初的适用范围，不再局限于纠正"石发"，而广泛应用于医疗实践。

宋代三大官修方书的普及，使得散剂成为一种用药规范。其简、便、廉的效果深入人心，再加上皇家的表率与推广作用，散剂的应用在宋代达到了顶峰。另外，煮散剂也比较盛行，部分代替了传统的汤剂，导致方药临床用量的显著下降。究其原因，在于国家推行仁政，广泛提供免费医药；学医、业医人数增加；军费庞大，用药极费；人口数量迅速增加等导致药材需求量大幅增加，药材资源相对不足。另有政治、经济、社会等诸多方面的因素，如中央及地方财力不足，以及煮散剂本身具有便于临床应用与有效成分提纯、便于药品运输与保存、便于药材质量鉴定等优势。

有学者分析了宋代外治头痛的四十四首方剂，经鼻给药三十八首，经皮肤给药六首，涉及药物七十三味。经鼻给药的方剂中，冰片、地龙、芒硝、麝香的用药频率最高，经皮肤给药的方剂中，大黄、酒、乌头的用药频率最高。

宋代的医药管理组织也较为完善，负责医药政令颁布的是祠部司和太医案，药政机构是尚药局和御药院，售卖机构是熟药所和惠民局，制药机构则是和剂局。

医药的进一步分工，以及官办和剂局和民间药坊的增多，大大推进了制剂和成药的发展。除官办药局外，民间药商亦很活跃，在大都市中还设有定期开放的大宗药物交易市场——药市。

从隋唐时期城镇商品市场中的药材交易场所，到明清以后定期庙会上的药材集散中心，古代药市在宋代的发展处于由旧向新的过渡阶段。首先，在宋代日常药市的发展中，强调地域特点的"药市"与强调行业组织的"药行"之间的差别愈发明晰。其次，北宋梓州（今四川三台县）的药市开市时间为每年九月初九至九月十一，名为重阳药市，以及"百工列肆、市声如雷"的成都药市，形成了古代药市的雏形。最后，宋代官药局在专项资金、原料储备和具体售卖等方面，也均与民间药市保持着密切的联系。

宋代的综合性本草著作中，既有由朝廷主持、集中大量人力物力财力所编纂的，也有民间医家不辞劳苦、博览群书、观察实践而修撰的。朝廷主持编纂的由国家颁布，具有类似于药典的性质；而个人著作不仅是对药典的补充，甚至成为国家再修药典的蓝本。在两宋三百余年间，由朝廷主持修纂、国家颁布的本草著作就有五种，这是任何朝代都不能与之相比的。

另外，宋代的方书空前繁多，方剂理论也日益丰富。以《太平惠民和剂局方》为转折点，方书走上一条由博返约、平民化和科普化的道路，方剂也走向了标准化、规范化。

在过去的医史界中，普遍存在着唐宋医方"重方药，轻理论"的论断。其实，唐宋医方中不仅有新理论的提出，而且存在着许多现在仍有借鉴价值的治疗手段，如宋人对辛味祛风药、肺痨咳嗽、治疗温病的认识，以及对补益方的论述。

受朝廷重视医学的影响，宋代文人编撰方书的风气日益盛行，或整理家藏及个人秘方，或搜集民间验方。其中，有的著作在宋代方剂学中占有重要的地位。如沈括、苏轼的《苏沈良方》，影响很大；王硕的《易简方》，盛行于天下，甚至有取代《和剂局方》之势；还有严用和的《济生方》、许叔微的《普济本事方》、张锐的《鸡峰普济方》等。

外来药物进入国内后，医家会对其进行中药化的功效阐释。唐时昂贵的乳香等香药在宋代逐渐平民化，外来药物的引种栽培亦有所发展。由此，这些外来药物开始中医化，并与传统中药的界限逐渐模糊。可以这样说，外来药物的输入，在唐宋时期是一个转折点，为中国传统医学的发展作出了重大的贡献。

宋廷开创性地设立了熟药所、惠民局、和剂局等官办药局，建立了较为完善的药品生产经营管理模式，很好地起到了"利国、利民、利业"的作用。一方面，大大增加了财政收入，为朝廷带来了巨大的经济效益；另一方面，承担赈灾抗疫、免费提供药品的职责，体现了朝廷"拯民瘼、施实惠"的惠民政策，巩固了大宋的封建统治。同时，通过制定规范的药品采购、生产、流通制度，确保了药品质量，规范了成药标准，对中医药事业的发展起到了积极的推动作用，对于促进各民族间的医药交流与贸易也具有重要意义。

第六节　法医学的进步

宋廷于建隆四年（963年）颁布了《宋刑统》，并由大理寺刻板印刷发行全国。《宋刑统》共三十卷、十二篇、五百零二条，每篇之下分若干"门"，共二百十三门。其内容与《唐律疏议》基本相同，是中国历史上第一部刻板印行的法典。宋代法规的四种主要形式为敕、令、格、式，"禁于已然之谓敕，禁于未然之谓令，设于此以待彼之谓格，使彼效之之谓式"。

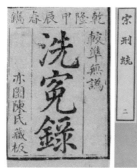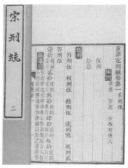

《洗冤集录》（左）与《宋刑统》

　　宋代的科学技术已经有了十分快速的发展，许多科技发明也是在这个时期出现的。宋代统治者将科学技术运用到断案审判当中，使得断案的结果更加客观科学、真实可信。因此，在案件的审判过程中，更加重视证据，特别是物证。如果没有物证，那么就不能进行断案；如果是刑事案件，则需要先找到凶器以及被害人的尸体等，才可以进行定案；如果是民事案件，则需要白纸黑字的契约作为凭证，才能够进行断案处理。

　　我国法医学在历史上是有很大贡献的，而且对国内外有着深刻而广泛的影响，其发展尤以两宋之成就最为卓著，代表性人物和专著当首推宋慈的《洗冤集录》。宋慈被尊为世界法医学的鼻祖，《洗冤集录》是中国和世界上最早的法医学专著。

　　宋代以前，法医学的发展虽然缺少系统性和规范性，但是在《封诊式》里面就有了关于案情、勘察、检验伤亡、审讯、定罪等记载。而在秦汉时期，法医检验也得到了进一步的发展。在宋代，先后出现了三部刑侦书，即《疑狱集》《折狱龟鉴》《棠阴比事》，均对法医检验有所涉及。这为后来宋慈编撰《洗冤集录》奠定了基础，更为法医学在宋代获得突破性发展作了铺垫。

　　宋慈在二十余年的官宦生涯中，先后四次担任高级刑法官员，积累了丰富的法医检验经验，并平反了无数冤假错案。宋慈认为："狱事莫重于大辟，大辟莫重于初情，初情莫重于检验。"在审查案件时，坚持"审之又审，不敢萌一毫慢易心"。在《洗冤集录》中，他对检验死伤的征象、推定死伤的原因以及检验的手续、方法等都分别加以详细说明。

《洗冤集录》的产生有其时代背景和历史条件，包括封建法典的需要、宋代检验制度的发展、当时法医检验的盛行、《疑狱集》等刑侦书的刺激、《内恕录》《平冤录》《检验格目》等早期法医学书籍的影响，以及中国医学中有关法医学的一系列成就。

《洗冤集录》系统总结了尸体外表的检查经验，对于尸体现象、窒息、损伤、现场和尸体检查等各方面，都作了大量的科学观察和归纳。其范围之广泛、内容之深入，达到了空前绝后的程度。可以这样认为，现代法医学就是在《洗冤集录》的基础上发展起来的。欧洲的第一部法医学著作由意大利的蒂纳特·菲德尔所著，刊于明万历二十六年（1598年），比《洗冤集录》晚了三百五十余年。《洗冤集录》这本书有以下五个特点：

一是对死亡与尸体现象认识水平的提高，特别是对尸斑及其成因、腐败性状及其影响条件的认识。《洗冤集录》最早认识到尸斑的产生机制与分布特点，最先科学地描述了尸体腐败的性状，最先提出了死胎与腹外死婴的鉴别法、勒死的特征及其与自缢的区别。

二是机械性损伤检验方法的进步，包括刀伤的损伤特征、自杀与他杀的鉴别、防御性损伤的发现、致命伤的确定、骨折于生前或死后的鉴别等。

三是机械性窒息鉴别方法的进步，包括溺死与外物压塞口鼻窒息死的尸体所见、缢死的绳套分类、缢沟的特征及影响缢沟形成的条件、缢死时牙齿赤色的发现、勒死与缢死的区别等。

四是活体检查技术的成就，包括残废的分级（残疾、废疾、笃疾）和两性畸形的认识。

五是宋代检验制度的完善。北宋初期，对参与检验的官吏、初检和复检的程序等都有明文规定，其后历朝对于检验人员和验尸官的职责、检验的实施、验尸的文件等陆续予以补充，使宋代的检验制度日趋完善。《宋会要·刑法六·检验》《检验格目》《检验正背人形图》是宋代发布的三个验尸文件，对于当时检验质量的提高，无疑是有促进作用的。

由于历史的限制，宋代检验制度本质上受封建礼教的束缚，使得法医检验被严格地限制在尸体的外表检查范围之内，没有在深度解剖和病理检查上有所突破，致使我国古代法医学不能完成向现代法医学的飞跃。

第七节　临床医学的进步

虽然早在刀耕火种的时代就已经出现了中医的雏形，但是对于病证的分科一直比较粗略。甚至在周朝以前，医学和巫术也互相混淆，在医学体系中混入了很多迷信色彩。到周朝时，医学开始分为疾医、疡医、食医、兽医四科，临床分科才初现雏形。

宋代的医学分科非常细化，甚至有点现代医学亚专业的味道，有大方脉科、小方脉科、眼科、风科、正骨科、疮肿兼折疡科、产科、口齿兼咽喉科、针兼灸科、金镞兼书禁科十科，比唐朝多出一倍以上。

宋代是中医从不成熟到成熟的重要转折期，医学分科的精细和亚专业的粗分代表着医者的专业化、技术的精益化，是中医学发展的重要节点。当然，宋代医学的发展并非十分完美，它在政治原因、教育制度等的正面推动下苗壮成长，也在解决战争、疫情等社会尖锐矛盾中负重前行。

一、内科学

治大人杂病的称大方脉（即内科），治小孩杂病的则称小方脉（即小儿科），合称"大小方脉"。宋代内科学的成就包括以下两个方面：

一是杂病机制的进步与杂病的治疗、"局方"的流行。《和剂局方》颇能体现此期内科杂病的治疗思想，注重扶助人体的阳气，并且从广泛的实践经验中，发现了许多有效的验方和药物。如流传至今的成药"藿香正气散""逍遥散""平胃散""苏合香丸""至宝丹""紫雪丹"等，影响十分深远。由于宋时的成药多采用丸、散等剂型，所以应用方便、易于保存。它的流行对杂病的救治，无疑产生了积极的作用。但另一方面，局方有偏用温燥之弊，由此形成了社会上喜用"暖药"的不良风气。

二是对传染病认识水平的提高。宋代对传染病的认识较集中地反映在各种《伤寒论》的研究著作之中。那时的医家力图从病因、病机、证候、治疗等各个方面，研究春夏两季的温热病，提出了一些独立于伤寒之外的概念。如冬温与温疫，特别强调了它们的传染性或流行性，为温病学的独立发展打下了基础。宋代是寒温分家的重要时期，但有关温疫的理论还是比较幼稚，且无温病学的专著面世。

二、外科与皮肤科

两宋时期，外科学与皮肤科的教学得到了进一步的扩展。此时对疾病的认识以及理、法、方、药的知识更加丰富，专业医生队伍也不断壮大，并出现了以"外科"命名的专著。这些方面明显超越前人，然而与前代相比较，在医疗技术上似无明显的进步。

北宋嘉祐五年（1060 年），太医局学生限额为一百二十名，其中属于外科专业的有疮肿四名、金镞兼书禁一名、金镞兼折伤一名。元丰年间（1078—1085 年），对医学分科进行了调整，将外科的三个专业归并为"疮肿兼折疡科""金镞兼书禁科"二科，使分科更趋合理，学生人数也增加到了三十名。

据《宋史》《崇文总目》等记载，当时有外科类专著近三十种，包括《卫济宝书》《集验背疽方》《外科新书》《外台秘要》《救急仙方》等，流传广且影响大。《外科新书》是已知的我国医学史上以"外科"命名的第一本专著，可惜已佚，而其他书在明清甚至现代还是外科医生的常用参考书。东轩居士的《卫济宝书》是一部影响深远的外科专著，首先记述了癌肿，首创"癌"字，并系统论述了外科疮疡痈疽等化脓性感染的病因、症状、体征、诊断，以及诸种医疗方药和技术等。这部专著内容丰富，有较高的科学价值，后幸得《永乐大典》《四库全书》的收录而传世。

外科医疗技术，如剔除咽喉异物与治疗疣的技术，在综合性医书里已有了较确切的论述。在《千金要方》中，多处记载有医家运用血清免疫法治疗疖病和疣症。《小儿卫生总微论方》将对破伤风的认识提到了新的高度，并改进了孙思邈用磁石吸取咽部铁钉、针等异物的方法，改口含为孔窍以线穿系，不但提高了成功率，而且大大增加了安全性。

《泊宅编》中有"挂线疗法"治疗痔疾的描述："初以一药放下大肠数寸，以药版之。徐用药线一条结痔。信宿（两夜）痔果脱去，其大如桃。复用药饵调养，数日遂安。"这是考察古代痔疾治法的重要资料。

两宋时期的外科手术，特别是较大的手术已逐渐衰退，保守疗法则日渐发展，但麻醉技术并没有因此而停滞。相反，由于化脓性瘢痕灸法的兴起、整骨手术的进步，麻醉术得到了进一步的发展。《扁鹊心书》中有睡圣散的记载，"人难忍艾火灸痛，服此则昏不知痛，亦不伤人。山茄花（即曼陀罗花）、火麻花共研为末，每服三钱，小儿只一钱，一服即昏睡"。并称服用此药后，"少顷，昏昏如醉，割疮、灸火不觉苦痛，盖古方也。今外科所用麻药即是此散，服之并无伤害"。

至宋代，医家不仅对许多皮肤病的认识更趋深入，而且对隋唐时期繁复混杂的皮肤病命名进行了重新分类，进一步提高了诊疗水平。对皮肤结核的情感忧惧、饮食余毒、风热邪气等病因进行了详细论述，并简化了诸癣的分类。另外，皮肤病的治疗方药也更趋丰富，如严用和的济生方、陈无择的黄连茯苓汤等。

三、骨伤科

两宋时期，太医局始设疮肿兼折疡科，骨伤科正式与外科疮肿并列为医学的一门独立分科。《圣济总录》中记录了长骨、扁骨的骨髓量，并明确提出，如果丧失这种筋肉和骨骼的"联续缠固"，就会丧失四肢的运动功能。《洗冤集录》里记录了人体骨骼系统的结构，并对人体的主要关节、上下骨的关系，以及脊椎骨、尺桡骨、胫腓骨、膝关节和半月板等进行了较为详细的描写。对创伤的检查和诊断，已注意到致伤外力的大小、方向，以及血肿情况和肢体功能等，以此来辨别伤情的轻重。

由于骑兵征战所造成的外伤、骨折、脱臼情况较多，客观上促进了骨伤科的发展，故设正骨科。随着解剖学的发展及战争的需要，骨伤科理论和临床诊疗均有了较快的发展。

关于危重创伤的救治，《洗冤集录》除了介绍张仲景的人工呼吸法外，还推荐葱白炒热敷伤处的止痛法，以及用半夏末、皂角末吹鼻，或生姜汁、韭汁灌服，或灸肚脐、酒调苏合香丸灌治等急救技术。此外，在手法、手术治疗上也有了很大的进步，如开放性创伤的治法。宋代的早期创伤处理，皆主张用盐水洗净，或烧葱汁涂伤口，然后涂贴药物。而感染性创口则用刀剪清除坏死组织，用活血药以生肌收口等。后来，逐步发展了内外并治、辨证论治等理论，使得骨折、脱臼的复位和固定技术有了较大的进步。《圣济总录·伤折门》已认识到，治疗骨折和脱臼的首要目标是恢复原来的解剖关系，称为"接筋续骨"；当手法正骨不能恢复到解剖位置时，则强调切开复位法。另外，宋代的法医学，尤其是尸检实践，不但补充了解剖学的不足，而且对完善骨伤科的基本知识有着不容忽视的作用。

《医说》中记载了随军医生"凿出败骨"治疗开放性胫腓骨骨折的成功案例，并介绍了脚踏转轴或竹管的搓滚舒筋练功疗法。《小儿卫生总微论方》中记载了小儿先天性并指的截除术。《太平圣惠方》中则对骨折提出了"补筋骨、益骨髓、通血脉"的治疗原则。

绍兴的"三六九"伤科，原名下方寺（里）西房伤科，源于河南少林。其鼻祖为稽幼域，原籍河南开封府。自宋迄今，相传数十代，历八百余年，至今仍有后人继其业。

四、妇产科

中医产科学与中医其他学科一样，历经数千年的发展，形成了系统性的理论体系，方药证治也十分鲜明。历代关于经、带方面的疾病论述颇多，而有关胎、产方面的论述则相对较少。直至宋代，太医局增设产科和产科教授，专门培养妇产科医学生。自此，妇产科成为独立的专科，而产科亦开始进入了理论总结阶段。

宋代的临床医学进步，以妇产科的成就最为显著。产科学家杨子建著有《十产论》，对异常胎位作了详细的描述；李师圣、郭稽中的《产育宝庆集》、朱端章的《卫生家宝产科备要》，总结了宋以前的产科临证经验和初生儿保育方法，是珍贵的产科文献；另外，齐仲甫的《女科百问》则是一部综合性妇产科著作。

陈自明被誉为"南宋女科圣手"，其所著的《妇人大全良方》是我国第一部比较完善的综合性妇产科专著。书中论述了结核病所致的闭经，提出"控制原发病、治病求本"的治疗原则；要求接生人员在产程开始时，不仅要消除产妇的恐惧心理，而且要照顾产妇的饮食营养，以维护产妇的体力；证明脑下垂体后叶含有催产素，并开始使用全兔脑制剂进行催生；对新生儿断脐后，进行脐带断面烧灼消毒；首先指出孕妇用药的注意事项，并编成"孕妇药忌歌"，列举出了六十多种妊娠时应禁忌的药物；记载了妊娠晚期阴道出血的危害，"坠扑伤胎，甚至下血而不醒"；描述了因胎位异常引起的各种难产，如横产、倒产、偏产、坐产、碍产、盘肠产，并创用了使胎位转正的各种手法；介绍了妇女月经期、孕期、产褥期和哺乳期的注意事项。

嘉庆《山阴县志》记载："钱象坰，字承怀，以医名。钱氏自南宋以来，代有名家，至象坰而荟萃先世精蕴，声远播焉。"钱象坰为钱氏女科第十四代世医，迄今已有二十三代。钱氏女科历史悠久，相传高宗赵构将绍兴作为行都期间，后妃多人染疾，每次都传钱氏女科前来诊治。久而久之，名声大起，每天来看病的人络绎不绝。后来，钱氏以石门槛为界，在石门槛之内的病人当天诊治，绍兴"石门槛"女科也因此得名。

疾病防治在人类生活中是一个永恒的话题，而"治未病"思想是中医预防治疗学的重要组成部分。宋代是中医妇产科发展的高峰，其许多学术理论对现代妇产科的发展产生了深远的影响。"治未病"思想在宋代妇产科中的体现主要包含以下几个方面：突出妇人正常月经、带下的重要性，因而论妇人病以"月经病、带下病"为先，并强调劳伤气血、风冷、瘀血、房劳、情志是导致月经病、带下病、不孕症等疾病发生的主要因素，也是治未病需重视的关键因素；深化"逐月养胎法"以防治妊娠病，而此法主要包括饮食调养、起居调摄、心性修养、妊娠药物禁忌等四个方面；强调产妇临产、生产的护理以预防难产、胎位不正等，重视产后调摄，主要包括饮食起居、清洁卫生、房事、情志等，以防治产后继发相关疾病，如产后焦虑等。

五、儿科

古以小儿科为哑科，有"宁治十男子，不治一妇人；宁治十妇人，不治一小儿"之说，诚以小儿病难医，而尤在难于诊断。宋以前尚无儿科专著问世，至宋之钱乙方启儿科专著之发端。虽然《小儿药证直诀》一书仅三卷，但对于小儿病的诊法从不同视角创立了规范，对后世儿科疾病的诊治具有深远的影响。

宋代中医儿科学初步建立，而其儿科学文献在以下几个方面取得了较为突出的学术成就：一是界定了小儿的年龄范围，为十四岁以下；二是阐发了小儿的病理生理特点；三是进一步充实了小儿的养护知识，并逐步完善了小儿的诊法；四是确立了五脏辨证论治纲领，重视麻、痘、惊、疳的诊治；五是对儿科方药的贡献，《小儿卫生总微论方》《仁斋小儿方论》《陈氏小儿病源方论》均以儿科方药论述为主，所收方药至今仍为临床常用。

两宋时期，以钱乙为代表的儿科医家在儿科（小方脉学）方面取得了突出的成就。这一时期的儿科著作相当丰富。《小儿药证直诀》系中医儿科学的纲领性文献；《幼幼新书》集南宋中医儿科之大成。除了上述经典外，还有董汲的《小儿斑疹备急方论》、阎季忠的《阎氏小儿方论》、张涣的《小儿医方妙选》和陈文中的《小儿痘疹方论》等。

钱乙指出：小儿具有"脏腑柔弱，成而未全，全而未壮""气血未实"的生理特点，以及得病后"易虚易实，易寒易热"的病理特点，在治疗上应强调以"柔润"为原则，顾护小儿正气，侧重小儿脾胃和肾脏的调养，反对"痛击"、"大下"和"蛮补"。他将小儿脉法归纳为六种，即脉乱不治、气不和弦急、伤食沉缓、虚惊促急、风浮、冷沉细等，化繁为简，方便临证运用。

钱氏提出了"面上证""目内证"的望诊方法和五脏辨证法，把五脏与一些儿科疾病直接联系起来，执简驭繁，提纲挈领，大大提高了儿科的辨证论治水平。他细致地描述了小儿麻、痘、惊、疳等小儿病症的表现，以及对发疹性疾病的鉴别；在具体用药上，选用胡荽、升麻、芥穗等透疹效果好的药物，并注意患儿的护理。这些都为后世所推崇。他还首次提出了"惊风"这一名称，并将惊风分为急惊风、慢惊风两大类，详细描述了其病因病理、临床症状。另外，许叔微在《普济本事方》中记述了小儿虎口色泽变化与疾病的关系，并列出许多小儿经典方药，如睡惊丸治风通、麦门冬散和白术散治呕吐、调中丸和芎朴丸治腹胀、消积丸治积食等。

宋代，中医儿科学在继承的基础上有所发展，主要表现在以下八个方面：

一是在小儿发育方面。这一时期医家提出了五种关于小儿胚胎发育的不同观点。

二是在小儿生理特点方面。医家认为小儿机体薄弱，可细分为小儿脏腑柔弱（尤其是脾胃柔弱）、精神柔弱、阳气柔弱、阴气柔弱等。关于小儿变蒸学说，医家逐渐认识到小儿变蒸不是一种疾病，而是小儿的情志、脏腑以及各器官生长发育、推陈出新的过程。钱乙认为变蒸后，小儿情志会发生改变；陈文中认为变蒸是小儿机体迈向成熟的重要标志；朱丹溪则认为变蒸是小儿散发胎毒的一个过程。

三是在小儿病理特点方面，医家认为小儿的病因要比成人单一。如张子和认为，小儿的病因只有过饱、过暖两种；陈无择认为，小儿易患的疾病较之成人有很大的差别，一些疾病只有小儿会患，如客忤（见生客而患病）、积热、惊痫、解颅（囟门未闭）等，成年人则不会罹患此类疾病；杨士瀛则认为，小儿疾病多因于热，故用药不可过温。

张涣首次提出了"胎毒"这一概念，认为胎毒是一种源于胎中的致病因素。《小儿卫生总微论方》中指出，胎毒与母体有很大的关系，往往是因母体自身带有热邪、所吃食物有毒或孕时受惊、过劳而导致胎儿体内带有胎毒。

四是在小儿接生方面，宋金元时期对脐部的处理方式也逐渐丰富起来，《庄氏家传》中就记载"封脐散"可预防小儿脐风等疾病。

五是在小儿养护方面，当时的医家对小儿着衣过厚的危害有了更深入的认识，认为着衣太暖可致阳气亡失，还可致小儿阴气不长。这对于纠正一些传统的养儿陋习很有启示，过饱过暖最终会适得其反。在这方面，日本人养孩子的一些做法或可借鉴。

六是在辅食喂养方面，一些医家对辅食的添加时间也提出了不同的见解，认为辅食添加过早会伤及脾胃，添加过晚则会影响小儿的生长发育。

七是在诊断方面，医家发展了小儿脉诊法，对脉象种类、诊断意义均有所扩充。如钱乙列出了乱、浮两种简单脉，以及弦急、沉缓、促急、沉细四种相兼脉。

八是在临床方面，医家对天花、麻疹的认识展开了激烈的学术争论，但多数人认为麻疹与天花是同一种致病因素所引起的传染性疾病；在病因病机上也各有论述，钱乙认为痘疹与血秽有关，刘完素认为痘疹是真阳有余所致，而初虞世则认为痘疹是疫气所致；在治疗上，朱肱等医家认为应该分未出疹、正出疹、出疹后三个阶段进行治疗，而张子和等医家则反对这种分阶段的治疗方式。

古人云："为人子女者不知医，谓不孝；为人父母者不知医，谓不慈。"钱乙提出了育儿的饮食原则："若要小儿安，常带三分饥与寒。""殊不知忍一分饥，胜服调脾之剂；耐一分寒，不须发表之功。"除了三分饥与寒，南宋陈文中在《陈氏小儿病源方论》中，首先提出了正确的乳食法："吃热、吃软、吃少，则不病；吃冷、吃硬、吃多，则生病。"这种喂养小儿的方法，直到今天人们还在遵循。书中还涉及着衣、看护、用药等方方面面，陈氏将其概括为"养子十法"。其主要内容为：一要背暖，二要肚暖，三要足暖，四要头凉，五要心胸凉，六者勿令忽见非常之物，七者脾胃要温，八者儿啼未定勿饮乳，九者勿服轻粉、朱砂，十者宜少洗浴。

在宋代，儿科朝着专业化的方向发展，出现了专治小儿病的私人药铺和幼科医生。另外，大量涌现的儿科著作，专门介绍了小儿初生护养与疾病防治的知识，也使得民间的健康、安全育儿有了依循。其中的"小儿初生护养"部分，包含了新生儿服饰使用方法的内容，涵括褓褓、冷暖、旧衣理论，而这些理论对明清甚至今天儿科学的发展有着重要的借鉴作用。例如，针对儿童所遭受的疾病，背褡、裤、青衣、药囊等服饰，能够有效地保护儿童的肌体，配合药物可以起到辅助治疗的作用。

六、五官科

宋代，眼科和口齿咽喉分别单独成科，这是五官科理论逐渐进步和治疗经验不断丰富的结果。其中，眼科的进步尤为突出。它以独特的五轮八廓学说、内外障和眼病七十二证理论的产生为标志，而且其针拨内障、钩割针镰等手术的具体操作手法较唐朝有了更大的进步。宋代多种方书和《秘诀眼科龙木论》记载了大量的五官科方剂，包括一些为后世医家广泛应用的名方。

五轮八廓学说在论述眼与内脏之关系、眼病定位辨证论治之运用等方面均曾发挥过积极的作用。《秘传眼科龙木论》中，将内障、外障作为归纳所有眼病的分类纲领，形成了一种执简驭繁的眼病分类方法。眼病七十二证（内障二十三证、外障四十九证）是宋代产生的另一种眼科病症概念，据此确立了宋以后我国眼科病症的主线索。

宋代产生了一批为后世所习用的五官科名方，如《济生方》中的苍耳子散，数百年来一直是治疗鼻渊的名方。另外，用动物肝脏、苍术治疗夜盲也得到了世人的高度重视。

七、口腔科

宋代对口齿疾病的认识与治疗也有所进步。《太平圣惠方》专论口、齿、唇、舌，载医方五百余首，而《圣济总录》更以五卷的篇幅专论口腔疾患。《苏沈良方》还注意到失眠、精神因素与口疮发病的关系；《太平圣惠方》指出刷牙应早晚行之，并开始使用药物牙膏和植毛牙刷，比欧洲早了五百年；《圣济总录》中记载了我国已知最早的植牙处方及手术，并进行了最早的义齿修复和骨移植术；苏轼还提出了茶叶对龋齿的预防作用。

八、针灸科

我国古代针灸医学教育的体制大致可以分成民间和官办两个系统。在民间系统中，主要的教育模式有师徒传授、家传、自学三种。而官办医学教育系统产生于魏晋南北朝时期，至唐代开始出现了官方针灸专科教育，历经宋、金、元、明，在办学规模、办学条件等方面都得到了很大的发展。民间与官办两者互学共进，共同促进了我国古代针灸医学教育事业的发展。

针灸学在两宋时期有很大的发展，是我国针灸发展史上一个新的里程碑。其主要贡献就是闻名中外的针灸铜人和《铜人腧穴针灸图经》。两宋的针灸专著有近十种，包括《扁鹊心书》《针灸资生经》《灸膏肓腧穴法》《太平圣惠方》《圣济总录》《备急灸法》等，著名的针灸专家有王惟一、许叔微、王执中、窦材、闻人耆年和庄绰等。

王执中的《针灸资生经》很注重经穴的考证和施针的规范，对经穴的部位、取法、针刺深度、刺灸禁忌、经外奇穴等，都运用古籍中的记载加以分析比较，并提出自己的观点；收载了各科疾病近两百种及其附属各症，丰富了灸法，发扬了唐代孙思邈"针药并重"的思想。《圣济总录》虽非针灸专著，但作者对经穴的排列顺序、经络与腧穴的关系作了较大调整，为经穴的系统化、规范化奠定了基础，对后世影响较大。许叔微将灸法应用到了人体的预防保健方面，认为常灸关元、气海、命关、中脘可以保健摄生。

闻人耆年著有《备急灸法》，记述了二十二种病证，如痈疽、肠痈、疔疮、突发心痛、小便不通、溺水、自缢等，将灸法推广到了急证救治方面。

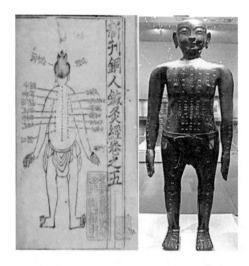

《铜人腧穴针灸经》和针灸铜人

其中的难产灸至阴一法，现已扩展应用于治疗孕妇胎位不正。宋代的推拿按摩术不如唐朝兴盛，太医局还取消了按摩科，但在民间仍流传较广。

灸疗法作为一种简便易行的、具有浓厚平民化色彩的疗法，在唐朝的民间起着其他疗法无法替代的重要作用。到了宋代，社会经济、医疗技术的整体发展，以及国家力量和民间势力对医疗事业的积极参与，使得汤药、针刺等疗法逐渐惠及底层民众，而灸疗法的地位开始逐渐下降。灸疗法在民间地位的变化，体现了不同时代医疗技术水平和民众生活品质的差异。

九、精神病科

精神病患者作为宋代社会的特殊群体，不仅扮演着社会角色，而且也扮演了病人的角色。在地域分布上，宋代精神病患者分布广泛，其中江南和岭南地区分布最多；在性别和年龄分布上，正史、文集和笔记等史料中所记载的精神病患者男女比例与医书存在差异，病人的年龄分布范围广，并不具有倾向性；在社会阶层方面，精神病患者主要来自官员及其家属、普通民众和宗教人士等，官员及其家属罹患此病的比例高于其他阶层；在婚姻上，他们面临着种种困难，总体上结婚率低、离婚率高，在婚姻关系中处于弱势。

宋代精神病的病症，可分为感知失调、认知失调、情感失调和行为失调四类。从个人角度来看，其患病受先天性因素、风邪入侵、情志受刺激、药物与酒精中毒、情欲失调五个因素的影响；从社会角度来看，科举考试的压力和理学的束缚都可能导致精神性疾病；从宗教角度来看，宋人常将精神病患者的疾病归因于鬼神精怪、因果报应和贪欲杀生三个因素。

宋代精神病患者的医疗活动包括寻医和治疗两个方面。寻医对象主要为医生、道士、僧尼和巫觋，常常通过亲朋好友的引荐或施医者的毛遂自荐，以寻求最适合自己疾病的医疗群体。药物、针灸、法术、禁咒、斋醮等治疗方式，都是宋人在治疗精神病中普遍采用的，虽不乏迷信成分，但真实地反映了当时的医疗状况。宋代精神病患者的管理主体是家庭，而后者的主要管理方式是幽禁和禁闭。宋代法律条例对于这些特殊病人的界定并不清晰，使得这些病人的法律身份难以判别，增加了官员处理精神病患者犯罪案件的难度。

十、养生康复

宋代是一个战乱、灾情和疫情频发，科技文化繁荣的"矛盾"时代。在这个特殊时期，中医康复学的发展呈现出四个特点：一是出现官办康复医疗机构，使康复技术在临床中有所创新、改进；二是在军事医疗中引入了功能康复的思想；三是医政分离提高了医者的技术水平，朝廷重视医书的整理，将散落的中医康复内容汇集在一起；四是受理学的影响，导引气功取代了金丹，宋人将传统体育功法、修身养心术等作为养生康复的首选，中医运动康复理论得以更加完善。

宋代的养生方式主要包括节食、静坐、练气、锻炼、修养等多种形式。这些养生方法在帮助宋人强健身体、颐养心情的同时，也推动了社会文化事业的发展，使其与宋代的社会风气相适应。

"死生虽天命，人事常相参"，陆游在他的诗歌中提到：生与死都有天命，但仍需注意自我的维护和调养。宋代学者的养生涉及方方面面，不仅在饮食上，还包括睡眠、工作、心理等方面。宋人对于心理上的调适非常讲究，包括欣赏山水花草、饮酒点茶、挂画聚会等，而且常常以雅的名义修身养性。甚至对于睡眠也有功法。

节食、"管住嘴"是第一位的。当然这不是禁食，而是有选择地吃，需要放弃一些偏爱的食物，并节制一点食欲。事实上，这就是我们现在强调的合理饮食和均衡饮食。如果宋人非常喜欢吃一种食物，他们会控制一定的量，以避免因过度贪吃而导致身体失衡。

苏轼是一个热衷于追求美食的人。他平日里酷爱羊肉，但依然可以做到"识味肯轻饱，不贪欲"。他还是一个好酒的文人，但饮酒也是有节制的。其实，只要不"贪饮"，酒就不会对身体造成太大的伤害。总的来说，就在于一个"节"字，即吃什么东西都可以，但需要节制，控制好这个"量"。要定量而不要定性，这才是真正的养生之道。陆游在《对食有感》中明确提出，"大肉"是"养生所甚恶"，不可让自己过分沉迷于舌尖上的享受，而且认为"甘脆肥浓"就是"腐肠之药"。由此看来，宋代士人不仅能够有选择、有节制地饮食，还能注意食物的清淡程度。

宋代的养生保健形式既体现在主食方面，又体现在日常的菜肴方面。这个时期的人们都非常喜欢吃素食，所以在街面上有很多素食店。根据古籍记载，在那个时期已经出现了三十多种蔬菜。并且，人们对于蔬菜的吃法也非常讲究，不仅注重时令和应季，在不同的季节食用不同的蔬菜，而且每一种蔬菜在不同的季节也会有不同的烹饪方式。

仿荤素菜的制作与流行代表了宋代烹饪技艺的最高成就。如今，我们在市场上看到的一些假的"肉"，其实都是用素菜做出来的。令人惊叹的是，这种菜品在宋代就已经被研制出来了，不仅在外表上看起来和真肉没有差别，就连味道也非常相近。宋代有很多美食家非常推崇蔬菜，认为这种食材养生保健，口感比山珍海味要好，而且制作起来也比较简单。所以，他们会亲自种植蔬菜，并亲手制作一些素食。

饮食养生也是宋人养生的重要方法，"五谷为养，五果为助，五畜为益，五菜为充；气味合而服之，以补益精气"。南宋周守忠的《养生类纂》和蒲虔贯的《保生要录》中的《论饮食门》，都提出"饮食者，所以资养人之血气。血则荣华形体，气则卫护四肢。精华者，为髓、为精；其次者，为肌、为肉"。在强调饮食重要性的同时，要求"饮食有节"，力求做到"先饥后食，先渴后饮；食不过饱，饮不过多；饥中饱，饱中饥"。否则，吃得太多就会形成积聚而不利于消化，饮用过量就会形成"痰癖"。

另外，还应注意饮食"先热后冷""先水果后主食"的次序，强调"凡食，先欲得热食，次食温食，次冷食"。并提出了食后应注意的一些事项：吃热食而出汗者，不要马上用冷水洗脸，否则就会失去脸上的光泽；热食吃完之后，不要用酢浆漱口，否则会产生口臭、牙齿出血等情况。《养生类纂》中说："五味入口，不欲偏多，故酸多伤脾，苦多伤肺，辛多伤肝，咸多伤心，甘多伤肾。……久则损寿耳。"黄庭坚也强调，饮酒应适量，且不可偏食，必须防止过贪、过嗔、过痴这三种不良习惯。

宋人认为日常饮食宜定时定量、宜口味清淡。《饮膳正要》中提倡："暮食不若晨食。""侵晨一碗粥，夜食莫教足。"《蠢子医》中说："纵然适口莫浪食，只食八分便已足。"宋代张杲在《医说》中指出：口味宜"去肥浓，节酸咸"，即日常应以清淡素食为主，少吃肥甘厚腻、酸咸过重的菜肴。

饮食有常，这个"常"指的是常规、一定的规律性和规范性。若违反"以素食果蔬为主、肉食鱼虾为辅，调和五味、兼收并蓄"的饮食规律，则会导致机体阴阳气血失衡而发生疾病。饮食有常的另一个重要原则是"物我相适"，即食物的性味要与人体的阴阳气血状况相适应，以人体的需要来决定食用何种适当的食物。人的体质有寒热虚实之分，饮食上应当按"热者寒之，寒者热之，虚者补之，实者泻之，燥者濡之"的原则进食。

宋人在"天人相应"思想的指导下，极为重视饮食与时令的关系，并提出了饮食养生的"四季五补法"。即随着季节的变化，根据人体健康状况来调整饮食、补阴阳气血之不足：春天"升补"，夏天"清补"，秋天"平补"，冬天"滋补"，四季"通补"。另外，宋人主张顺应四时进行养生，有"圣人春夏养阳，秋冬养阴""智者之养生也，必顺四时而适寒暑"的说法。在饮食方面，讲究在不同季节、气候、时间服食不同性味的食物，以适应环境和人体阴阳气血的四时变化。《饮膳正要》阐述了四季的适宜食物，"春气温，宜食麦以凉之；夏气热，宜食菽以凉之；秋气燥，宜食麻以润燥；冬气寒，宜食枣以热其寒"。

饮食卫生也是宋人养生学的一个重要方面，认为食物宜新鲜洁净，富有活力；必要时还要辨别有无毒性，慎从口入。《饮膳正要》认为"猪羊疫死，不可食；曝肉不干者，不可食；生料色臭，不可食；浆老而饭馊，不可食；

煮肉不变色，不可食；诸肉非宰杀者，勿食；诸肉臭败者，不可食"。《食疗本草》亦载"鳖赤足不可食"，"犬自死、舌不出者，食之害人"。《随息居饮食谱》则说"河豚鱼其肝、子与血尤毒"等等。

物性不同，有相合相反之诫；病体有别，有宜食宜忌之谓。《饮食须知》论述了三百二十五种饮食的性能及宜忌，《本草纲目》也列举了六十三种饮食禁忌。所谓"宜"，即以食性相宜的食物治病养生；而"忌"指不相宜的食物应禁食，又称"忌口"。《随息居饮食谱》中载："糯米，性太粘滞，难化也。小儿、病人尤当忌之。"

宋代，人们不仅对食物的原材料有所选择，还讲究食物搭配的禁忌。例如，柿子和螃蟹不能一起吃；杏仁不可以生吃，必须煮熟后食用，否则容易中毒。宋人还非常讲究食物的新鲜，以及时令、当地和当季。宋人奉行"不挑食、不偏食"的思想，认为偏食会对健康造成一定的危害，必须营养均衡才可以调理好身体。

热衷于养生的宋人对药膳也颇有研究，非常重视传统中药和食物烹饪的结合，以达到强身健体的效果。史前神农氏"尝百草之滋味、水泉之甘苦，令民知所辟就。当此之时，一日而遇七十毒"，开"医食同源"的先河。而民间共识形成于晋唐，发展于宋元，溯其源流，到现今已有几千年的发展历史。药膳既是中国医药学宝库中的瑰宝，也是传统菜肴中的一颗明珠。它具有食物和药物的双重作用，即取药物之性、用食物之味，食借药力、药助食威，相辅相成，以达到营养滋补、保健强身和防病治病的目的，是我国特有的食物疗法。

在《太平圣惠方》中，记载了二十八种疾病的药膳疗法，如牛乳治消渴病、鲤鱼粥、黑豆粥治水肿，枣仁粥治咳嗽等；陈直在《养老奉亲书》中指出："缘老人之性，皆厌于药而喜于食，以食治疾，胜于用药"，"凡老人有患，宜先以食治；食治未愈，然后命药"。其收载的二百三十一首验方中，药膳方达一百六十二首之多。在宋代，药膳开始从食疗、食治发展到食补，变成了抗老防衰、益寿延年的营养滋补品。

宋人认为蜂蜜可以治百病，就学习如何酿造蜜酒。后来，又发现生姜可以祛风寒、茯苓可以健脾、胡麻可以生发。宋人还研制出了很多药粥，用一些五谷杂粮和米类就可以熬制出来，不仅可以充饥，而且可以养胃养脾，有延年益寿的功效。

在宋代，人们日常所喝的主要是茶、酒以及汤水。这些饮品的主要功效就是止咳，同样也能让人心生愉悦，还具有养生的功效。

当时的人们喜欢喝黄酒、药酒、果酒和白酒。其中，黄酒按照清浊分为两类，发酵时间短的是浊酒，这也是老百姓家中常备的酒水。至于药酒、白酒和我们今天的差不多，药酒的功效主要是养生，而白酒在市面上并不常见。果酒的种类繁多，北方地区主要有葡萄酒、梨酒、枣酒，南方则有荔枝酒、椰子酒、黄柑酒和梅子酒等。

宋代，我国现存最早的论酒专著——朱肱的《北山酒经》问世。书中论述了酒的历史及其作用，还详介了制酒的原料和方法。另外，很多古代的医药巨著，如《备急千金要方》《外台秘要》《太平圣惠方》《圣济总录》等，都收录了大量的药酒、补酒及其配方和制法。宋时的药酒种类达数百种，而运用药酒内服或外治的病种，涉及内、外、妇、儿、五官科的许多疾病。由此，世人对药酒的主要功用也有了进一步明确的认识。《圣济总录》卷四云："药酒长于宣通气血，扶助阳气，既可用以祛痰，又可以其防病""素有血虚气滞，陈寒痼冷，偏枯不遂，拘挛痹厥之类，悉宜常服"。宋代《太平圣惠方》所设的药酒专节多达六处，另外还有大量的散方见于其他章节。陈直的《养老奉亲书》和忽思慧的《饮膳正要》以及许国祯等所撰的《御药院方》，也记载了一些适合老年人服用的保健药酒。唐宋时期，由于饮酒风气浓厚，社会上酗酒者也渐多，醒酒、戒酒似乎也很有必要，故在这些医学著作中，解酒、戒酒方也应运而生，其中有葛根散、葛花解酒汤、橘皮醒酒汤、枳椇子茶、葛根芩连汤等。

"二陈汤"是宋代最为流行的一种醒酒茶。在《水浒传》中就有"醒酒二陈汤"的记载，只是在汤中加入了葛花、葛根、砂仁等解酒中药。另外，早上起来喝上一盏"二陈汤"，也有提神养生的功效。因此，欧阳修还特地写诗赞美："论功可以疗百疾，轻身久服胜胡麻。"

在所有的酒中，最贵的当属葡萄酒，正所谓"如倾潋潋蒲萄酒，似拥重重貂鼠裘。一睡策勋殊可喜，千金论价恐难酬"。由此可见，葡萄酒在宋代可以同"貂鼠裘"相提并论。不过酒虽贵，还是深得文人士大夫的喜爱。苏轼、陆游等诗人一边品着美酒，一边趁着酒兴作诗填词、"斗草"、"斗茶"、

"赌书",花样繁多而不简不俗,"疑怪昨宵春梦好,元是今朝斗草赢","赌书消得泼茶香,当时只道是寻常"。

在冬天,适量喝酒可以御寒,也可以预防疾病。另外,与朋友一起小酌还可以让人精神愉悦、消除疲劳。宋人反对过度饮酒、嗜酒成性,所以我们经常能看到一些诗作中,有劝诫人们"莫要贪杯"的警示。宋人不仅注意喝酒的量,同时还很在意酒的温度。因为,太冷或太热的酒都会损耗人的元气。叶绍翁的《四朝见闻录》曾记载宁宗的一件轶事。宁宗体弱,常让两个小太监背着两扇屏风跟随左右,上书"少饮酒,怕吐""少食生冷,怕痛"。当大臣和妃子让他喝酒、吃生冷食物时,他就指指屏风加以拒绝。

宋人非常喜欢熬制汤品,会选用各种香料和滋补药草作为原材料,如乌梅汤、荔枝汤等,一直流传至今。这些用药材熬出来的汤,不仅口感好,而且具有营养滋补、养生保健的功效,如陈皮熬汤可以缓解头晕和呕吐等。

宋人认为喝茶可以提神醒脑、放松身心,也可以消食治病、提升免疫力。所以,文人对于茶叶的养生功效多有肯定。茶叶具有饭后解腻的功效,饭后用茶水漱口,还可以排解口中的油腻、清洁牙齿。此外,宋人非常讲究茶叶的选品和喝茶的环境。因为,一个舒适清幽的环境,可以让喝茶的人保持内心的宁静。喝茶不仅能解除疲劳,还能促进思维,并由此迸发出诗性灵感。

除了饮食可以养生之外,宋人还认为,练习书法、赋诗作画、读书思考、幽默交谈等同样可以修身养性、养神静气、延年益寿,并能锻炼一个人的脑力、耐力和意志力。宋人很重视道德修养,其中最讲究的就是陶冶情操。所以,宋代文人尽量做到豁达素雅,淡泊名利,保持内心的闲适和自然的乐观精神,以提高肌体的抵抗力和免疫力,达到健康"心安"、延年益寿的目的。宋人不仅爱读书,还喜欢风趣幽默的聊天,君臣之间、官员之间、读书人之间、寻常百姓之间,有趣味的聊天处处可见。诙谐逗笑有很多好处,不仅能助益交流和沟通,使人舒适和放松,还能减轻压力和疼痛,提升免疫力和幸福感等。

除了养生,更重要的是养心,宋代士人多倡导以"清心""静心""安心"来养生。作为养生达人的陆游,曾提出"凡药岂能驱二竖,清心幸足制三彭",而这个"三彭"就是人们对金钱、美色和美味的贪婪之欲。陆游认为,百病之源就是人的贪欲，欲望过强是不利于养生的；若是长期被贪欲扰乱内心，那么必定会落下病根。想要保持一个好的身体状态，一定要克制自己的欲望，因为纵欲过度将导致肾气亏损、精神不足、身体虚弱。

注意心理健康也是养生保健的重要方面。因为，一个人的心理波动过大，会导致精神状态不佳、免疫力下降，最终导致疾病的发生。对情绪的管理是宋代皇帝养生的妙招之一。他们不会压抑自己的情绪，一旦有负面情绪，就会痛痛快快地宣泄出来，有时候即使当着文武百官的面，也会毫不掩饰地哭泣。

心理疗法和情绪调节在养生保健中有极其重要的地位。《养生类纂》中说："喜怒损志，哀戚损性，荣华惑德，阴阳竭精，皆学道之大忌，仙法之所疾也。"中医理论也认为，"喜怒损性，哀乐伤神，性损则害生"，人的喜、怒、思、忧、恐、悲、惊等"七情"对身体的五脏功能影响很大。宋祁在《宋景文公笔记》中说："多忧伤神，多思伤志，过乐丧守，喜极气散，怒极气愤而不下。"在宋人看来，怒是非常伤身体的，"大怒伤肝""多怒，则百脉不定、鬓发焦、筋萎，为劳卒"。同样，宋人还认为，"大悲伐性"，悲哀也很伤身体，可使"上焦不通，劳卫不舒"，肠胃蠕动减慢、胃酸分泌减少而影响消化功能。中医指出，女人忧思哭泣会"令阴阳气结，月水时多时少，内热苦凝色恶，肌体枯黑"。因此，宋代有些人士提出了一些心理治疗的方法。例如，怒伤，以忧胜之，以恐解之；喜伤，以恐胜之，以怒解之；忧伤，以喜胜之，以怒解之；恐伤，以思胜之，以忧解之；惊伤，以忧胜之，以恐解之。告诫世人应尽量使不快之事消失，从而知足常乐，以获取自身的乐趣，"养性以全气，保神以安身，气全身平，身安神逸，此全生（养身）之诀也"，"知喜怒之损性，故豁情以宽心；知思虑之销神，故损情而内守；知语烦之侵气，故闭口而忘言；知哀乐之损寿，故抑之而不有；知情欲之窃命，故忍之而不为"。

宋代名儒欧阳修是动形养生的支持者，提出了"劳其形者长年，安其乐者短寿"的养生理念，倡导"以自然之道，养自然之生"。他对道家的外丹术嗤之以鼻，但对于修身养性的导引养生法、"小劳术"健身操、八段锦还是持肯定态度的。《保生要录》中提到了多种养生的方法，如坚持锻炼身体、增减衣服要慢、饮食要控制总量、不能滥用金丹等。宋代著名养生学家蒲虔贯倡导日常性、习惯性锻炼，但同时又要求锻炼适宜，不能过度，贵在坚持。

穿衣得法也能达到养生保健的目的。《保生要录》中还提到，"衣服厚薄，欲得随时合度。是以暑月不可全薄，寒时不可极厚"。上半身要适度保持寒凉，下半身则应注意保暖，这种说法具有一定的辩证法思想。蒲虔贯认为古人养生"节目太繁，行者难之"，并在实践中创造出了一种简单易行的、适合日常生活的养生方法，"其术简易，乘闲可行"，称为"小劳术"。据《保生要录》记载："养生者，形要小劳，无至大疲。故水流则清、滞则污。养生之人，欲血脉常行，如水之流。坐不欲至倦，行不欲至劳。频行不已，然宜稍缓，即是小劳之术也。"其具体功法包括："手足欲时其屈伸，两臂欲左挽右挽，如挽弓法。或两手双拓，如拓石法。或双拳筑空，或手臂左右前后轻摆，或头顶左右顾，或腰胯左右转，时俯时仰，或两手相捉，细细捩如洗手法，或两手掌相摩令热，掩目摩面。"这种方法简单易行，一有时间就可练习，能迅速达到全身轻松、筋骨舒展、血脉畅通、促进消化功能和增强视力的功效。

宋人认为，注意平时的生活起居，能使人保持旺盛的精神和强健的体魄，所以，应从早起、穿衣、晚睡、刷牙、叩齿、舐舌、洗脸等生活细节做起。《养生类纂》记述："凡鸡鸣时，叩齿三十六通讫，舐唇漱口，舌聊上齿表，咽之三过。杀虫补虚劳，令人强壮。""早起以左、右手摩肾，次摩脚心，则无脚气诸疾；或以热手摩面，则令人悦色；以手背揉眼，则明目。""或摩手令热以摩身体，从上至下，名'干浴'。令人胜风寒时气，寒热头疼，百病皆除。"早上起床梳头千次，能使"五藏之气终岁流遍"，宋人称之为神仙洗头法。

宋人还非常重视睡眠质量和睡眠习惯。陆游就曾经写道："苦爱幽窗午梦长，此中与世暂相忘。华山处士如容见，不觅仙方觅睡方。"由此可以看出，宋代士人对"睡方"的偏爱和赞誉。"不如学养生，一气服千息。"苏轼坚持每天早上五点起床，为了保持身体健康，还会用篦子梳几百下头发，而后"假寐"小睡一会儿。此外，在宋代也有午睡的习惯，这对身体有一定的好处。

邵雍在《能寐吟》中总结了失眠的六大原因："大惊不寐、大忧不寐、大伤不寐、大病不寐、大喜不寐、大安不寐。"因此，他认为睡眠前首先应摈弃情绪波动所带来的干扰，也即必先息心，才能睡好。宋代蔡季通在《睡诀》中也指出"先睡心，后睡眼"，并说"睡侧而屈，觉正而伸，早晚以时"。也就是说想要好的睡眠，不但要按时就寝，而且要按时起床，并保持右侧卧位和屈膝的姿势，有利于心肺功能的改善。苏轼也有其自己的睡眠经验：初睡时，先在床上把四肢放得舒舒服服，并对不舒服处进行自我按摩；然后静心息虑，闭目静听呼吸直到均匀细微；最后，四肢百骸，无不通和，睡思既至，即能安然入睡。睡眠之前，可用温水泡脚，效果也很好，"濯足而卧，四肢无冷疾。"

陈抟创立了二十四势坐功。这套健身操大多是在坐姿的情况下完成的，只有两势是站姿，每一个动作结束时都要叩齿、吐纳、咽液。尽管动作死板，但二十四势坐功的优点在于动作简单、好记易做，并且具有针对性，所以在当时颇受欢迎。

总的来说，在总结前人经验的基础上，宋人关于养生的理念主要包括以下几个方面：一是认识到"我命在我，不在于天"的道理，长寿不靠天命，而是靠后天的保养。"死生随天命，人事常相参。"宋代士人提倡养生靠自身，不管是"靠天"还是"靠命"都是没有用的，自己才是健康的第一责任人。二是强调保养应得法，必须把养形体与养精神两者结合起来，两者兼顾、不可偏废。"长生之法，保身之道，因气养精，因精养神，神不离身，乃常健也。""善养生者养内，不善养生者养外。……三焦各守其位，饮食常适其宜。"三是养生强调适度，防止过头或不及，"摄养之道，莫若守中，守中则无过与不及之害"。四是注重养生的方法，包括平时的起居、衣食、住行与情绪调节等。

另外，宋时社会稳定、经济繁荣，中医学的发展及医家思想的转变，加上女性地位的提高，以及自古至今人们对美的追求，在多种因素的影响下，之前只能由皇亲贵族使用的美颜方剂，在两宋时期得到了普遍运用。宋代医籍中的美颜方剂，既继承了唐以前的经验，又在其基础上有所创新发展，为后世美颜方剂的研究与发展提供了宝贵的资料。两宋时期的美颜方剂按功效分为增美性和治疗性两大类：增美性美颜方剂分为令面白净方、令面光润悦泽方、日常美洁方三类；治疗性美颜方剂则分为治疗面肝黯方、治疗面粉刺方、治疗面疱方、治疗酒齄鼻方、灭瘢痕方、去黑痣方六类。

在宋代，不论平民百姓还是大夫士族中，皆盛行养生保健之风尚，使得养生成为宋人日常生活中不可或缺的一项重要内容。宋人对"养生防病"的注重，带来了"群体养生"的美好局面。久而久之，宋代便逐渐形成了具有自己特色的养生方式和学术思想。

十一、老年医学

宋代的老年人养生保健，摆脱了汉代以来养生术中的神秘色彩和长生不老的迷信思想，更加切合人类生理的实际，实现了"养德、养寿、养神、养气"的"四养"，具有很强的可行性和实用性。宋代医家、养生学家寻求科学、实用的老年保健方法，全面认识老年人的生理和病理特点，丰富老年人的治疗保健原则和方法，促进了老年医学的发展。

陈直所撰的《养老奉亲书》着重论述了老年人的食治及四时养生，内容详尽，是一部老年医学的专著，也是养生学的圭臬。书中指出："凡丧藏凶祸，不可令吊；疾病危困，不可令惊；悲哀忧愁，不可令人预报；……暗昧之室，不可令孤；凶祸远报，不可令知；轻薄婢使，不可令亲。"说明保持老年人情绪稳定、维持心理健康是非常必要的。

他还总结出一套与"气"相关的"养生七诀"：

一是少言语、养气血。我国古代很早便有"寡言"养生的观点。孙思邈认为"多言则气乏"，说话过多，人处于亢奋状态，气血上冲，代谢加速，消耗肺气，影响呼吸系统的正常功能。如此则容易使人感到疲乏无力、气短无神，中医称之为耗气伤神。

二是戒色欲、养精气。保精护肾是强身的重要环节。精乃肾之主，房事过度会泄掉人的精气，伤及肾精，耗散精气，进而伤及其他脏腑，影响身体健康。

三是薄滋味、养血气。随着年龄的增长，人的消化功能逐渐减退，所以饮食要清淡，低盐、低脂、低糖、低胆固醇、低热量、低碳水化合物（米饭和面食等），多吃蔬菜、瓜果，少吃肥肉以及辛辣、油腻等肥甘厚腻的食物。

四是咽津液、养脏气。古代养生学家常把唾液称为金津、玉液，有灌溉、滋养五脏六腑的作用。

五是莫嗔怒、养肝气。中医认为"怒为肝之志"，经常发怒会导致肝气上行，同时血液随气上逆，造成肝郁不疏。情绪与"肝火"的关系极为密切，不良的情绪刺激会导致肝脏损害，而进一步加重情绪失衡，这就是中医所说的"怒则伤肝"。所以要"克嗔戒怒"，防止过度的情绪波动，并学会用宽容、平和的心态对待周围的人和事。

六是美饮食、养胃气。养胃气的关键在于节制饮食、均衡营养、合理搭配、习惯良好。同时，进食要有规律，要按时按量吃饭，切忌暴饮暴食或过度节食。

七是少思虑、养心气。中医讲"思伤脾、忧伤心"，说明人的心情与健康有直接的关系，忧愁、生气、压抑均可以使人得病。凡事不要过分思虑，更不要钻牛角尖，放松心情以减少对心气的损耗，就可补养心气。

后来，元代的邹铉根据陈直的《养老奉亲书》重编了《寿亲养老新书》，内载有一首诗："自身有病自心知，身病还将心自医；心境静时身亦静，心生还是病生时。"说明只有进行自身的心理保健，才可以杜绝情志类、精神性疾病的发生。

宋代老年人的物质生活和精神生活丰富多彩，展示了这个群体多样的晚年生活和重要的家庭地位。首先，物质生活中以饮食的多样性表现最突出。老年人将养生理念与饮食相结合，还通过运动锻炼以达到养生的目的。静态的养生形式，以及将体育运动与养生结合起来，丰富了老年人日常健康维养的内容。其次，老年人还通过不同类型的休闲生活满足自身的精神需求。在老年人的日常生活中，子女也是重要的参与者，因为患疾时的子女照料，体现了宋代孝文化的传承。最后，老年人作为家长，除了关注自身的生活，也时刻关心晚辈的教育和成长。他们不仅以身作则影响着子孙的言行，还竭心尽力传授知识，期望子孙既可以守住家族的基业，也可以光宗耀祖、报国为民。

对于老年人来说，合理调节饮食是非常重要的。因为，"高年之人，真气耗竭，五脏衰弱，全仰饮食，以资气血；若生冷不节，饥饱失宜，调停无度，则成疾患"。因此，提出了"老人之食，大抵宜其温热熟软、忌其粗硬生冷"，以及"善治病者，不如善慎疾；善治药者，不如善治食"的主张。这符合老年人的生理和病理特点。朱丹溪对于老年人的饮食提出"尤当谨节""茹淡",强调节制饮食,又要避免摄入燥热厚腻之物,以保养精气。忽思慧的《饮膳正要》、贾铭的《饮食须知》等,也都丰富了老年人饮食调养的内容。

《黄帝内经》提出了四时养生法则,到宋元时期不仅尊崇其说,而且增广其法,从而丰富了顺时养老的内容。对于老年人,顺应四时的阴阳消长来保养身体,尤为重要。故陈直指出,老年人要"依四时摄养之方,顺五行休王之气,恭恪奉亲,慎无懈怠"。朱丹溪也指出:"善摄养者……各自珍摄,以保天和。"故养老大法,必然要依据天和、地和、人和的宗旨,顺四时变化而摄养,才能老当益壮。此外,邱处机所著的《摄生消息论》,亦从不同的角度对四时的精神调养、起居调摄、饮食保健有所阐发和发挥。

老年之人,体力衰弱,动作多有不便,故对其起居作息、行动坐卧,都须合理安排,"竭力将护,以免非横之虞"。护养方法是:"凡行住坐卧,宴处起居,皆须巧立制度。"例如,老年之居室宜洁雅,夏则虚敞,冬则温密;床榻不宜太高,应坐可垂足履地,使起卧方便;被褥务必松软,枕头宜低长,可用药枕保健;衣服不可宽长,宜全体贴身,以利气血流畅;药物调治,汗、吐、下等攻伐之剂,切宜详审,以防止不良后果的发生。总之,应处处为老年人提供便利条件,细心护养周全,促进老人晚年健康。

老年人气色已衰,精神减耗,所以不能像对待年轻人那样,施用峻猛方药。要知道,欲速则不达,这样做反而会危及生命。《寿亲养老新书》提出:老年人的医药调治应采取"扶持"之法,即用温平、顺气、补虚和中、促进食欲之方来调治,切不可恶补猛泻。

老年养生的根本在于调养脾胃,同时在日常生活中,要注重饮食调理,并辅以导引功以疏通气血、调和脏腑。历代医家和养生学家都非常重视饮食保健,因为这是防病治病、健体延年的基础。在宋代,由于实践经验的不断积累,食养食疗不论在理论上还是在方法上都有了新的进展,取得了显著的成就。蒲虔贯根据五味入五脏、五脏旺于四时,以及五行生克等理论,提出了四时的饮食五味要求——"四时无多食所旺并所制之味,皆能伤所旺之脏也。宜食相生之味助其旺气",并认为"旺盛不伤,旺气增益,饮食合度,寒温得益,则诸疾不生,遐龄自永矣"。

陈直对先秦时期"春多酸,夏多苦,秋多辛,冬多咸"的原则进行了一定的修正。在具体运用上,明确提出了"当春之时,宜减酸增甘,以养脾气",

"当夏之时，宜减苦增辛，以养肺气"，"当秋之时，宜减辛增酸，以养肝气"，"当冬之时，宜减咸而增苦，以养心气"的观点。这种饮食原则的好处，在于既不使当旺之脏气过于亢盛，又不使所克之辨气有所伤伐。刘完素说："是以圣人春木旺以膏香助脾；夏火旺以膏腥助肺。金用事，膳膏膜以助肝；水用事，膳膏膻以助心。所谓因其不胜而助之也。"这与陈直"以五味平调五脏之气"的见解互为发明、相得益彰。

十二、体医（体卫）融合

宋代的体育运动项目非常广泛，主要分为田径运动、球类运动、射箭、摔跤、举重、游泳、马术、武术等。宋代多种多样体育运动的开展，在中国古代社会生活史上已达到较为完备的程度，与当今社会相比也毫不逊色。它增强了宋人的身体素质，丰富了宋人的日常生活，提高了宋人强身健体的意识，巩固了宋代的统治，推动了经济社会的发展。

宋时，长跑在军事和通信系统中发挥了重要作用，而跳高、跳远也是重要的军事训练项目。投掷类主要包括投石、投壶、击壤、标枪。当时，投石依旧在战争中发挥很大的作用，标枪也被大量运用于军队中；司马光改革了宋代的投壶，使之更符合礼仪规范；击壤运动到宋代发生了改变，主要是投掷砖瓦。射箭运动包括弋射、弹弓和弓弩射箭，且弓弩射术在日常军事训练和比赛、武举考试、军事校阅、武学传承中占据重要地位。另外，宋代还产生了弓箭社团，恢复了五代时被废弃的射礼。

宋代的球类运动主要有蹴鞠、击鞠和捶丸。蹴鞠的两种比赛体制在宋代得到了完善；击鞠深受宋人喜爱且普遍开展，从军中蔓延到社会的各个层面，上层人士也很喜爱这项运动；捶丸运动由唐朝的马球发展而来，在宋代已经确立了比赛规则且受到人们的广泛喜爱。摔跤运动广为流行，在宫廷或民间瓦舍里进行表演，并有了专业的摔跤手，而喜爱相扑之人组成摔跤社团，还出版了专门的摔跤书籍。举重运动则主要为举石和举重兵器。

江浙地区的居民还喜爱游泳，并有大规模的弄潮比赛。宋代重视对骑兵的培养并加强平时的马上练习，马术还作为节庆的一项表演活动，深受宋人的喜爱。宋代武术已有具体的名称，如使棒、舞剑、舞刀、使拳等，主要使用枪、刀、棍棒、剑等兵器进行武术操练，还扩大了各种兵器的种类。

另外，宋军的武术还作为军事表演节目。而民俗体育主要有秋千、风筝、竞渡、登高、踢毽子等，大大丰富了宋人的娱乐生活。

在独特的历史背景下，无论是军事体育人才的选拔与考核、军事体育人才的培养与管理，还是军事体育训练的内容与方法等方面，宋代都形成了自身的特点。北宋时期的武举制与唐朝相比，选拔与考核更加系统、完善；在军事体育人才的培养与管理方面，北宋创立了武学，开启了规范化军事体育教育的先河；在正规军队与民兵的训练中，教头等职官的设置，以及将兵法和保甲法的推行，推动了北宋军事体育的训练正规化和系统完善化；在军事体育的器械创新方面，除了常见的长兵器，还在战争中增添了许多新奇的兵器。北宋时期，武举制度、武学、教头、"教法格"等的实行，都极大地推动了北宋军事体育的发展和民间习武风潮的形成，提高了军事体育的实力，丰富了士兵的日常娱乐活动。特别是"教法格"的实施，使得不同兵种的训练内容、时间、方式和所使用的器械有了一个统一的规范，促进了军事训练的完善和士兵武艺的提高。

宋人注重养生，通过导引行气、按摩、体操等运动来强身健体，还产生了成套的体操按摩法。同时也重视体育运动，所有人都通过适合自己的运动锻炼方式来强身健体。在承袭以前运动的同时，还发展了自己的运动项目和运动器具，具有鲜明的时代特点。例如，宋代的长跑能力被运用到邮递系统中；投掷标枪在宋代首次被大规模地运用到战争之中；捶丸运动在宋代日趋成熟和完善；武术运动开始脱离百戏而成为独立的体育项目。当然，宋代体育运动项目的发展并不是很平衡协调，注重技巧花样训练而轻视力量对抗，但这并不能掩盖其在中国古代体育发展史上的贡献。

官员能切身体会百姓的生活状态，并深入百姓的民生之中，才促进了宋代百姓的休养生息，体现大宋官民之间的和谐和官员在古代官政中的责任心。士大夫频频与民同乐，体现了儒生"先天下之忧而忧，后天下之乐而乐"的情怀，这也是宋代考核官员德政的重要标准之一。

仁宗曾说："朕非好游观，盖与民同乐也。"有一次，皇帝已经预定了和百姓共同观赏灯会，但适逢长公主辞世。皇帝悲痛难当，不想出席赏灯宴会。士大夫进言道："长主于属虽尊，于服已疏圣主，与民同乐不宜以此事而辍。"于是皇帝听从属下的谏言，又下旨允许再观灯五日。

　　宋代还修建公共园林，以供百姓日常的休闲和娱乐。由此，百姓的生活水准得到了很大提高，生活内容也更加丰富，不再那么单调了。宋代为百姓"附庸风雅"，提供了更多的场所，使得生活空间大大扩展，百姓的社交活动越来越多，生活质量也越来越高。

　　宋代是一个非常注重身体健康的朝代，这从侧面也反映了当时的经济繁荣，以及百姓对生活品质的追求。宋人超高的智慧和不懈的追求，让后世的我们能看到宋代所流传下来的养生秘诀和生活情趣。

第七章　宋代医学教育与医事研究

宋代医药学的发展得益于以下几个因素：一是政治稳定、社会安宁，为医药学发展创造了良好的环境；二是经济繁荣、科学进步，为医药学发展提供了物质条件；三是统治阶级重视医药事业，组织整理出版了大量医药书籍；四是医药机构比较健全，为医药学发展提供了组织保证和必要条件；五是较为完善的医学教育，为医药学发展提供了人才保障。其中，统治阶级对医药事业的重视是一个关键因素。正是由于他们的重视，才有可能建立健全的医药机构，才能拥有较为完善的医学教育。

自唐朝发展起来的、初具规模的医学教育，经过唐末及五代十国的纷争而衰落了。北宋建国以后，随着政治、经济的发展，急需一大批有教养的医学人才。于是，医学教育体系的构建就摆上了统治者的议事日程。宋代教育分为官学和私学两种，而国立教育系统由国子监统一管理监督。公立学校依等级分为国子学、太学、州郡学和县学，官学的覆盖面也很广，各个县均有，入学门槛低并向普通百姓开放。一开始，不论贫富等级，官学每年的学费两千文，相当于当时四五石米的价格。后来，经过宰相富弼的力谏，取消收费而成为免费教育，如学生念到太学，国家还有助学补贴。

宋代一些有见识的政治家主张在发展儒学的同时，应积极兴办医学教育。宋代的统治者采纳了这个建议，使医学教育有了一个跨越式的发展。宋代的医学教育在唐朝的基础上进行了改革和重组，结束了我国历代医政、教育不分的管理体制。这是我国古代医学教育管理上的一大进步。

宋代可以说是中国古代国民受教育程度最高的时期。宋人以文立国，文人风气盛行，这样带来的结果是高等医疗教学体系得以很快形成和确立，并且使得这套体系成为同时代的佼佼者，走在了世界的前列。

多元化、多层次、完善的宋代教育体系，促进了医学教育的发展和繁荣。而这个相对完善的体系不仅为宋代培养了大批的医学人才，也影响着后世医学的走向，对当今医学教育的发展也有一定的贡献。办学模式的多样化、基础教学理论与实践的紧密结合、加强学生的医德教育、不断改进教学方法……所有这些，在我国当今的医学教育中仍具有借鉴和指导意义。

第一节　医学教育机构的设置

宋代的熙宁变法，旨在改变其"经济上的巨人、军事上的矮子"这一现状。其实改革是多方面的，医学改革自然也包括其中。王安石变法后，学校体制及教学内容又有了进一步的改进。太医局是专为医学教育设立的机构，已扩充成为皇家医学院。太医局设提举（校长）一人、判局（副校长）二人、教授九人及局生三百人，并于翰林院中选拔医官以讲授医经。判局必须要由"知医事者"担任，也就是懂医事且学术能力和管理能力并重之人。

当时，医学院的社会地位很高，吸引了不少儒生学医，而儒医的迅速增多亦是促使中医学发展的一大原因。之后，各道、州、镇、府均仿照太医局开办地方性医学院，使中医更加普及。嘉祐六年（1061年），这些地方医学院吸收本地学生习医，由医学博士教习医书，学生名额大郡以十人为限，小郡以七人为限，其中大小方脉专业各为三人。

太医局建立后不久，宋代的人口因为短暂的和平出现了一定程度的增加。除庙堂之外，身处江湖之中的百姓也希望能够得到更好的医疗诊治。北宋崇宁年间（1102—1106年），太医局被纳入国子监，与太学、武学、律学并列。为了培养更多的医疗人才，崇宁二年（1103年），徽宗下令扩增医学教学的规模，按照"比三学"的思想建立了太医学，太医学成为中原地区医学的最高学府。医学院的组织管理和学生待遇也一概"仿太学立法"，负责教学的老师称为博士。这标志着医学教育已从朝廷的医疗机构中分离出来，而单独履行教育职能，并被纳入国家官学系统之中。这一体制性变革，扩大了医学教育的规模，开了医学教育独立发展之先河。

负责教学任务的博士都是当时数一数二的宫廷御医，有着极其丰富的治疗经验。太医学中还设置斋长与教谕，相当于学校的一校之长和教导主任，一个负责行政管理，一个负责学生的医德教育。另外，还聘请了许多教员对学生进行简单的医学常识指导。

创设太医学后，实施了王安石"三舍法"教育模式，从而建立了中国

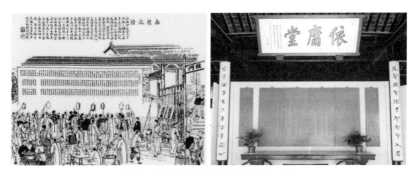

招生、放榜场景（左）与太医学正堂

古代医学特有的"太医学三舍法"教育制度。在教学制度上，采取分科、分级、分斋模式；在考试制度上，采取补试、私试、公试等多层级的考试来检验学生的学习成绩，并把学生的日常纪律和品德列入考察范围；在晋升晋级制度上，将学生分为上中下三个等级，规定了外舍升内舍、内舍升上舍的条件，并对不合格的学生予以降舍。这个制度设计注重对医学经典的学习和医德的考察，是对王安石"三舍法"学校教育的创新，克服了科举制度"一考定终身"的弊端，也提高了当时医者的社会地位，在一定时期内取得了良好的社会效果。

　　太医学的第一次招生是在北宋崇宁三年（1104年）的春天，也就是熙宁变法的第二年。那个时候，能够进入太医学学习的三百名学生，都具有一定的医学常识和天赋。他们要通过考试来选定等级，当时称之为三舍，而上舍还需根据医德和技术水平分为上、中、下三等。舍与舍之间的晋升需要通过考试来评定，每月一次测试（私试），年底进行一次系统考核（公试），成绩分为优、平、否三等，而成绩优异者才能够进入下一个阶段。从外舍到内舍，再到上舍，是太医学每一位学子成长的必由之路。宋代，在医学考试中对作弊也抓得比较紧，进入考场前要接受检查和搜身，同时还要进行封闭考试，以确保考试的相对公正。

　　俞文豹在《吹剑录外集》中，也揭露了宋代医学教育中存在的一些贿赂作弊的腐败现象："所谓太医局者，始以赂隶名籍。""市井盘药、合药、货生药之徒，捐数百缗赂判局，即得之。""钱到，则虽乳臭小儿、庸鄙粗材、不识方脉、不识医书，姓名亦皆上榜。"像这种淋漓尽致地揭露官场考试黑幕的资料，在正史中是不可能见到的。

在各舍的人员选择上同样有严格的比例。先从报名入学的优秀学子中筛选两百人列入外舍；外舍中成绩优异的前六十人选取为内舍；内舍考试成绩优异的前四十人选取为上舍。医学生的考试制度完全仿照朝廷太学的招募方法，根据成绩或疾病治愈率来决定一个人的升迁。

事实上，宋代就已经存在"医学院预科选拔制度"。当时的官方医学培训机构太医局已将学员分为预科和局生两种，"今后年十五以上方许投名充医生，虽在局听读及一周年，须候额内本科有阙，即选试收补"。每年太医院会指派经验丰富、善于教学的医生组成"讲师团"，为预科学员讲解《素问》《难经》等医学经典，指导学生学习脉诊、针灸和用药，并组织大儒与医官一同修订编纂医学典籍，为医学教育提供"硬核教材"。预科培训一年后，学生才能获得参与考核成为正式局生的机会。能进入太医局学习的生员，其本身就具备了基本的医学知识和文化素养，再加上一年的"强化学习"，可想而知，正式的局生其基本功是比较扎实的。

在开设课程的内容上，太医学主要教授系统的中医学知识，包括脉科、针科和疡科三大科目。除了医学学科外，以尊崇儒学为基础的医德体系建设、律学、兵学和古人的文化典籍同样是重要的授课内容。另外，还有一些娱乐活动，如郊游吟诗、蹴鞠比赛等。具体来说，当时医学生的理论教材，除了前唐时必修的医学文献之外，新增了《三因极一病证方论》《存真图》《洗冤集录》《小儿药证直诀》《妇人大全良方》，还有王惟一的《铜人腧穴针灸图经》和铜人针灸考试。

当时的医学部亦增分为九科：内科、风科（如中风病）、儿科、眼科、耳鼻喉齿科、皮肤及骨科、产科、针灸科、创伤及咒禁科。本科学生必须兼通其他相关学科，所谓"三科通十三事"，即要求各科学生拥有广博的基础知识。方脉科必修大小方脉及风科，兼习《脉经》《伤寒论》；针科必修针、灸、口齿、咽喉、眼、耳，兼习《黄帝三部针灸经》《龙木论》；疡科必修疮肿、折伤、金疮、书禁，兼习《黄帝三部针灸经》《千金翼方》。这三科必修的公共课程则是《素问》《难经》《诸病源候论》《补注本草》《千金要方》。运气学说是学习重点之一，列为各科必选必考的科目。

学生在校期间，为使理论与实践紧密结合，除课业学习外，还要参加临诊，轮流为太学、律学、武学的学生及各营将士治病。年终则根据每个学生的临床记录考查其成绩，按疗效高低分为上、中、下三等，其失误多者，酌量轻重给予处罚，严重者则勒令退学。公试合格后，选取医疗技术精良者充当药局医生以下的职务，其余各以其等第补官，或派为本学博士、正录，或委为外州医学教授。

宋代，现实生活中大量"朝为田舍郎、暮登天子堂"的成功事例，吸引着人们纷纷进入各级各类学校读书应考。不过，科举既是选拔性考试，就不可能保证所有的读书人都能中举，加上读书治学需要投入大量的时间、精力和钱财，花费较高。另外，激烈的科考竞争使他们一心向学，不治其他营生，故而使大部分读书人生活较为清贫、困苦。就算家庭富裕，如果多次未能中举，受读书应考之累，也可能陷入贫困之列。因此，宋代各级各类学校的学生多且穷，有的甚至非常清贫而需要社会的救助，从而沦为社会的特殊人群。

为此，宋廷多方筹措经费，除了用于学校建设外，还拿出一部分财物来进行助学活动，即"养士"。针对特别困苦的学生，朝廷还实行专门的救济，如资助学费和食宿、提供学习用具和考试费用等。这相当于现在的各类助学金、励志奖学金，以及国家的大学生助学贷款等。

除朝廷外，官员、士人、乡绅、富民和其他各阶层民众，也会发扬乐善好施的传统美德，通过多形式、多方式对贫困学生进行资助，从而保持了社会的稳定，促进了教育事业的发展，并使得大量的贫困学生得以成才。两宋时期，地方精英分子启动的民间济贫恤穷活动趋于活跃，具体方式包括提供衣食与医疗救济、婚丧资助和免除债务等。尽管这些努力的客观效果不一定尽如人意，但在一定程度上解决了部分贫困者的生存危机，缓和了社会矛盾，调节了社会财富的再分配，确实起到了重要的社会稳定作用。

两宋时期，无论是官方的助学活动还是民间的解困措施中，都有许多首创性和原创性的举措，为后世所效法，产生了深远的影响。

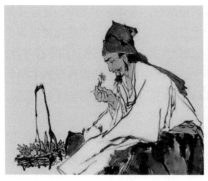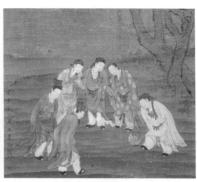

太医学中的野外实践（左）与蹴鞠活动

第二节　医学教育的理念

总体来说，宋代出现了一些较为超前的医学教学理念和带有总结性的医学著作。

一是分科教导，纠行规矩。这是太医学的一大教导理念，而科目的设置就是这种理念的完美体现。其中，脉科教学是中医对于脉象学的一种专业性指导，而疡科则类似于今天的外科学与骨科学。太医学的分科比较清楚，同时学科之间又相互穿插，将中医"望、闻、问、切"都包含其中。另外，宋代的医学教育还讲究因材施教、循序渐进，也就是对学生的知识储备进行分级管理。

对于新入学的学生，并非初期就教授一些晦涩难懂的知识，而是注重基础性知识和常识性问题的教育。另外，太医学要求学生有济世救民的崇高志向，以同情和同理之心对待病人，以精湛的医术救治病人，还要求学生严格遵守朝廷的相关规定，规范自己的行为。

二是理论与实践的相互结合。一般来说，能够考入内舍、上舍的学生已经具备了一定的治病救人能力，太医学要求这两舍的学生尽早投入到实践中去，以积累临床经验。这与现在的"早临床、多临床、反复临床"一脉相通。太医学学生在进行医学实践时必须书写处方和医案，也就是将自己诊治病人的真实情况、治疗经过，以及所施方药记录在案，定期送给教授把关纠正。太医局则根据医案中所反映的实际治病水平，决定其能否升级或毕业。这种教育方式和制度，大大促进了医案的普及，而方、论、药等附案的格局，至宋代逐渐被固定下来了。另外，了解药物特性和制药过程同样也是重要的实践内容，为此，太医学的学生需要不定期地进行药物采摘与配置。

宋代的医学教育在中国医学教育史上起着承上启下的作用。宋初，设太医署管理其事；仁宗庆历年间，太医局医学教育兴起；徽宗时改办太医学，隶属于国子监，地位盛极一时；南宋乾道三年（1167 年），孝宗曾废除太医局，直到绍熙二年（1191 年）七月才予以恢复；但此后太医局步履维艰，日趋没落。

由于医学教育具有职业教育的特殊性，其管理部门涉及教育和医疗卫生管理部门两大体系，包括尚书省、中书省、礼部、国子监、太常礼院、中书礼局、太常寺、翰林医官院、太医局等不同部门，所以要求两者协同管理，共同对皇帝负责。太医局负责诸项制度的具体实施，为此，其建立伊始便加强人才建设，通过各种途径集中了大批德才兼备的医生。而太常寺和礼部作为主管部门也发挥了重要作用。然而，各部门隶属关系比较复杂，职能多有交叉，致使行政效率极为低下，严重影响了太医局的健康发展。

宋代太医局的医学教育经过长期的发展，制度层面已经相对完善。在入学方式上，完善了臣僚推荐、医官局考核、考试录取、门荫、经推荐后考试等入学制度。在招生环节中，建立完善了资格审查、录取、复核、颁发学籍证明等相关程序。在学科建设上，完善了三大类别九个学科十四个专业的学科体系建设，使中医学科发展到了一个空前的地步。在课程设置上，注重综合理论课、专业理论课与实践课并举，对于培养具有实践动手能力的实用型人才起到了重要作用。在教材建设方面，创制出了针灸铜人，而在教授过程中，十分强调职业道德。所有这一切，都使得宋代太医局医学教育展现出一种不同以往的新风。宋代尤重考核，对考试的内容、考试的程序、合格的标准等诸多方面都制定了详细的规定。太医局还专门为医官考试编写了医学教材，这其中也包括了一部专门针对儿童疾病的教材《太医局诸科程文》。这些行之有效的措施，对于保证合格人才的培养具有极为重要的意义。

然而，太医局在早期始终不能招收到优秀的学生，长期员不满额，并且往往集中在大方脉科、风科、小方脉科等热门专业。究其原因，是学生对于医学的学习态度相对比较冷淡。虽然，科技的进步、文人士大夫自由活动空间的拓展为医学的兴起发展提供了必要的条件，朝廷在兴办医学教育的过程中也投入了大量的精力，但是，由于资金投入的不足和生源素质的低劣，宋代医学教育始终没法摆脱力图自强与难以作为的矛盾尴尬局面。

我想，事物一定具有两面性，更何况是一千多年前的医疗教育体系。即使它拥有许多的优越性和科学性，但弊端是明显的，也是致命的，最后导致了这种高等医疗体系在后期逐渐走向没落。

第三节　宋代的医事研究

宋代在时光中远去，而在人世间留下了许多传说。在后人的印象中，这是一个繁盛而平和的朝代，因为市井传奇常常比文治武功更令人向往。在三百多年的清平岁月里，关于医事的记忆痕迹和传奇印象无处不在。那些坊间市井的医馆药铺，江湖货担上的跌打膏方，深山寺观中的神医药圣，离乱灾民手中的解疫羹汤，缓缓融入传统中国的意象，成为后世常常念叨的宋之韵。宋韵文化具有中国气派，宋韵医事也具有鲜明的华夏特征。

陈邦贤在《中国医学史》一书中，对宋代的医事制度、疾病、医书作了简单的介绍。蔡崇榜在《宋代医疗浅说》一文中，对宋代医疗的发展作了较全面的论述，内容主要包括医疗机构的设置、医学人才的培养、医书的整理、医药知识的普及等。孟永亮等在《北宋校正医书局对〈外台秘要方〉校勘考释》中统计，从北宋嘉祐二年（1057 年）校正医书局初设至熙宁二年（1069 年）的十二年间，先后有十三位官员参与编校医籍十一部。其中，《外台秘要》为校正医书局最初计划校正的八部医籍之一，由孙奇主校、林亿详定，并成为宋代之后的定型化版本，一直传习至今。

窦红阳等在《宋代医药卫生法制中的人文关怀思想》中认为，在宋代，我国医药卫生法制得到了长足的进步，统治者高度重视医药卫生的发展。

诸如颁布专门的医药卫生律令、诏令，广纳贤人，整理医学古籍，兴办医学教育等，反映了统治者对百姓生命健康的重视。同时，宋廷关注弱势群体，发展社会福利事业，给予了底层民众应有的尊重，保障了老百姓的生存权与发展权。这些措施不仅使得医生和医学的地位得以提高，而且促进了医药卫生事业的发展和医学知识的传播。同时，这也是统治者"急行仁政"的表现，具有一定的人文关怀思想。

秦汉以降，健康传播的发展一直不温不火。民间的健康信息主要是在师徒之间秘密传播，容易出现错漏和失传的情况；而官方的一些面向大众的健康传播实践，由于受到手抄传播的限制而流传不广、应用不多。到了北宋时期，这种状况出现了极大的革命性改变，健康传播出现了发展繁荣的大好局面，这完全得益于北宋朝廷担负起了面向大众促进健康传播的职责，特别是大量医学书籍的印刷和发行。

北宋的健康传播肇始于太祖时期，发展于太宗、真宗，转型于仁宗，延续于英宗、神宗、哲宗，于徽宗时期达到了高峰。太祖将雕版印刷术引入了健康传播领域，使北宋朝廷面向大众的健康传播一开始就吸收了新的传播技术和媒介。太宗用优厚条件吸引民间捐献医书，改变了宋初朝廷医药信息缺乏的状况。同时，他建立了由进奏院、各州医学博士共同组成的健康传播渠道，向全国广泛传播精心编写的《太平圣惠方》。

在医疗机构方面，梁峻在《北宋"翰林医官院"的创设及其评价》一文中，提到了翰林医官院设立的过程、职掌、选拔及其影响等方面，让我们对这一机构有了一个清晰的认识。朱德明在《南宋医药行政管理机构研究》一文中，介绍了南宋时期的医政机构，并指出："药局制定的一系列财政、保卫、营业法规，在医疗保健和灭绝疫疾等方面，都起过一定的积极作用。"

在医学教育方面，熊浒林在《宋代医学教育研究》一文中，对宋代医学教育做了深入的研究。从宋代医学教育的发展背景、官方与民间的医学教育发展及两者之间的比较等方面来展开论述。在官方医学教育方面，内容包括了校正医书局、太医局、国子监等，而对民间医学教育的介绍主要包括教育的形式、渐变，以及理学家的书院医学教育实践。李德锋在《中国古代医学教育体制研究》一文中，详细论述了中国古代民间医学教育的形式、官办医学教育在不同时期的发展情况，以及民间与官办医学教育之间的比较等。张瑜的《宋代多元化医学教育体制研究》、梁峻的《两宋中医教育史论》指出，两宋的医学教育在前代发展的基础上有所完善，主要表现在教育机构的独立、设立太医学、实行"三舍法"、考试制度的完善、地方医学教育的发展等方面。胡坤、胡玉在《宋代医药人才的培养和选拔》一文中，从太医局、太医学、地方医学院对医药人才的培训选拔入手，进行了具体的分析和论述。

在地方病、疫疾的研究方面，中国台湾学者萧璠在《汉宋间文献所见古代中国南方的地理环境与地方病及其影响》一文中，引用了许多宋代的文献，介绍了几种古代常见的地方病，以及与南方地理环境、生活习俗之间的关系，并论述了这些疾病对南方政治、经济、社会生活等各方面的影响。冯翔在《关于宋代至明代南方的瘴病及其历史的研究》一文中，探讨了宋代至明代医家认识瘴病的历史。左鹏在《宋元时期的瘴疾与文化变迁》一文中，列数了宋元时期医家在瘴疾救治和预防方面的贡献。袁冬梅在《宋代江南地区疾疫成因分析》一文中，探讨了自然因素（地理环境、气候异常、自然灾害）和社会因素（人为祸患、日常生活方式）对疫疾发生的促动作用。李立新的《疫病与两宋东南社会》一文中，作者对两宋疫病与东南社会之间的相互影响关系作了论证。尹娜在《两宋时期江南的瘟疫与社会控制》一文中，剖析了宋代民众和官府面对疾疫时所采取的应对措施。邱云飞在《两宋瘟疫灾害考述》一文中指出，宋代瘟疫具有发生次数多、时间上无周期性、空间上南多北少和东多西少的特点，并探讨了两宋时期对瘟疫的预防和治疗措施。

曹丽娟等在《中医历代防疫概说》中指出，宋金元时期，香药被广泛应用，医家们认识到"香能散疫气"，并重视运气学说在疫病发生中的作用。同时，医家对疫病的种类认识也开始多元化，对痘疹、瘴疟、痢疾、霍乱、麻风、虫证等传染病的防治也有非常多的文献记载。

宋代重视医学知识的推广和普及，注重培养和提高全社会的疫病防控意识，因而在卫生防疫方面收到了积极的成效。同时，也积累了不少卫生防疫方面的经验，甚至有些良方至今仍然被应用于临床。徐琪玥等在《唐宋时期疫病治疗遣药组方规律的数据挖掘研究》中，总结出如下规律：治疗疫病最常用甘草、黄芩、麦冬；治疗疟疾最常用常山、甘草、鳖甲；治疗霍乱最常用人参、甘草、生姜。疫病治疗药物中，补益药占比最高（30%），其中以补气药和补阴药为主；解表药（20%）次之；清热药（12%）和温里药（11%）占比基本相当。如此可以推测，唐宋时期气虚、阴虚、寒、热病机在疫病中均可出现，扶正祛邪为这一时期的主要治则。

谢乐等在《唐宋时期文献关于中风后痉挛性瘫痪的用药规律分析》中提出，唐宋医家治疗此病症常用的药物是发散风寒药、温里药、祛风寒湿药、息风止痉药、活血化瘀药、补气药、补血药等，常用治法有温阳益气、祛风散寒、息风通络等。另外，唐宋时期出现了中风后痉挛性瘫痪"内风"学说的萌芽。

杨小敏在《"遏病"与"补虚"：宋代黄耆药用重心的变化》中认为，宋代以前，黄耆（黄芪）主治痈疽、兼顾补虚，重在"遏病"，不被视为典型的补益药物。北宋中期至南宋末年，黄芪被不断地赋予"补气"良药的理论地位，从重于"遏病"向重于"补虚"转变。

在医疗行为的研究方面，夏时华在《宋代香药与平民生活》《宋代平民社会中的香药消费述论》《宋代香料与贵族生活》三篇文章中，指出香药与宋人日常生活的密切联系。在保健养生方面，香药也发挥着独特的作用：焚香可以消除浊秽之气，并净化空气和居室环境；也可用香药辟除害虫以利卫生保健；还可用来调制药酒以"和气血、辟外邪"，从而达到保健和防病的作用。姚海英在《从洪迈〈夷坚志〉看宋代的医疗活动与民间行医群体》一文中，向我们展示了宋代医学的一些民间治疗行为。李小红在《宋代"信巫不信医"问题探析》《以医制巫——宋代地方官治巫刍议》《巫觋与宋代社会》三篇文章中，从宋代民间信巫的风俗、原因及其影响三方面进行论述，使我们对宋代的医疗风俗、地方官以医治巫的策略、巫觋的发展演变有了一定的了解。

王晓宏在《宋代养生文化述论》中认为，宋代特殊的时代背景促生了其独特的养生文化，为现代人的健康生活提供了许多启发与借鉴：养生队伍壮大并呈现大众化趋势，养生群体的差异性十分明显；养生文化中的荒诞、唯心成分日益减少，养生更加健康、科学与理性；宋代社会独特的文人文化特征，使其养生呈现出显著的内求特征，注重养心养德。孟玺等在《北宋羊肉入药成因浅探》中认为，北宋时期，使用羊肉的方剂数量迅速增加。

一方面，随着医学理论的不断发展，医家对于羊肉的功效认识不断深入；另一方面，北宋时期食治理论逐渐发展成熟，医家开始重视羊肉的食疗。此外，由于宋代皇室有"尚羊"的饮食传统，"贵羊贱猪"的思想在北宋十分盛行，使得民众也普遍喜食羊肉。

史泠歌在《宋代皇帝的疾病、医疗与政治》一书中，从中国古代皇帝的常见病入手，进而对比研究宋代皇帝常见的脑血管疾病、高血压以及恐惧症等精神性疾病；从遗传与环境、生活方式、性格因素方面，分析了影响宋代皇帝健康的内外因素与致病原因；从宋代的医疗水平、负责皇帝疾病诊疗的机构、宫廷医官的选拔三个方面，论述了宋代皇帝享有的医疗照顾条件；从养生观念、养生方法、防病措施三个方面层层递进，分析宋代皇帝的养生防病效果，并探讨宋代皇帝的疾病与政治之间的关系。

潘华信、王莉的《唐宋医方钩沉》集唐代孙思邈的《备急千金要方》、王焘的《外台秘要》、宋代王怀隐的《太平圣惠方》、赵佶的《圣济总录》四大方书，整理中风、时病、虚劳、咳喘等病证的重要医方数据，或不闻于今者，或隐晦其旨者，按类纂辑，并立足于今日的临床实际加以阐发。

郝军在《北宋时期脾藏象辨证论治的临床意义探析》中，通过对《太平圣惠方》《圣济总录》《太平惠民和剂局方》《小儿药证直诀》等北宋代表性医籍的整理研究发现，该时期从脾与其他脏腑关系出发治疗多种病证的理法方药，符合藏象辨证论治的规律。以藏象学说为基础、以辨证论治为主体的脾胃病证藏象辨证论治理论，在北宋时期得到了进一步的发展，对于临床从脾治疗多种现代疾病具有重要的启迪和指导作用。

刘禹辛等在《宋金元时期辨治失眠病证的文献研究》中认为，失眠病证的病名主要以"不得卧""不得眠"的称谓为主，发展至宋、金、元时期，增加了"不寐"的命名，并首次提出"失眠"这一概念。作者认为，在外感六淫、情志内伤、饮食失宜、劳逸失度或久病体虚的情况下，可致阴阳失调、营卫不和，心血不足、心神受扰，以及肝胆不和、脾胃不和或心肾不交等不同病证。其治疗主要遵循益气养血、宁心安神、重镇安神的原则，多数方剂的构成以酸枣仁、柏子仁、熟地黄、麦冬、茯神、鳖甲、五味子、人参、朱砂等药物为主。李琳也在《宋元明时期酸枣仁配伍治疗失眠用药思维研究》中认为，治疗失眠时多以酸枣仁、人参、茯苓、茯神和远志为基础方，兼顾补养气血，合理加减使用甘温药。

高利民等在《浅析宋代方书论治健忘症的用药规律》中提出，宋代方书论治健忘症的病位多在心，病机多为心气虚、心神失养；辨证以心为主，心肾同治，佐以健脾；常用方剂为开心散，剂型以丸剂和散剂为主；常用药物以补气药为主。

范宁在《宋代含药食方临床应用情况的分析与探讨》中提出，《太平圣惠方》《圣济总录》"食治"专卷中所载的二百三十五首含药食方，主要以米面食品、菜肴和羹为主要膳食类型，粥尤多；含药食方去除重复后共用药八十一味，以植物药为主；含药食方除一首用于产后调理外，均为治病而设，且以虚劳和脾胃病证为多。

随着宋韵热的升温，市面上有关宋代的图书越来越多，各种宋史、宋韵研究机构也如雨后春笋一般冒了出来，能检索到的研究文献和影视作品也层出不穷，这是一件好事，但我们要理性对待。因为，任何一个朝代的历史都不是单纯需要弘扬的对象，而是一个研究对象而已。对待宋史是如此，对待宋之医事更是如此。

第八章　宋代中外交流与保健养生

中国医学史的研究包括内史研究和外史研究。内史是中医学自身的独立发展过程，而外史指的是中医学在整个社会、整个世界中的发展史，即中医学与社会的互动关系。

中国古代曾经长时间地走在了世界的前列。无论是政治、经济，还是科技、文化等各个方面，都创造出了辉煌的成就，并对世界产生过深远的影响。作为中国传统文化重要组成部分和杰出代表之一的中医，参与并见证了中华文明曾经的辉煌。在对外传播和内外交融的过程中，中医不但造福了更多的人，也使自身得以不断地丰富、发展和完善。

中医海外传播的历史最早可以追溯到两汉。那个时候，张骞、班超、甘英等人相继西行，将中原医药传向周边地区，深受少数民族和外域民众的欢迎。在南北朝时期，朝廷就开始向日本、朝鲜和印度等国派遣医生、赠送医学书籍。在隋唐时期，中医的海外传播开始兴盛，并在宋、金、元时期取得长足的发展，形成了非常繁荣的局面。在明清时期，中医的海外传播持续发展但开始走下坡路。而到了近代，中医的海外传播则进一步趋于沉寂。新中国成立后，特别是近十年，国家大力发展中医药事业，中外之间的中医药交流又呈现出欣欣向荣的局面。

两宋时期，中医药在唐朝的基础上又有了进一步的发展。当时，国外药物大量传入中国，因而在宋代官私编纂的医药书籍中，新药品种不断增加。太祖时编刻的《开宝本草》比《唐本草》增加新药一百三十三种；仁宗时编修的《嘉祐补注本草》又增加新药八十二种；北宋末年编印的《政和新修经史证类备用本草》新增药品达六百二十八种。

由于海上交通的日益发展，宋代成为中外文化交流的高峰期。据记载，由阿拉伯商人经海路运往欧洲、亚洲及非洲等地的中国药材就有上百种，其中包括朱砂、人参、牛黄、茯苓、附子、胡椒等。当时，牛黄被视为珍贵物品，专供防疫之用。

中国与海外的药物交流，以其独具的实用性和普及性，历来是中外海上贸易和科技文化交流的重要组成部分。据中外史籍记载，通过海上丝绸之路，宋与亚、非、欧数十个国家和地区，以朝贡、互赠、通商贸易等方式进行药物交流，其地区范围之广、品种数量之多、作用影响之大，都远远超过以前各代。

十一至十二世纪之间，中国与高丽、日本、东南亚及阿拉伯国家都有紧密的联系。在众多进贡给皇帝的珍品之中，很多都是药材或用来制药的原料，包括矿物、植物及动物，如犀牛角、象牙、玫瑰水、珍珠、珊瑚及甜瓜等。

另一方面，中国也赠送了很多医学文献或派遣医生到其他国家，以促进他国的医学发展。所以现今很多在中国早已失传的医学古籍，还可以在那些国家发现。

第一节　中国与朝鲜半岛的医药交流

宋与高丽、日本皆无正式的外交关系。日本从唐末开始在政治上疏远中国，只保持贸易上的往来。而高丽只在宋代初期向大宋奉正朔，此外也一直只与宋保持商贸关系。要知道，那时的东亚海域是宋代贸易和政治的重要舞台，而宋商因其国际视野和社交才能深受东亚各国的欢迎，有的被请入籍，有的则主动选择入籍，成为所谓的"归化宋商"。

宋代的中药通过海上丝绸之路外传，主要有三条航路：传到东北亚诸国的东线航路、传到东南亚诸国的南线航路、传到西亚和南亚诸国的西南航路。东线航路主要以宁波为始发港，南线及西南航路的主要始发港则是广州。

明州（宁波）是南宋与高丽往来的重要口岸。自北宋起，因为辽、金立国于北，宋室与高丽无法沿陆路往来，只能借助海道交往。另外，宋廷与中国北方之间也很少有信息直接交流的渠道，因而宁波不仅是宋与高丽两国商人交易、官府借抽分获取收入的地方，也是南宋当局通过高丽入境人员，了解高丽及蒙、金统治区情况的重要地方。

两宋时期，中朝间医药交流达到了两国医学史上的高潮。两国间药材贸易往来的品种繁多、数量巨大；不仅有使节往来和医书互赠，还有中国医生赴高丽行医或教学，高丽医生也前来中国行医学习，医药交流的繁荣对促进两国的医学发展产生了积极的作用。

北宋大中祥符八年（1015年），高丽遣民官侍郎郭元使宋，真宗赠以《太平圣惠方》等，次年携归。天禧五年（1021年），高丽遣礼部侍郎韩祚等人使宋谢恩，于次年又携归《太平圣惠方》等书。嘉祐四年（1059年），宋医江朝东随泉州商人黄文景、萧宗明入高丽，留于该国行医。熙宁四年（1071年），高丽文宗遣民官侍郎金悌等人奉表使宋，赠送礼品，其中人参、松子等药材达千斤之多。次年，宋遣医官王愉、徐光赴高丽，第二年回归。熙宁六年（1073年），高丽遣太仆卿金良鉴、中书舍人卢旦，回访答谢，并请求医药书籍和雕塑工匠，宋廷给予支援。熙宁七年（1074年），扬州医助教马世安等八人赴高丽。元丰元年（1078年），高丽文宗王徽六十岁中风，宋使安焘、陈睦携诏书及贵重药品赴高丽。元丰二年（1079年），宋廷再派医疗团赴高丽诊疗，其中有翰林医官邢恺、朱道能、沈绅、邵化及等八十八人，并带去大量药物。元丰三年（1080年），扬州医生马世安等再次受神宗派遣前往高丽，同年高丽派遣崔思齐入宋答谢，并赠送礼物，其中有千余斤人参、松子、香油。建中靖国元年（1101年），高丽使者任懿、白可信回国时，徽宗赠送《太平圣惠方》《神医普救方》。崇宁二年（1103年）及重和元年（1118年），宋廷先后两次应高丽请求派遣医官弁介、吕丙、陈尔献、范子才等四人赴高丽设馆授学，后又派遣医官教授杨宗立、杜舜华、成湘、陈宗仁、蓝葡赴高丽，分科教授医学两年。宣和五年（1123年），路云迪、傅墨卿奉宋廷命入高丽，徐兢随行，翰林医学杨寅、医官李仁安、郝朱同往，以替换以前派出的两名医官，留高丽两年后回国。据史书记载，宋代曾八次共一百十六人赴高丽从医或从事医学教育，其中绝大多数是朝廷派遣的医官。从以上记载，可见宋代与高丽王朝之间的医药交流是十分频繁的。

两宋时期，中国雕版印刷术传入高丽，使得高丽翻刻书籍成为可能。许多高丽医书刊本即以宋本直接上木镂刻，称为"高丽覆刻宋本"。在医事制度上，高丽亦仿宋制，建立医官，设立药局、惠民局、活人署、内医院、典医监等。在医学教育方面，高丽持续派遣留学生来我国学习。据《宋史》

记载："政和五年（1115年），高丽遣子弟入学。"南宋绍兴六年（1136年），又确立医学试科规则，列入考试科目的有《素问》《甲乙经》《明堂经》《脉经》《难经》《痈疽论》《刘涓子方》《本草经》，后又增加《和剂局方》等。

高丽分裂后，韩国医学得到了长足的发展，也融入了自己的研究成果，但仍然未脱离中医理论的基本架构。宋代，中国向高丽赠送的药材品种很多，数量也较大。南方热带药材如天竺黄、安息香等亦经宋商传入高丽。而高丽药材输入中国的也很多，宋代《证类本草》里收录的高丽药材就有十余种。

宋代，由于中朝医药交流较广泛，高丽所收藏的中国医书善本也较多。北宋元祐八年（1093年），高丽宣宗帝遣黄宗慤来中国呈送《黄帝针经》善本九卷。当时，此书在国内已佚亡，这无疑是高丽对中国医学的一大贡献。

宋廷与高丽通过两国使节、商人往来以及日本的中转，有着频繁的医药文化交流。宋廷赠予高丽医药书籍，高丽刊刻印刷并回赠给宋廷；宋廷与高丽之间还互赠药材，宋廷多次应高丽之请求派遣医官前往施诊，并教授传播医学知识，高丽也不断派人前来学习。宋廷与高丽之间的医药文化交流，促进了高丽医事制度的形成、本土医学的发展，提升了中医在东亚地区的影响力，也使部分宋代已佚医籍得以保存。

第二节　中日医药交流

中国与日本之间的中医学渊源，不但深厚，而且久远。药（藥）字在日本很常见；医（醫）字表明其基础在于酿造（或指酵素）；牙科叫齿科（歯科）；日本医生问诊完全以"望、闻、问、切"为先。中日之间的医药交流因海路交通的困难，主要是经过朝鲜半岛中转而实现的。

中医药在南北朝时期就已传入日本。南朝梁承圣元年（552年），赠送《针经》一套；南朝陈天嘉三年（562年），吴人知聪携带《明堂图》及其他医书一百六十卷到日本。隋朝时，隋炀帝大业四年（608年），日本派人来华学医，十四年后学成回国。唐朝以后，则是大规模的医药传入日本，鉴真和尚功不可没，被誉为"汉方医药"之始祖。

北宋时期中日医药的交流较唐朝大为衰落，甚至趋于停顿。南宋时期，中日医药交流又有所发展，但这些交流仅仅局限于江浙等地，来往亦以贸易商人和僧人为多。宋代以药物传输为主，而金元时期则以医学传播为主。日本输入中国的货物中，硫黄和珍珠可为药用，而从中国运送到日本的药物，主要为香药，包括麝香、丁香、沉香、熏陆香、诃黎勒、青金石、光明朱砂等药品。

中日之间的医事往来在文献中记载不多。北宋庆历元年（1041年），宋惠清到日本镇西行医。同年，奉藤原清贤之命至宋求治眼方药，但无官方互派的记载。宋代的医籍众多，日本人来华携去不少。南宋淳祐元年（1241年），辨圆和尚从宋带回典籍数千卷，书目收录于《三教典籍目录》中，惜此书已佚。

值得一提的是，丹波家族荣西成功地将茶种引入日本。宋时斗茶之风甚盛，荣西于南宋乾道四年（1168年）第一次入宋，即将茶籽带回日本种植。他还将茶籽赠送给明惠上人，并种于山城拇尾，使其一度成为日本的第一产茶地。另外，他把禅宗传入日本，使其发扬光大，被尊为临济宗初祖。

宋初，日本医界产生了一部极为重要的著作《医心方》。此书的作者是丹波康赖，其先祖被传为汉灵帝五世孙阿留王。《医心方》引用晋唐医书约一百五十种，共七千余条，体例亦仿《诸病源候论》《千金方》《葛氏方》等。其中，许多内容引自《范汪方》《集验方》《经心录》《删繁方》《崔氏食经》《产经》《如意方》等，今皆已佚。

宋代以后，重要藏象、针灸著作中的脏腑图及十二经脉图，多以《存真环中图》为蓝本，或原图引用，或衍化新图。而《存真环中图》成书后不久就传入日本，在日本的一些重要著作中保存并流传至今，对日本的脏腑、经脉学说产生了重要影响。

处于江户时期的日本，比较重视古籍版本的研究，并善用考证之法。其中，以山田正珍、丹波家族及其弟子为首，对宋本《伤寒论》进行了深入考证。至江户后期，宋本已得到日本学界的普遍认可，并奉为诸多版本中的善本进行研读。

禅宗的东传是两宋文化对日本文化的最大贡献，比较有名的赴日高僧有兰溪道隆、兀庵普宁、大休正念、西涧子昙、无学祖元等。同时，他们也将佛医思想与药物带至日本。赴日宋僧无学祖元将禅宗的思想带至日本，开创了佛光派，并结合自身的亲身经历传授佛法和佛医。

杨介的《存真图》也受到日本等国医学家的重视。元大德六年（1302年），日本僧医梶原性全将《存真图》的部分内容录入其日文著作《顿医抄》一书中；元延祐二年（1315年），又将此书扩充改写，再译为汉文出版，并改名《万安方》。

在长期的历史发展中，日本汉方医学虽然加入了自身的研究成果，但其基本理论体系仍然承袭了中国的传统医学。

第三节　中国与东南亚诸国的医药交流

中国与东南亚各国间有着广泛而密切的医药交流。各种东南亚药物通过贡奉、进献、贸易等方式输入中国，许多中国药物也以赠送、贸易的方式外销到东南亚各国。同时，东南亚又是当时中国与印度、阿拉伯地区进行药物交流的中转站。

两宋时期，中国和东南亚之间药物交流的规模之大、数量之巨、种类之多、所涉国家和地区之广，都是前代所未见。宋代气候的变化、政治经济中心的南移、宋廷对医学的重视和士人习医风气的炽热、战祸和天灾的频繁、疾病流行对药物的需求，以及统治阶级奢侈生活的需要，刺激了药物输入的急剧上升。另外，东南亚大多地处热带雨林地区，疮疥、疟疾肆行，中国的大黄、川芎、白芷等均为其治病的良药。

宋廷放弃统一交趾，承认其独立；与之建立宗藩关系，交趾履行朝贡义务；交趾寇边，宋廷消极处理之。宋越之间的这些关系，与大宋北方严峻的地缘压力下无暇南顾，以及所奉行的"重北轻南"战略有很大关系。同时，还与宋代交州统辖权的丧失，对整个西南地缘局势失去控制也有关系。但是，宋越两国关系依然是当时宋代最重要的对外关系之一。

朝贡是两宋时期中越贸易的一个重要途径。通过朝贡，中越双方，尤其是越南，获得了非常大的好处。在数十次的朝贡背后，越南统治者不仅在政治上获得了利益，而且在经济上更是大得其利。正是通过这种朝贡活动，中越双方实现了经济上的交流与互补，同时也促进了双方社会经济的发展。

越南文化是汉文化圈的重要组成部分，其传统医学也受中医药学的影响颇深。通过对越南古医籍《新刊南药神效十科应治》小儿科部分与中国医籍进行比较，可见其对小儿急惊之病机、症状、治则的认识深受我国宋代钱乙的《小儿药证直诀》医学思想的影响，其所载方药主要引自《本草纲目》《普济方》等中国医籍。这种域外的接受和认同，扩大了中医药在汉文化圈的影响力，拓展了中医药的应用范围，也促进了中医方药的域外流传和推广。

交趾国（越南北部）输入中国的药物有犀角、玳瑁、乳香、沉香、龙脑、檀香、胡椒等；占城（越南南部）也有豆蔻等多种香药的输入。南宋时，安南国（越南一带）一方面向宋代进献苏合香、朱砂、沉香、檀香等，另一方面选送医生来华学习，并从中国引进制药技术。

公元十四世纪的越南皇帝陈裕宗，年幼时曾遭水溺，被一个医生用针灸救活，说明当时针灸术已传入越南。明清时期，我国一些医书传到越南，如《景岳全书》《医学入门》《冯氏锦囊秘录》等，对越南的医药学影响很大，如越南医书《新方八阵国语》即取材于《景岳全书》。越南著名医生黎有卓著有《海上医宗心领》，该书对中国古典医籍《黄帝内经》和明代冯楚瞻所著的《冯氏锦囊秘录》推崇备至。但对于外感病，他认为越南因地处南方而与中国有所不同，并针对《伤寒论》中治疗外感风寒的麻黄汤、桂枝汤类代表性方剂，写有"论我岭南麻黄、桂枝汤绝不可用"一章，可见他对中医经典著作不是盲目照搬，而是根据本地的气候特点有所取舍。这部书在越南影响很大，黎有卓被尊为越南的医圣。

地处今日文莱一带的浡泥国，于太平兴国二年（977年）遣使施努等进贡龙脑、檀香和玳瑁等物。淳化三年（992年），阇婆国（印尼苏门答腊岛和爪哇岛）遣使进贡真珠、檀香、玳瑁、槟榔、龙脑、丁香等。北宋咸平四年（1001年），丹眉流国（今泰国、马来西亚一带）遣使臣打吉马等入贡木香千斤、苏木万斤，还有紫草、象牙、胡黄连等。

太平兴国五年（980年），三佛齐国（印尼苏门答腊岛巨港附近）商人李甫诲载香药、犀角等至海南，后至广州进行贸易；太平兴国八年（983年），又遣使蒲押陀罗进献犀牙和香药等，之后又多次进献真珠、薰陆香、龙脑等。当时，从中国泉州港出口的大宗川芎，被运往盛产胡椒的东南亚国家，对防治采椒人的头痛起到了良好的作用。

泉州港古称"刺桐港"，是一座千年古港，为中国古代海上丝绸之路的起点。在宋元时期发展迅速，成为"东方第一大港"，进出口各种药材，促进了中医药在海外的传播和发展，对中国及世界各国的经济发展、文化传播均有重大影响。

第四节　中国与阿拉伯诸国的医药交流

在宋代，中国与印度洋沿岸国家，特别是印度、阿拉伯及东非地区的交往中，医药文化的交流占有相当重要的地位。一方面，中国的医药学知识、书籍和药物通过各种途径传入印度洋沿岸各国，被当地医药界广泛吸纳，促进了阿拉伯医学以至欧洲医学的发展；另一方面，印度洋沿岸各国的医药学知识、书籍和药物也源源不断地流入中国，有力地推动了中医药学的发展。这些成就既是两地人民传统友谊的体现，也是两地人民对世界医药发展的重要贡献。

两宋时期，中国与阿拉伯学术文化的高度发达，与欧洲中世纪文明的相对落后形成了鲜明的对比。政治、科技、宗教、哲学与战争等外部因素，对这一时期的中西医发展都有深刻的影响，说明医学不是一门独立发展的学科，而与外部环境的和谐发展不可分离。

随着中国与阿拉伯之间交通的进一步拓展、海外贸易及通使等活动的频繁开展，当时的宋人对阿拉伯医药知识和所产药物有了更多的了解，"大食……土地所出，真珠、象牙、犀角、乳香、龙涎、木香、丁香、肉豆蔻、安息香、芦荟、没药、血竭、阿魏、腽肭脐……栀子花、蔷薇水"。在一些宋代书中，还具体记载了一些阿拉伯药物的功用、采制方法等。

宋代的造船业与航海业相当发达，加之陆路受阻，海路成为中阿交往的首选。1973年，福建泉州湾发掘了一艘宋代海船，其中就有大量阿拉伯地区出产的药物。由于宋时中阿之间的药物贸易多数是香药，所以有学者认为，"阿拉伯与宋代的商业交通路线，也可以说是'香药之路'"。

宋代的"香药之路"以东南亚最为重要，因为它是宋代沟通阿拉伯大食诸番国及印度的交通要冲。香药是宋人认同东南亚诸番国朝贡商品的一个缩影，也是宋代海外朝贡贸易中最具财政色彩的物品之一。同时，对优质香药的需求，也推动了大食诸蕃国及东南亚诸番国的经济发展。

来自阿拉伯地区的药物不但品种繁多，而且进口的数量也相当巨大。熙宁十年（1077年），广州、明州（宁波）、杭州三州市舶司仅收购乳香一项即达三十五万斤。这些进口香药的价格亦极为昂贵，"诸香中龙涎最贵重，广州市值每两不下百千，次等五六十千，系番中禁榷之物，出大食国"。

据不完全统计，自太祖开宝四年（971年）至孝宗乾道三年（1167年）的一百九十六年间，大食进贡凡四十九次，其中明确记载有药物者十次。如太宗时，大食药商蒲希密乘海船带象牙、乳香、无名异、蔷薇水及阿拉伯精美纺织品等向宋廷献贡。到广州时，因年老生病，不能如愿进京。至淳化四年（993年），大食又遣其副酋长李亚勿来贡，于是蒲希密把贡物托付他一同进献。后太宗下诏，以"敕书、锦袍、银器、束帛等"答之。两年后的至道元年（995年），蒲希密的儿子蒲甲陀黎因父五年未归国，其母令其来广州寻夫，遂携表代父亲进京再次献贡，以答谢太宗皇帝之赏赐，受到太宗接见。此次进贡数量很大，计有"白龙脑一百两，腽肭脐五十对，龙盐一银合，眼药二十小琉璃瓶，白砂糖三琉璃瓮，千年枣、舶上五味子各六琉璃瓶，船上褊桃一琉璃瓶，蔷薇水二十琉璃瓶，乳香山子一坐"，等等。

大食国所产的蔷薇水在宋代时输入我国，除《宋史》外，成书于南宋初年的《铁围山丛谈》中也有明确的记载。大食蔷薇水的输入，促进了露剂药物在我国的迅速传播与普遍应用，直接导致了中药制剂中多种花露剂的出现。

波斯国（伊朗）学者兼医生拉什德·阿尔丁·阿尔哈姆丹尼主持编纂了一部波斯文的中国医学百科全书，名为《伊儿汗的中国科学宝藏》。书中包括脉学、解剖学、胚胎学、妇产科学、药物学及其他医药内容，并附有内脏解剖图和切脉部位图，还特别提到了中国著名医学家和脉学专家王叔和的名字。

威尼斯（意大利）著名旅游家马可·波罗的游记中，记述了中国药材的外运情况：在马拉巴看到大批的中国船只，装载着大宗的中国产药材，包括茶、胡椒、大黄、麝香、肉桂等，同其他货物一起，被阿拉伯人运往亚丁港，再转运到亚历山大里亚和阿拉伯诸国。

在阿拉伯名医阿维森纳的《医典》一书中，就有用金、银箔做药剂丸衣的记载，这在当时是比较先进的医药技术。它不仅能起到防腐作用，而且对提高药剂疗效也有一定的作用。这种技术在宋时传入我国后，得到了进一步的发展与应用，促进了我国丸衣剂型的多样化发展。另外，苏颂编著的《本草图经》也记载了来自阿拉伯国家的胡薄荷等药物。

除药物外，一些阿拉伯方剂也在我国流传，如《太平圣惠方》的眼科方中就载有大食国胡商方"灌顶油法"。另外，宋代的《崇文总目》中也载有大食国名医安文恢（一名安堰）所著的《万全方》（一作《万金方》）。

在阿拉伯医药学传入中国的同时，中国医药学也外传至阿拉伯地区。据《宋会要辑稿》记载，宋代经市舶司由大食商人外运的中国药材近六十种，包括人参、茯苓、川芎、附子、肉桂等四十七种植物药及朱砂、雄黄等矿物药。这些药材除大部分被转运至欧洲等地外，也有一部分被输送至阿拉伯地区。

在阿维森纳的《医典》中，载有大黄等中国药物及其运用的内容。波斯人阿布·曼苏尔·穆瓦法克约于北宋开宝八年（975年）所著的《医药概要》一书中，也记述了肉桂、土茯苓、黄连、大黄、生姜等中国药物。一般认为，中国的炼丹术约于十二世纪时经阿拉伯传到欧洲，对世界制药化学的发展具有积极的作用。

在《医典》中，除药物外，还有一些诊断、治疗方法和经验的记载。我国的脉学在十世纪时已传入阿拉伯，《医典》中就载有四十八种脉象，主要是吸收我国医家王叔和对脉象的载述而演化而成。另外，水蛭吸毒法（我国医籍称为"蜞针"）、用烙铁烧灼狂犬病人的伤口，以及吸角法、灌肠术等，反映了阿拉伯对中医学有关内容的吸收。

古代中国与阿拉伯作为亚洲两大异质文明的载体，通过贸易上的相互弥补、医药层面的彼此借鉴、宗教文化的交流融通，各自发掘和吸纳有益的养分，满足自身所需，推动了社会的发展和进步，同时也对世界文明作出了巨大贡献。

总体来说，宋代的中外医药交流方式呈现多样化的特点。通过派遣使节、贸易通商、医人往来、战争和宗教传播等方式，中医药知识大量传至国外，而外来的药物及治疗方法亦丰富了中国传统医药的内容。

第五节　宋人的卫生健康习惯

两宋时期，由于医学的迅速发展，众多方书的普及，在清洁环境、灭蚊除害、推广火葬、开办商业性浴室、饮用开水、制定卫生法规等方面都有了明显的进步。社会各阶层对养生保健都有所关注，而宋儒养生流派的形成，使中国传统养生保健学的内容更加丰富和充实。

《石林燕语》中记载："王荆公性不善缘饰，经岁不洗沐，衣服虽弊，亦不浣濯。"说的是王安石邋里邋遢，不爱洗澡。有一次，一个学生见王安石印堂发黑、脸色发青，担心老师身体有病，出于关心就专门请了一位名医来诊疗。那医生坐在王安石面前，捂着鼻子望、闻、问、切好半天，才开口说道："没啥毛病，就是长时间不洗脸，脸上的污垢积得太多了。"为什么捂鼻子？因为王安石身上的味儿实在是太熏人了。医生临走之前，专门给王安石留下了一副外用药，名叫"澡豆"，是古时一种洗澡用的药草，相当于现在的肥皂或沐浴露。其实宋人很讲卫生，王安石只是一个奇葩。仅从卫生条件来看，宋代足以称得上是一个"卫生强国"，在许多方面都与现代的做法相近。

宋代采用洒水（相当于现在的雾炮洒水）或在地面上铺砖的办法来减少或防止尘土的污染。至于城市街道的清洁，则由官府出钱雇人打扫。据《梦粱录》记载，南宋临安"有每日扫街、盘垃圾者，每支钱犒之"。

南宋时，京师临安还有专门处理粪便等秽污物的职业。每年春天，朝廷会令"淘渠人"疏浚河道、阴沟。"遇新春，街道巷陌，官府差雇淘渠人沿门通渠；道路污泥，差雇船只搬载乡落空闲处。"而各家住户所积的"泔浆"，"自有日掠者来讨去"。

宋代城市的街巷里建有公共厕所，大户人家的宅院里也会设置坑厕，而普通百姓的家里只能用马桶。大多数城市居民都会在茅厕内准备厕纸，用以便后的擦拭。如厕后用纸代替水，是一种文明的进步。百姓家中的粪水，每天都会被出粪人收走，宋时谓之"倾脚头"。由于粪便是很好的农业肥料，在没有化肥的农耕时代，粪便生意有着十分可观的利润空间。出粪人各自划定地盘，"各有主顾，不敢侵夺。或有侵夺，粪主必与之争，甚者经府大讼，胜而后已"。

古代苍蝇、蚊虫和跳蚤等害虫比较多，宋人采用很多驱杀蚊虫方法来对付跳蚤和虱子。如北宋刘延世的《孙公谈圃》中就载有艾熏驱蚊法；储泳的《祛疑》中则载有香药驱蚊。"芸草，古人用以藏书，曰'芸香'是也。置书帙中即无蠹，置席下即去蚤虱"，芸草在江南极多，所以南方人习惯于将其放在席子下面以驱除蚤虱。另外，南宋民间还有制作和销售驱蚊药的行业。

宋人饮艾食艾，还以艾驱蚊；端午节庆之时，挂艾人、艾天师等门饰以及簪艾花、艾虎之类的头饰以去秽避邪；生病治疗时，也会以艾入药，其使用方式有服、灸、熏、洗、敷、涂等多种方式。

宋人还十分注意居住环境的卫生状况，主要是养猫灭鼠。由于宋时养猫的人太多，在南宋临安城中还有人靠制作猫粮为生。据《夷坚支戊》记载，宋人还会饲养黄鼠狼来捕鼠，"无论巨细远近，必追袭，捣其穴擒之。……数月之间，群鼠多扫迹殆绝"。除了动物灭鼠外，用药物灭鼠也十分常见。据《武林旧事》记载，在南宋临安城中就有卖灭鼠药的小商贩。

徽宗专门设立漏泽园用来掩埋路尸，到了南宋时期，仅临安府所属二县就设置了漏泽园十二所。此时在民间，火葬也较前代被更多地采用，尤其是那些没有土地的贫民，出于某些特殊原因不能安葬在漏泽园内，只得用火葬。也有客死他乡的旅者，火化后让人带其骨灰回归家乡。其实，当时已有专门火化的设备，如吴县城外通济寺内的"化人亭"。

在日常生活中，宋人多在傍晚时分沐浴，而沐浴的种类分为世俗沐浴和宗教沐浴两大类。世俗沐浴活动主要包括礼俗沐浴、政治沐浴、日常沐浴和司法沐浴，而其中的礼俗沐浴则被赋予了丰富的祈福礼仪内涵，主要体现在诞育礼沐浴、婚礼沐浴和丧葬礼沐浴。"接风洗尘"在宋代便是人们日常的待客之道。有客远道而来，主人为其安排沐浴宴饮，即为"洗尘"。

婴儿在脱离母体后就意味着要开始自己的新人生了，为新生儿洗礼古已有之。为新生儿清洗身体是一种"礼"的做法，是一种祈求婴儿健康成长的仪式。宋人在给新生儿洗浴上十分讲究，分为出生浴、三日浴和满月浴三种。在承袭前代浴儿礼仪的基础上，宋人也有了一些改变。上至皇室下到百姓，在婴儿三日浴上，宋人增添了讨要"洗儿钱"这一习俗；到了宋代，满月浴时要大办洗儿礼，在澡汤中加入各种象征吉祥的物品，宾客还要向澡汤里撒钱，以表达自己对婴儿的美好祝愿。

古人有为去世之人沐浴的习惯，但多是置于屋外的窗户下，头朝着南方沐浴。宋代则是将其放到房间里，让其在死后也能够感受到家的温暖。宋代统治者重视"布德恤刑"的仁政思想，囚犯也可以定期沐浴。《新唐书》中记载，唐朝的囚犯在夏天可以每个月洗一次澡，宋代沿袭了这一规定，每隔五天便可洗一次澡。宋代法医还用葱白、醋糟等物清洗尸体，以检验伤痕、查找死因、快速破案。

祭祀一直是古代政治制度中的一件大事，当然宋代也不例外。在泰山封禅、汾阴与北郊祭祀、明堂祭祀、祈雨祭祀等国家祭祀中，亦有沐浴活动。祭祀行为必须至诚、至敬，才能感动上苍，所以在祭祀前，上至皇帝下至官员都需要沐浴，用洁净的身体来面对上苍。宋代王室还会给参加祭祀的官员发"沐浴钱"，以置办一些洗浴物品。另外，官员在会客、上朝、谒见以及向皇帝上书之前，虔敬的沐浴也体现了对对方的尊敬。

宋人在沐浴的日期选择上有忌讳。如夏天的三伏（初伏、中伏和末伏）第一天不能洗澡，春社日（二月份祭祀土地神的日子）和夏社日（立夏后的土地之日）也不能洗澡；按天干地支算，赶上鼠日和兔日更不可以洗澡。因为，这些日子洗澡都是不吉利的。

宋人洗澡日期的选择和身体健康也有关系。立秋这一天不会洗澡，因为宋人认为这一天气温过高，洗澡会导致皮肤干燥。一般会选择在立秋之后的第十八天洗澡，此时天气转凉，则不会损伤气血。

在宋代，大户人家有专门的浴室，澡盆有木制的、陶瓷的，澡盆中往往放一长条凳，供洗浴者倚卧。女子洗浴时，澡盆四周用幔帐遮掩，用的肥皂是一种豌豆和香草的混合物。

普通人则去街上的商业性浴室，"挂壶于门"，则成为公共浴堂的标志性特征。洗一次澡大概十文钱，杭州这样的澡堂约三千家，每家可容纳一百人同时入浴。很多大城市甚至出现了洗浴一条街，有各式各样的澡堂供人选择。客人愈多，澡堂的服务也愈加周到，而且那时已经有了类似于现代的搓澡工，可以协助客人清洗身体。澡堂也有冷热水可以选择，方便客人自主调节水温。

这些公共澡堂还有统一的行业组织，称为"香水行"。洗澡业的兴起也带动了相关副业的发展。澡堂附近有卖"面汤"的，不过这种面汤不是用来喝的，而是类似于现代的洗面奶，供人洗脸用；也有一些清凉可口的小吃，供人洗澡后解渴、解热。勤洗澡是宋人广泛认可的一种生活习惯，他们一边泡澡，一边喝茶、聊天，已经成为一种日常交际文化。当时的人们如果交情深厚，会相约一起去澡堂或寺院洗澡。为培养王安石沐浴的好习惯，吴充便与王安石、韩维相约，"每一两月即相率洗沐定力院家"。

宋人洗澡比较讲究，"洗三"要用莲花水，端午节用百草水，过年洗的是邋遢澡。另外，宋人洗澡用的洗浴用品也十分丰富，有皂角、澡豆等物。沐浴用品也从单一型拓展至混合型，不仅具有清洁功能，还具有润肤、美白的效果。根据现存史料统计，植物类有草本植物类沐浴用品近五十种，木本植物类沐浴用品二十余种，草本与木本植物混合型沐浴用品三十余种；动物类有骨头类沐浴用品四种，排泄物类沐浴用品八种，新生鸡子、燕窠、柳蚰屑、露蜂房及猪胆汁等类沐浴用品共五种；混合类则有动物与植物、植物与矿物混合类沐浴用品各十种，动物、植物与矿物混合类沐浴用品七种。宋人将其煎汤沐浴，通过皮肤的局部吸收，能够达到去除头屑、滋润毛发、美白润肤、洁体生香、疏通经络、运行气血，以及治疗某些皮肤病的效果，充分发挥了沐浴的清洁、保健和医疗功能。宋人常用的沐浴用具主要有浴斛、浴桶及浴盆等。

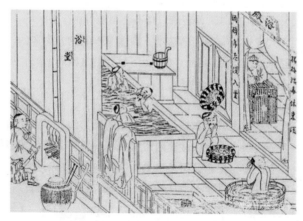

宋代浴室

宋代最爱洗澡的洁癖第一人就是四川人蒲宗孟。他的日常生活中有大洗面、小洗面，大濯足、小濯足，大澡浴、小澡浴之分。洗漱起来阵仗十足，小洗面要换一次水，两个人伺候；大洗面换三次水，五个人伺候。洗一次大澡浴，水要用五斛，人要用八九个。他每日两次洗面、两次濯足，间日一小浴，又间日一大浴，堪称一大奇葩。

宋人不但爱洗澡，还以泡温泉养生。"温泉水滑洗凝脂，皓首沐浴回常春"，苏轼的咏温泉诗，不禁勾起了人们对温泉沐浴的向往。宋代的温泉及河流等天然沐浴场所已被广泛利用，部分地区的温泉还有"官汤"与"民汤"之分。根据现存史料统计，适宜沐浴的温泉有五十五处，南方四十三处，北方十二处。南方主要分布在福建路、江南西路和江南东路，北方则主要分布在京西北路、永兴军路、利州路和河北西路。

佛教传到中国以后，中国的僧侣最初也与古印度人一样，是用树枝来刷牙的。到了唐朝，中国僧人发明了牙香这种用香料和药材制成的名贵牙膏。北宋初年，聪明的僧人又发明了"牙香筹"。这是一种牙刷和牙膏的结合品，也是用香料和药材制成的，在模具里压成牙刷的样子，用小袋子装起来，挂在腰带上。每天早上起来和斋饭过后，将其放进嘴里上下左右擦几遍，然后再漱口。膏状的牙香是一次性的，而一支牙香筹却可以刷很多次。

大约到了北宋中叶，刷牙的习惯已经走出寺院，普在全社会普及了。另外，宋人已经发明出了真正的牙刷，但那时叫"刷牙"或"刷牙子"。据《琐碎录》记载，当时已经出现了一种用马尾巴毛制作的牙刷，柄的种类还有很多，包括骨制的、木制的和竹制的。南宋时，临安城中就有很多卖"刷牙""刷牙子"的小商贩和专卖店了。《梦粱录》里记载，"狮子巷口有凌家刷牙铺，金子巷口有傅官人刷牙铺"，又说"诸色杂货中有刷牙子"。

唐朝以后，医学古籍中出现了具有洁齿、固齿效果的方子，那就是"牙粉"。宋代平民用不起昂贵的牙香，所以用青盐和药材混合制成的牙粉很受欢迎。如王焘在《外台秘要》中记载了"升麻揩齿方"，《太平圣惠方》中也记录了"药膏揩齿法"等。宋代还出现了专售中草药牙粉的"牙粉行"。由此可见，当时牙粉制售和使用已经极为普遍了。

《太平圣惠方》中记载，牙粉是干粉状物品，蘸到牙刷上容易掉落，于是宋人又发明出一种廉价的牙膏：将一捆新折的柳枝剁碎后在锅里熬，

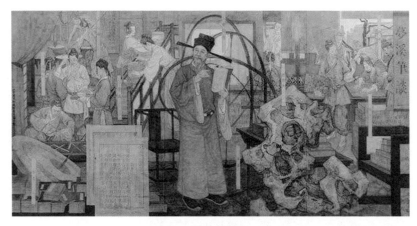

《梦溪笔谈》

一直熬成黏稠的胶状物，再用姜汁混合一下，牙膏就制成了。

《续夷坚志》中记载了一种"药物牙膏"，用茯苓、石膏、龙骨、寒水石、白芷、细辛、石燕子等炮制而成，用法是"早晚揩牙"，类似于现代人每天两次的刷牙习惯。据说当时有人用了这个配方后，"年逾九十，牙齿都不疏豁，亦无风虫""食肉尚能齿决之"。

宋代还有一种用苦参清洁牙齿的方法，沈括就常年用"苦参揩齿"。在他所写的《梦溪笔谈》中，还记载了一种除口臭的方法，"郎官日含鸡舌香，欲其奏事对答，其气芬芳"。这种鸡舌香类似于现在的口香糖。

宋人提倡饮用开水。庄绰的《鸡肋编》中说"纵细民在道路，亦必饮煎水"，可见在家中饮开水就更为寻常了。北宋欧阳修的《憎苍蝇赋》中说"一有玷污，人皆不食"，反映了当时的人们非常讲究卫生，不吃被苍蝇污染的食物。

我国自古重视食品卫生的监管，唐朝更是注重法律规范，《唐律疏议》中有专条制裁食品犯罪。宋代统治者在此基础上强化行业自律，注重间接监管，在一定程度上纾解了食品卫生的症结。古代食品卫生监管的主要经验有三条：一是关注民生，践行民本思想；二是义利并举，培育食品市场；三是德法兼治，保障食品卫生。

第六节　宋代的保健养生

宋代是中医养生保健文化发展史上具有里程碑意义的重要时期，呈现出了三个特点：一是理学思想被宋代医家普遍接受，对中医养生学的渗透和影响较大；二是医学整体水平的提高直接促进了中医养生学的迅速发展；三是养生流派成为中医养生学发展的坚实力量。

一、体育保健

在宋王朝"崇文抑武""富文穷武"的背景下，虽然文人体育、女子体育的开展较为缓慢，但其"抑武"的政策反而促进了民间体育的创新，促进了军事体育的发展，同时也促进了宫廷体育和民间体育之间的融合发展。"崇文抑武"的政策，对赵宋王朝体育事业的发展影响深远而得失参半，对当前我国体育事业的发展具有十分重要的启示价值。

体育运动可以强身健体，有利于身心健康，宋人对此早有认识。苏轼就主张劳逸结合、运动养生，"是故善养身者，使之能逸而能劳；步趋动作，使其四体狃于（习惯于）寒暑之变；然后可以刚健强力，涉险而不伤"。元丰四年（1081年），也就是苏轼来到黄州的第二年，他在自建的雪堂墙门上写了三十二个字，供自己昼夜观看，也向亲友警示：出舆入辇，蹷痿之机；洞房清宫，寒热之媒；皓齿蛾眉，伐性之斧；甘脆肥浓，腐肠之药。也就是说，出入乘车坐轿，就会导致腿脚疲软；住在幽深的房子和清凉的宫殿，就容易身患伤寒、暑热等疾病；迷恋明眸皓齿的美女佳丽，则会耗散精神，透支生命；贪图甜腻重口味的美食，就容易侵腐肠胃，损害健康。苏轼的养生哲学其实就是"别让自己太舒服"，与孟子说的"生于忧患，死于安乐"是一个道理。

宋代民间的体育运动，多与娱乐和世俗节日有关，大大丰富了宋人的社会生活。这与当下的"体医（卫）融合""健康促进"理念一致。许多民俗体育流传至今，仍是人们喜爱的健身和娱乐方式，比如荡秋千、放风筝、拔河、龙舟竞渡与踢毽子等。

另外，捶丸和现在的高尔夫一样，从骨子里就透露出了一股"讲究"的气息。宋人对捶丸场地的选择十分讲究，一般是有山有水有绿植的地方，

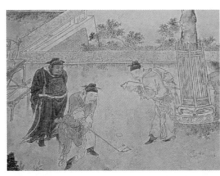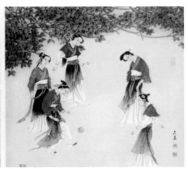

捶丸（左）与踢毽子

让当时的宋代贵族享有一种身心愉悦的感觉。冰嬉作为我国北方的一项传统运动，类似于近代的滑冰运动，多在春节时集中表演，如舞龙、舞狮、跑旱船、冰上杂技等，表演的人都是在滑行中展示技艺。

由于宋代社会文化娱乐活动的繁荣，还出现了专门的蹴鞠表演团体。其中，以"齐云社"最为著名，比西方的类似团体早成立了六百多年。宋代从皇帝到士大夫、官僚阶层都将蹴鞠作为平时日常的娱乐活动，太祖、太宗、徽宗及孝宗等都是蹴鞠的热衷者，士大夫中还有丁谓、高俅、李邦彦等著名的蹴鞠高手。蹴鞠也成为宋廷宴请外邦使臣时的助兴项目，而演变为一种礼仪文化。随着经济文化和娱乐活动的发展，民间也涌现出了吴金脚、庞安常等蹴鞠好手，勾栏、瓦舍（娱乐场）中还有许多不知名的优秀蹴鞠艺人。

宋代蹴鞠运动的兴盛，促进了体育运动特别是球类运动的发展，增强了民族体质，丰富了百姓的文化娱乐生活，也促进了宋与周边民族政权之间的文化融合与交流。

如今日本的相扑运动，其实在大宋早就有了。这项运动，朝廷和民间都会举办，所有人都喜欢看，皇帝也曾跑去瓦肆看相扑。而最受欢迎的是正式比赛前的女子相扑，当时坊间就出现了诸如赛关索、嚣三娘、黑四姐等一批女相扑竞技高手，招数变幻难测、身法迅疾如风，《武林旧事》称她们为"女飐"。她们和如今的美女啦啦队差不多，主要任务是热场，以制造气氛、提升人气。仁宗因为对此过分喜爱，还被司马光上书《论上元

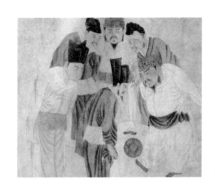

《宋太祖蹴鞠图》（局部）

令妇人相扑状》劝谏了一番。

历代养生家都十分重视运动养生，导引、气功、按摩共同成为运动养生的三大支柱。两宋时期，养生保健类著作时有问世。蒲虔贯的《保生要录》根据华佗"人体欲得劳动，但不当使极尔"的原理创编了一套"小劳术"，包括挽弓、拓石、筑拳、摆臂、顾首、转腰、洗手、摩面等导引按摩法，简便易行，颇有特色。

二、茶饮保健

宋人还喜欢将香药与食物配成饮品，对养生保健起到了一定的作用。在《清明上河图》中，有个小摊的木牌子上写着"香饮子"。而这"香饮子"就类似于现在的饮料，在宋代多称呼其为"汤品""浆水""渴水""熟水""凉水"，如香花熟水、沉香熟水、紫苏熟水，还有干木瓜汤、水芝汤、莲实汤、无尘汤、荔枝汤等。

据《太平广记》记载，饮子最初是用中药熬制的。在我国传统文化中，"药"的概念很广泛，酒、醋、果汁等均可称为药。宋代的饮子品种繁多，有蜜沙冰、凉水荔枝膏之类的甜水，也有雪泡梅花酒、凉浆之类的酒水。这类用鲜花、中药材或果汁等调制的酒水，类似于今天的保健酒或鸡尾酒。

熟水是最流行的饮料。将紫苏、豆蔻、丁香、桂花等香料焙干，投入沸水，浸泡出味，便是熟水，类似于今天的花草茶。不同的香料，可以做出不同的熟水：紫苏泡的熟水，叫紫苏熟水；豆蔻泡的熟水，叫豆蔻熟水；鲜花

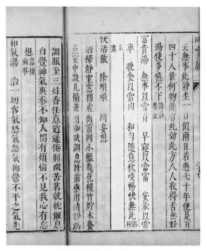

宋代的富贵汤

泡的熟水，叫香花熟水；竹叶泡的熟水，叫竹叶熟水。不过宋人的生活非常精致，喜欢往熟水中加入各式香药，而这就是宋代十分流行的"保健饮料"。这些饮料，比今天我们喝的许多饮料更绿色生态，也更加健康。

除了"汤"之外，宋人还喜欢喝"药"。这种"药"不是现在所说的中药或西药，而是各种制作精美的茶。宋代的"吃"茶方法丰富多彩，如流行于上流社会的点茶（点出泡沫吃），直接入口吃的"吃茶药"（咬着吃），以及流行于市井茶肆的煎点汤茶药（煎着吃）等。"茶汤"是日常饮料中一类具有保健作用的液体，是中医传统文化中一个很有特色的内容。宋代社会盛行服用掺杂药物的饮料，尤其是以香料药物为主所制成的保健饮料被朝野人士广泛服用。

《太平圣惠方》中就有"药茶诸方"一节，收药茶方剂八首；《和剂局方》中有药茶的专篇介绍，其中的"川芎茶调散"一方可称得上是较早出现的成品药茶；《圣济总录》中也载有大量的民间经验方。

宋人早上起来习惯喝一种叫"煎点汤茶药"的茶，是由茶叶和绿豆、麝香等原料煎煮而成的。因为在宋人眼里，茶叶也是一种药物。《东京梦华录》中记载，天刚蒙蒙亮，时交五更，在北宋首都东京城里，街头巷尾便会传来"煎点汤茶药"的叫卖声了。现代人很难理解，这种"汤茶药"是如何"煎点"的？"茶"又是怎么与"汤""药"联系在一起的？其实，宋人煎茶的流程十分考究，煎茶的时间越长，味道也就越好。煎茶之法，就是用炭火将茶水烧得滚沸，然后用冷水点住，待茶水再滚沸时，再用冷水点住。如此点三次，才能有色香味俱佳的效果。

宋人之所以热爱茶，是因为在他们的观念里，饮茶可以清心解乏、消食散滞、明目消渴。宋代诗人也为此写了很多诗句，如"一啜更能分幕府，定应知我俗人无""啜多思爽都忘寐，吟苦更长了不知""一日尝一瓯，六腑无昏邪""一杯永日醒双眼，草木英华信有神""十分调雪粉，一啜咽云津""筠焙熟香茶，能医病眼花""列仙之儒瘠不腴，只有病渴同相如""与疗文园消渴病，还招楚客独醒魂"。

"清晨一杯茶，饿死卖药家"，这是我国宋代的一句谚语，表明喝早茶对身体很有好处。这是因为，茶叶是一种很好的口腔清洁剂。人们起床后，常常会感到口干舌苦，此时如果喝杯早茶，即可使茶汤中的多酚类、糖类、果胶、氨基酸等化学成分与唾液发生化学反应，以去除黏液、消除口臭、滋润口腔、增进食欲、有益健康。

中药代茶饮，是指用中草药与茶叶配用，或以中草药（单味或复方）代茶冲泡、煎煮，然后像茶一样饮用。以药代茶是我国的传统剂型，其目的是防治疾病、病后调理和养生保健。

宋代以茶医药为基础的茶文化出现了蓬勃发展的态势，并且以宋代为分界点。这说明宋代及以后民众对于茶文化的接受与认可度，也体现了茶文化的飞速发展之势。另外，这一时期的茶医药记载出现了继承中创新的局面，如在组方用药中，茶方种类增多，更突出腊茶入药，丰富了主治剂型，拓展了应用范围等。

三、足浴养生

足浴养生在我国具有悠久的历史。苏轼有诗云："主人劝我洗足眠，倒床不复闻钟鼓。"他还说："热浴足法，其效初不甚觉，但积累百余日，功用不可量，比之服药，其效百倍。"其实，足浴不仅有助睡眠，而且中药药浴对多种疾病（如糖尿病足、高血压、术后肠功能失调）的恢复大有裨益。

足部有丰富的血管及神经末梢,足浴热疗能使毛细血管扩张,加速血液循环,促进新陈代谢,同时刺激足部穴位,调节脏腑功能,是消除疲劳的有效手段。

四、休闲养生

休闲生活作为社会生活中的重要组成部分,在整个宋代显示出了不同于以往的时代特色。其具体的表现形式,包括节日休闲生活、旅游休闲生活、体育休闲生活、书院休闲生活和养生休闲生活等。在节日休闲方面,随着商品经济的发展,传统节日与商业活动相结合,使节日过得更加隆重、欢快,内容和形式也越来越多。在旅游休闲、体育休闲方面,蹴鞠、相扑、水上体育活动等在供人们消遣娱乐和健身益智的同时,也深刻影响着宋代市民的生活方式和精神风貌。书院的发展在宋代处于勃兴时期,书院除了讲学、藏书、祭祀三大功能外,因其优美的自然风景、丰富的人文景观、完善的休闲设施,成为士人休闲的公共场所,备受文人士大夫的青睐。宋人也为后人留下了丰富的养生类诗文和一系列宝贵的养生经验,形成了独具特色的养生观,从而为现代人们的养生保健及延年益寿提供了有益的借鉴。

在社会经济特别是商品经济发展的基础上,宋代的旅游业也兴盛起来。旅游者的构成是多层次的、复杂的,它涵盖了社会的各个阶层,但士大夫是旅游者队伍中的主力军。因为,他们有强烈的旅游欲望和较强的旅游支付能力、较多的自由时间。宋代旅游资源可划分为自然和人文两大类型。山水、洞岩和湖泊是自然旅游资源的主要阵地,而寺庙宫观、城市、园林、花展、古迹等,则属于人文旅游资源的范畴。士大夫多选择景色优美的山水田园和寺庙宫观,而乡村旅游者则多向往城市的旅游地,城里人多希望去乡下走走看看。另外,"导游"一词在宋代首次出现,不仅表明导游在当时已成为一种社会现象,同时也反映了宋代旅游活动的兴盛。

宋人在旅游方面很超现代,就像现在的很多人一样,都喜欢来一场"说走就走的旅行"。北宋邵伯温的《邵氏见闻录》中就记载了当时的旅游踏青,"于花盛处作园圃,四方伎艺举集,都人士女载酒争出,择园亭胜地,上下池台间,引满歌呼"。宋人往往会与歌伎(以歌舞为业的女子)一起寻找一处花园,大家拿着酒,唱着歌,呼朋引伴,彼此融洽相处。于是,就有了晏殊所言的"一曲新词酒一杯";就有了苏轼的"一尊还酹江月"、

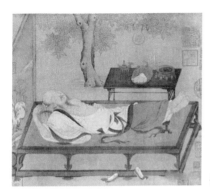

《槐荫消夏图》

"把酒问青天"和"酒酣胸胆尚开张";就有了柳永的"忍把浮名,换了浅斟低唱","今宵酒醒何处?杨柳岸晓风残月";就有了李清照的"常记溪亭日暮,沉醉不知归路","东篱把酒黄昏后,有暗香盈袖",以及"三杯两盏淡酒,怎敌它,晚来风急"。

当下的农庄、鱼庄、钓鱼休闲等经营模式,在千年之前的都城开封就有了。《东京梦华录》中载:"其池(金明池)之西岸,亦无屋宇,但垂杨蘸水,烟草铺堤,游人稀少,多垂钓之士。必于池苑所买牌子,方许捕鱼。游人得鱼,倍其价买之。临水砟脍,以荐芳樽,乃一时佳味也。"由此看来,这种娱乐性很强的经营方式从宋代至今一直未变。

历史上,似乎没有哪个朝代比宋代的幸福感更强了。宋人的生活如果用两个字来形容,那就是"充实";用四个字来形容,那就是"怡然自得"。他们似乎更懂生活,更懂美,而他们收获幸福感的方式也十分简单。

第七节　宋代的养生达人

两宋时期,出现了一大批主张四时摄生与季节导引的养生家。他们多以《素问》等医经为依据,结合民间与自己的养生经验,阐述或推衍经旨。陈抟创制了节气坐功,按二十四节气制定相应的二十四种功法,并分治二十四类病证。这套功法常被明清之后的养生著作引载,流传很广。

宋代,儒而知医是一种时尚。不少文人如欧阳修、苏轼、黄庭坚、陆游等皆通医学及养生之道，其中尤以苏轼和陆游最为突出。

在《东坡志林》《仇池笔记》《苏沈良方》《道枢》《类说》等著作中，都有苏氏养生之论述。他认为"养生者必以胎息为本"，详尽生动地叙述了胎息的具体练法，即想象呼吸之气"如熏炉之烟，烹鼎之气"，而且"心不起于念"，强调入静与存想。《苏沈良方》中载有"上张安道养生诀"，介绍了他"闭息内观，纳心丹田，调息漱津"的锻炼方法，并说自己平生"颇留意养生"。

苏轼是我国古代对养生最有研究的一位文学家，著有《养生论》《问养生》等。虽然命运坎坷、历经生活磨难，他却依然活到了六十六岁，这在人生七十古来稀的那个年代算是高寿了。苏轼无论身处何种境地，总能以豁达洒脱的心境来面对生活中的一切。谪居儋州之时，他还把晨起理发、午窗坐睡、夜卧濯足这舒适写意的三件事，用诗的形式告诉苏辙，兄弟俩还遥相唱和了一番。

他在《记三养》中提出了"养福、养气、养财"的三养论："东坡居士自今日以往，不过一爵一肉。有尊客，盛馔则三之，可损不可增。有召我者，预以此先之，主人不从而过是者，乃止。一曰安分以养福，二曰宽胃以养气，三曰省费以养财。"这与全真派道士"养道、养德、养性、养气"的四养论相似，"守清静恬淡以养道；处污辱卑下以养德；去嗔怒、灭无明以养性；节饮食、薄滋味以养气。然后，思定则情忘，体虚则气运，心死则神活，阳盛则阴消"。

"春天宜养脾，夏天宜养肺，秋天宜养肝，冬天宜养心，四季都宜养肾，谓之五养。"黄芪味甘、性微温，有补中益气、利水消肿、除毒生肌的作用。它不仅是一味名药，还被广泛用于食疗。黄芪粥是中国传统的药粥，在宋代已经非常风行，苏轼曾在诗中写道"黄芪煮粥荐春盘"，可见他是食用过黄芪粥的。

苏轼还善于利用各种食材的不同作用，以取得延年益寿的效果。他在《东坡杂记》里，记载了一则常年服食生姜延寿的轶事，"钱塘净慈寺和尚，年八十余，颜如童子，自言服姜四十年，故不老"。荠菜也是他的最爱，"时绕麦田求野荠，强为僧舍煮山羹"。他还经常把韭菜、姜丝和蜂蜜放在一起熬成粥，认为这样的粥具有润身健体的功效。

"宁可食无肉，不可居无竹；无肉令人瘦，无竹令人俗。"寄情于山水，是苏轼疏解压力的重要方式，也是他养生的另一个妙招。他还认为，书法不仅可以调节与舒缓精神情绪，还是一种特殊的肢体锻炼。

苏轼非常推崇"劳逸结合"的养生理论和小桥流水式的清净之道，"安分以养福""无事以当贵""养生难在去欲"，并提出在静坐养生时，要"惟在摄身，使如木偶"，意思是要像木偶那样纹丝不动。在黄州谪居期间，"食无肉、病无药、居无室、出无友、冬无炭、夏无寒泉"，于是他闲居看书，研读佛经，焚香默坐，深自省察，以求得"物我相忘，身心皆空"的快乐。

一个朋友曾向苏轼请教长寿秘方，他摘取了古书上的四句话作答，"无事以当贵，早寝以当富，安步以当车，晚食以当肉"。前两句意为乐观、早睡，后两句则是"缓行""晏食"。对此苏轼还作了具体解释："已饥而食，蔬食有过于八珍。"也就是说，饿了才吃饭，且食不可过饱，这样的饮食，即使是蔬菜也胜过山珍海味。他一直主张少食、素食、食有节度，提倡"已饥方食，未饱即止"，以达到"宽胃以养气"的效果。

苏轼提倡多运动以活动筋骨、畅通气血。他喜爱爬山、散步、在庭院中抚花弄草，"散步可令腹空""人体欲得劳动……动摇则谷气得消，血脉流通，病不得生"。即使晚年被贬儋州之后，他也还亲自开荒种地，并留下了"门前流水尚能西，休将白发唱黄鸡"的诗句。

后来，苏轼在《上皇帝书》中详细地阐述了自己的养生理论。他说："人之寿夭在元气……是以善养生者，慎起居，节饮食，导引关节，吐故纳新。不得已而用药，则择其品之上、性之良、可以久服而无害者，则五脏和平而寿命长。"为了养护元气，使五脏六腑功能强健，他每天早晨都会进行"摩足养生"，认为"此法甚效"，如果"信而行之，必有大益"。

另一位养生达人陆游一生与诗打交道，与医道亦有不解之缘。他年轻时就好方伎之术，有"少时喜方药"之说。五十一岁在成都任四川制置使参议官时，整理过祖传的《陆氏集验方》。后来，在江西抚州任上，以历年宦游所积累的民间药方，选刻了一本《陆氏续集验方》。

晚年隐居山阴，他一边读书耕作，一边医乡里。"逆旅人家近野桥，偶因秣蹇暂消摇。村翁不解读《本草》，争就先生辨药苗。"陆游于养生亦颇擅长，在古稀之年，不但齿牢目明，而且尚能登山、荷锄。"才智不

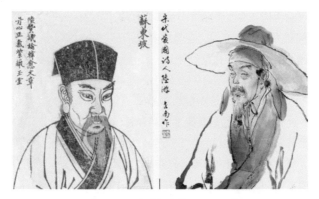

苏轼与陆游

足狂有余，此身老健更谁如？齿牢尚可决干肉，目瞭未妨观细书。""老翁垂七十，不复叹头颅。……独有欣然处，登山未用扶"，"行年七十尚携锄"。至八十四岁时，还背不驼、腿不颤、耳不聋、眼不花，身体结实，有时还能上山砍柴，"筋骸胜拜起，耳目未盲聋"。

更令人羡慕的是，他在暮年还保持着天真烂漫的童心，精神面貌极佳。"老翁垂七十，其实似童儿。"世界卫生组织认为健康是指身心健康，也就是说，一个人在躯体健康、心理健康、社会适应良好和道德健康四方面都健全，才是一个完全健康的人。放翁晚年的健康体魄和良好心态，是值得世人羡慕的。

陆游的养生经验中有三点给后人的印象特别深刻：

一是他的自爱精神。可以说，一个不自爱的人，绝不可能成为养生家，而陆游在诗中时时透露出强烈的自爱意识。"少狂欺酒气吐虹，一笑未了千觞空。"陆游年轻时以豪饮著称，但为了健康忍痛割爱，"余年亦自惜，未忍付酒杯"。并且，他常常把疾患的发生归罪于自误，从不怨天尤人，"孽不患天作，戚惟忧自诒"。

二是他的未雨绸缪思想。"疾患初萌芽，未有旦夕危。每能自省察，百鬼安能窥？一怠生百疾，速死乃自诒。""人生忽如瓦上霜，勿恃强健轻年光。""忧身如忧国，畏病如畏乱。此身虽幸健，敢作无事看？"这种未病先防的观点，对养生者极有指导意义。

三是他的养生方法所体现的积极性和可行性。陆游认为"巧说安能敌拙修"，说不如做，要想身体健康就得脚踏实地去实践，"圣门初岂远，妙处在躬行"。

陆游的养生方法很多，但都普遍易懂易学。吐纳、导引、按摩是陆游常用的养生方法。"老生要是常谈尔，吐纳余闲即按摩。""啄吞自笑如孤鹤，导引何妨效五禽。""朝晡两摩腹，未可笑幽居。"陆游深知自我锻炼、自我调理对养生的重要性，"人生若要常无事，两颗梨须手自煨"。

梳头、洗脚，是生活中经常要做的小事，陆游把它与养生联系起来，成为每天的必修课。"破裘寒旋补，残发短犹梳"；"觉来忽见天窗白，短发萧萧起自梳"；"晨起梳头懒，披衣立草堂"。陆游梳头之勤快，可见一斑。明代焦竑在《焦氏类林》中云："冬至夜子时，梳头一千二百，以赞阳出滞，使五脏之气终岁流通。名神仙洗头法。"梳头的作用，"头当数栉，血流不滞，发根常坚"，确实不能等闲视之。

陆游十分注意饮食宜忌。"老无声色娱，戒惧在饮食。要须铭盘盂，下箸如对敌。""起居饮食每自省，常若严师畏友在我傍。"他主张饥饱适度，"衣巾视寒燠，饮食节饱饥"。还把肥甘之品视为毒酖、奸佞，"倩盼作妖狐未惨，肥甘藏毒酖犹轻"，"羔豚昔所美，放斥如远佞"。另外，他在长期食素后，既知素食之美，亦获素食之益，竟欣然忘肉，"食常羹芋已忘肉"。

陆游食养的另一个特色就是好食粥。"世人个个学长年，不悟长年在目前。我得宛丘平易法，只将食粥致神仙。"他认为，老年人尤宜食粥，"淖粥称衰翁"；若与健脾益气的山药同煮，效果更佳，胜过"琼糜"，真是"一杯山药进琼糜"。

陆游的长寿，还与他注意情志调摄有十分密切的关系。其调摄情志的方法也挺特别，颇有些"书卷气"。

一谓赏梅怡情。陆游爱梅成癖似林逋，"移灯看影怜渠瘦，掩户留香笑我痴"，"闻道梅花坼晓风，雪堆遍满四山中。何方可化身千亿，一树梅花一放翁"，哪里有梅花，哪里就有放翁的足迹。而一旦见了梅花，则"愁欲破""睡过春"。"放翁年来百事惰，惟见梅花愁欲破。""平生不喜凡桃李，看了梅花睡过春。"喜悦之情溢于言表，恋梅之意跃然纸上。

二谓读书忘忧。陆游自称"书痴","客来不怕笑书痴"。"书生习气重，见书喜欲狂。……一笑语儿子，此是却老方。""老人世间百念衰，惟好古书心未移。断碑残刻亦在楔，时时取玩忘朝饥。"废寝忘食，读书忘忧，堪称颜回第二。

陆游就是从赏梅、读书、书法中获得心理安慰以延年益寿的。看好字能养性，学书法也能凝心静气，"一笑玩笔砚，病体为之轻"。现代医学研究也发现，心理安慰并不是假想的、虚无的疗法，是有物质基础的，即人在得到安慰时，体内可产生一种结构与吗啡相近的化学物质——"内生吗啡"，从而对人体产生有益的调节作用。

陆游的养生方法，不猎奇，简便易行，从日常的饮食起居着手，"祸福在呼吸，恐惧兼寝饭。人所忽不省，我思尝熟烂"，把养生之法寓于生活之中，有理有据，可学可行。